Christoph Delp

Bodyweight Revolution

Dein perfektes Training mit über 50 Körpergewichtsübungen

pietsch

Bildnachweis:
Alle Fotos von Christoph Delp.

Ausnahmen:
Getty Images: 6, 24, 25, 28, 56, 68, 71, 74
Shutterstock: 7, 8, 10, 11, 12, 13 14, 15, 16, 18, 19, 22, 23, 30, 31, 70, 71, 73, 170

Titelbild: Getty Images

Abgebildete Sportler:
Danielle Robertson (Fitnessmodel und Fitnesstrainerin)
Doretta (Fitnessmodel)
Tanja Keller (Fitnessmodel, Kampfsportlerin und Stuntfrau)
Andrey Kasushkin (Fitnessmodel, Kampfsportler und Stuntman)
Artem Golubev (Fitnesssportler und Fitnesstrainer)
Tamas Andras Lanczkor (Fitnesssportler und Fitnesstrainer)
Christoph Delp

Eine Haftung des Autors oder des Verlages und seiner Beauftragten
für Personen-, Sach- und Vermögensschäden ist ausgeschlossen.

Ich möchte ich mich für die Anregungen bedanken bei:
Anna, Marie, Elias Flatscher, Johannes Spranger, Leo Spranger.

ISBN 978-3-613-50980-1

Ein Unternehmen der Paul Pietsch Verlage GmbH & Co. KG

1. Auflage 2024

Sie finden uns im Internet unter www.pietsch-verlag.de

Lektorat: Ulrike Ruh, Niko Schmidt
Einbandgestaltung: Kornelia Erlewein
Innengestaltung: Sabine Ufer
Druck und Bindung: Graspo CZ, 76302 Zlín
Printed in Czech Republic

Inhalt

TEIL 1:
Die Grundlagen

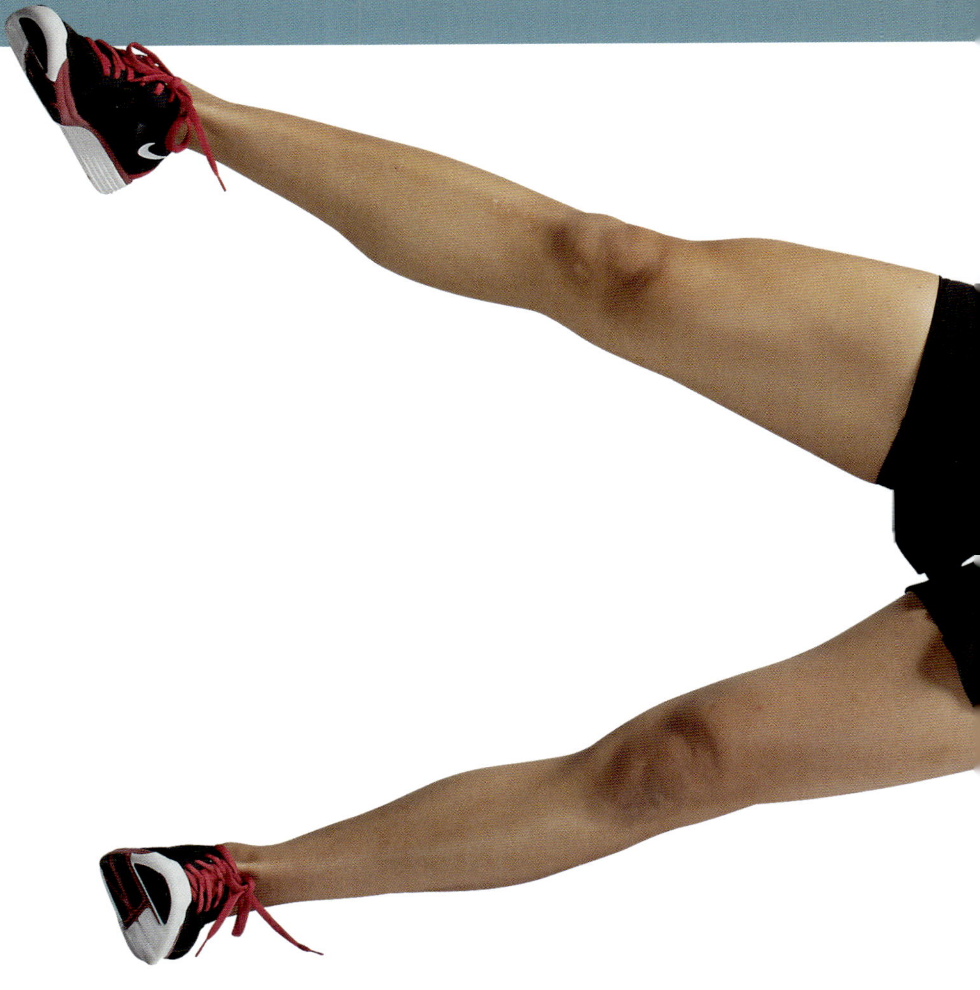

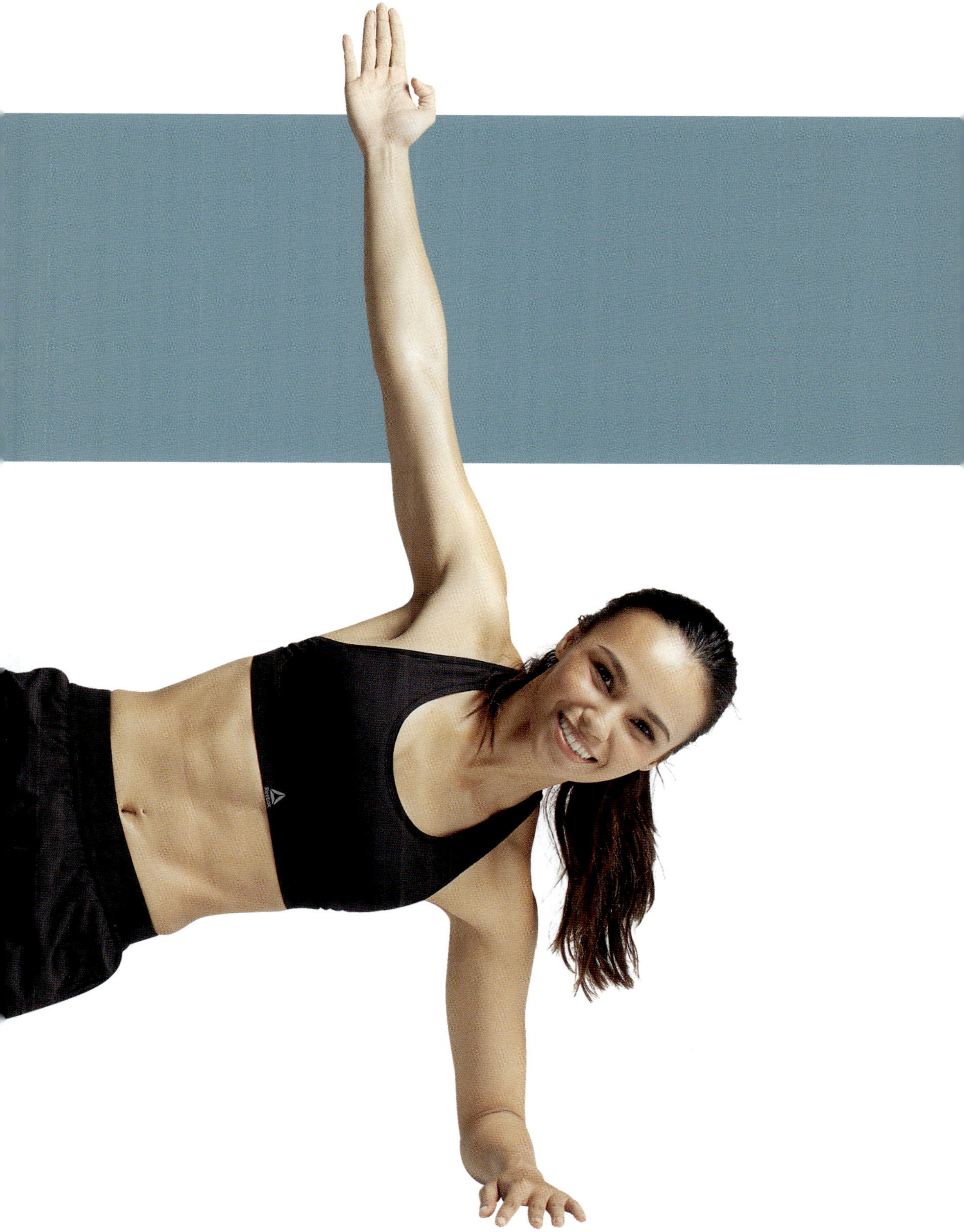

Über Bodyweight-Training

Viele Menschen suchen nach einer Trainingsform, die es ihnen ermöglicht, den Körper im eigenständigen Training effektiv zu trainieren. Oft fehlt die Zeit ein Fitness-Studio aufzusuchen oder man will die Monatsbeiträge einsparen, und zudem gefällt nicht jedem die Studio-Atmosphäre. Aber auch Mitglieder von Fitness-Studios kommen in Situationen, in denen sie nicht auf die Studio-Ausrüstung zurückgreifen können, beispielsweise wenn sie auf Reisen sind oder wenn ihnen aufgrund von beruflichem Stress keine Zeit für den Weg ins Studio bleibt.

Das Bodyweight-Training, auch als Körpergewichtstraining sowie als Training ohne Geräte bezeichnet, hat sich als effektive Option zum Studio-Training erwiesen. Das Bodyweight-Training hat sogar Vorteile gegenüber dem Hantel- und Maschinentraining, da damit eine funktionellere Aktivierung der Muskulatur erreicht wird. Mit einem ausgeglichenen Programm aus Körpergewichtsübungen kann jeder Mensch seinen Körper in Form bringen und sein Kraftpotential steigern. Und auch für Fitness-Sportler, die im Studio trainieren, bieten die Bodyweight-Übungen zahlreiche Varianten für ihr Trainingsprogramm und somit Möglichkeiten, dem Körper neue Anforderungen zu stellen und das Leistungspotential zu verbessern.

Dieses Buch vermittelt dir die Grundlagen zum Bodyweight-Training. Du bekommst die acht wichtigsten Trainingsbewegungen vorgestellt und dazu Auswahlübungen mit unterschiedlichen Schwierigkeitsgraden angeboten. So kannst du mit dem für dich optimalen Niveau trainieren und dieses kontinuierlich verbessern.

Was ist Bodyweight-Training?

Bodyweight-Training umfasst das Training mit Übungen, bei denen das eigene Körpergewicht als Widerstand genutzt wird. Solche Eigengewichtsübungen, auch Bodyweight

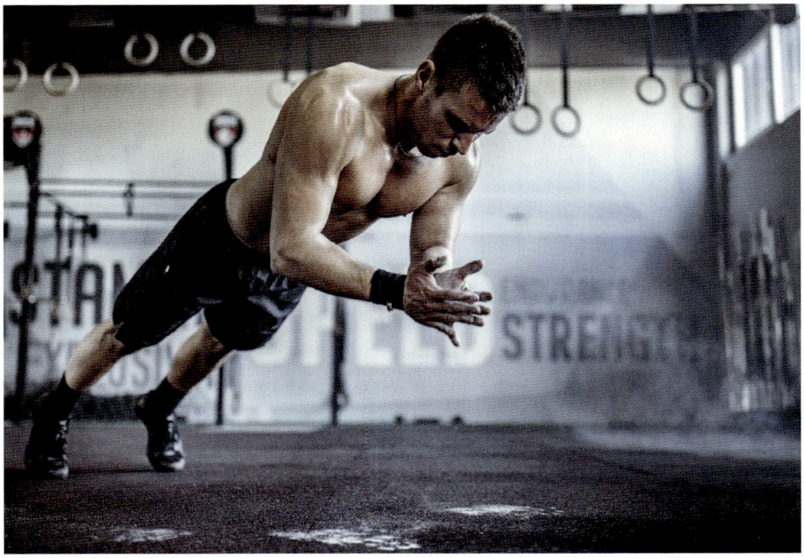

Der Liegestütz mit Absprung (»K 35«).

Exercises (BWE) genannt, verzichten auf den Einsatz von Trainingsmaschinen. Das Bodyweight-Training kann von jedem Menschen durchgeführt werden: zu Hause, Unterwegs und im Fitness-Studio. Anforderungsgrenzen sind nicht vorhanden, da die Übungen leicht variiert und intensiviert werden können, beispielweise indem im Alltag vorhandene Gegenstände wie Rucksack, Stuhl und Treppe eingesetzt werden. Die Bodyweight-Übungen sind komplexe Kraftübungen, die zahlreiche Muskelgruppen gleichzeitig kräftigen und insbesondere darauf abzielen, das Muskelzusammenspiel zu verbessern.

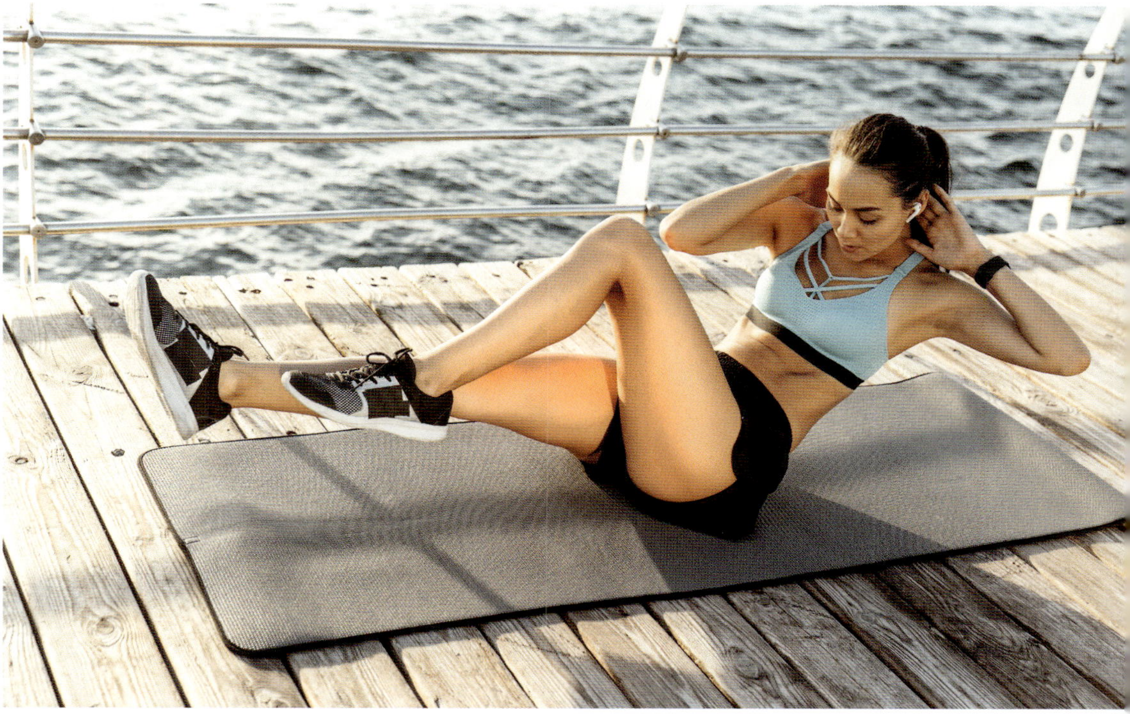

Beim Bodyweight-Training bist du ortsungebunden – du kannst überall trainieren.

INFO: Bevor du mit dem Training beginnst

Wenn du regelmäßig sportlich aktiv bist, kannst du umgehend mit dem selbstständigen Krafttraining beginnen und die Übungen und die Work-outs durchführen. Auch wenn du lange Zeit keinen Sport gemacht hast, kannst du mit dem Training starten. Führe die Übungen in diesem Fall besonders vorsichtig aus. Falls du allerdings krank bist, beginne mit dem Training erst nach der Genesung.
Geh beim Training behutsam vor und beginne mit leichten Übungen, mit der Zeit kannst du zu den anspruchsvollen Übungen übergehen. Vermeide es deinen Körper zu überfordern und versuche nicht, mit Gewalt und unter Schmerzen Übungen durchzuführen und hohe Intensitäten zu bewerkstelligen. Ansonsten entwickelst du deine Körperkraft nicht ausgewogen, sondern riskierst vielmehr Verletzungen durch Ausweichbewegungen und Überlastung. Den gewünschten Erfolg im Krafttraining erzielst du, indem du bewusst trainierst und die Anforderungen kontinuierlich steigerst.

Gute Gründe

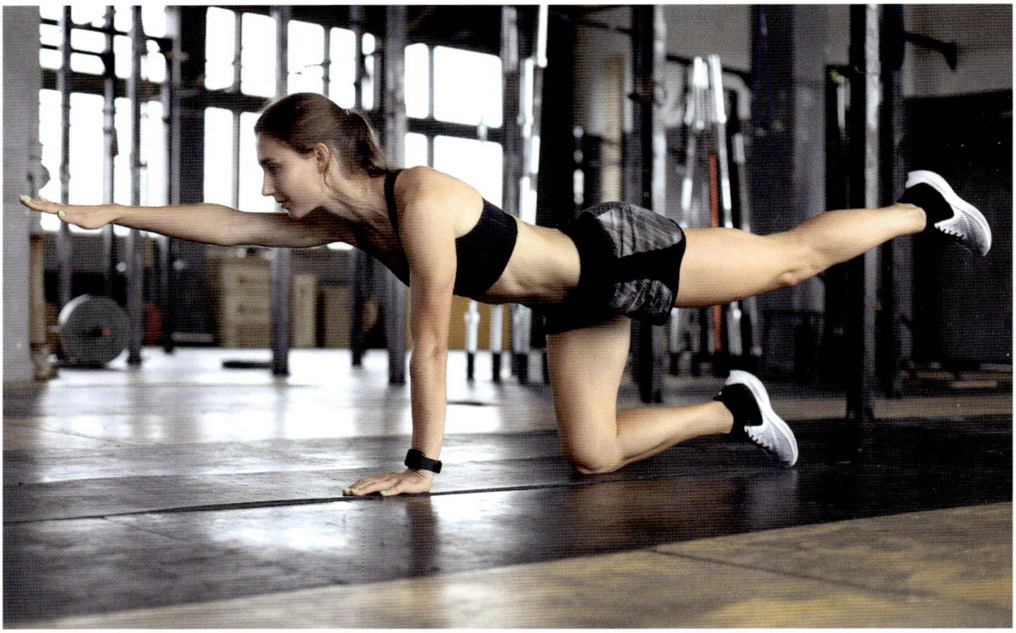

Fitnesssportler aller Leistungsklassen können Bodyweight trainieren.

Das Bodyweight-Training hat zahlreiche positive Effekte für die Gesundheit und das Wohlbefinden.

- **Körperkräftigung und Krafterhalt**

Das Bodyweight-Training kräftigt deinen Körper. Regelmäßiges Training bewirkt eine deutliche Kraftsteigerung, was du bei einer V elzahl von Alltagstätigkeiten feststellen wirst (z. B. beim Treppensteigen und dem Tragen von Getränkekisten).
Mit dem Training vergrößerst du dein Kraftpotential und förderst darüber hinaus durch die komplexen Übungen dein Muskelzusammenspiel und lernst so, dein Kraftpotential besser einzusetzen.
Das Training kann von Einsteigern ebenso wie von gut trainierten Fitnesssportlern ausgeführt werden, da es immer weitere Möglichkeiten gibt, um die Beanspruchungen zu steigern.
Auch für Jugendliche ist das Training gut geeignet. Zudem können Senioren das Training nutzen und so eine altersbedingte Kraftabnahme verhindern. Untersuchungen haben gezeigt, dass Senioren mit gemäßigtem Krafttraining ihre Muskelkraft sogar noch deutlich steigern können.

- **Körperformung**

Mit dem Bodyweight-Training gestaltet du deine Körperproportionen. Durch die Auswahl von Trainingsprogramm und -methode kannst du gezielt auf die gewünschte Körperform hintrainieren.
Das Training verbrennt zahlreiche Kalorien während und nach der sportlichen Aktivität.

Zudem vergrößert sich durch regelmäßiges Training die Muskelmasse, was den Energiegrundumsatz des Körpers steigert und dazu führt, dass auch in der Ruhephase mehr Kalorien verbrannt werden. Deshalb ist das Training gut geeignet, um Körperfett zu reduzieren. Voraussetzung dafür ist, dass du eine negative Tageskalorienbilanz erreichst – was bedeutet, dass du weniger Kalorien aufnimmst, als du verbrauchst.
Du entwickelst mit dem Training einen sportlichen Körper, förderst aufrechte Körperhaltung und dynamischen Gang und somit eine attraktive Erscheinung.

• Überall ausführbar

Die Bodyweight-Übungen kannst du überall machen, da sie ohne Zusatzgeräte durchführbar sind. Du kannst das Training variabel gestalten und musst es nicht wegen örtlichen Einschränkungen (z. B. auf Geschäfts- oder Urlaubsreise) unterbrechen.
Für einige Übungen benötigst du allerdings eine Möglichkeit, um zu hängen und dich hoch- beziehungsweise heranzuziehen.
Eine solche Möglichkeit ist oftmals zu Hause gegeben und du kannst mit einem Handtuch die passende Position bestimmen (z. B. an Treppe oder stabilem Geländer).
Du kannst ebenso eine Klimmzug-Stange nutzen, die du im Türrahmen eindrehst, beziehungsweise eine Klimmzug-Vorrichtung, die auf den Türrahmen hängst. Als Option machst du die Zugübungen draußen an einem stabilen Ast, einem Klettergerüst oder einer Stange auf dem Trimm-Dich-Pfad.

• Keine teuren Anschaffungen notwendig

Für die Bodyweight-Übungen benötigst du keine Hilfsmittel, außer unter Umstände die bereits genannte Klimmzugstange/-vorrichtung. Ist dir die Standart-Ausführung einer Übung zu einfach, beispielsweise bei »K 32: Liegestütz«, dann nutze eine Intensivierung oder eine schwierigere Übung, welche auf die gleiche Bewegung abzielt. Alltagsgegenstände ebenso wie kostengünstige Kleingeräte kannst du in das Training einbauen, und somit sicherstellen, dass das Training abwechslungsreich bleibt und der Körper immer neu gefordert wird – solche Geräte sind keine Voraussetzung für das Körpergewichtstraining, sondern sie dienen als Ergänzung.

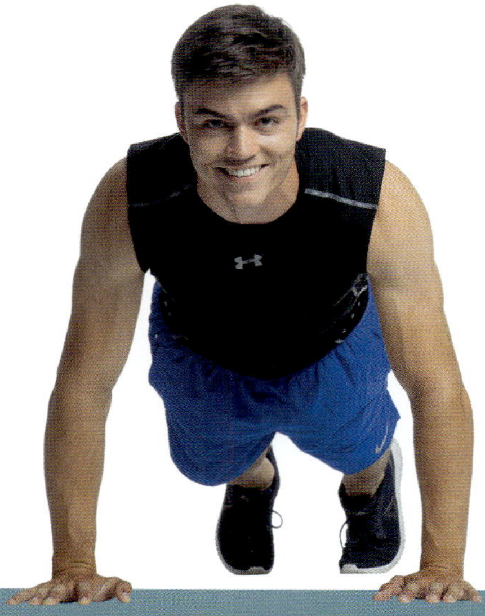

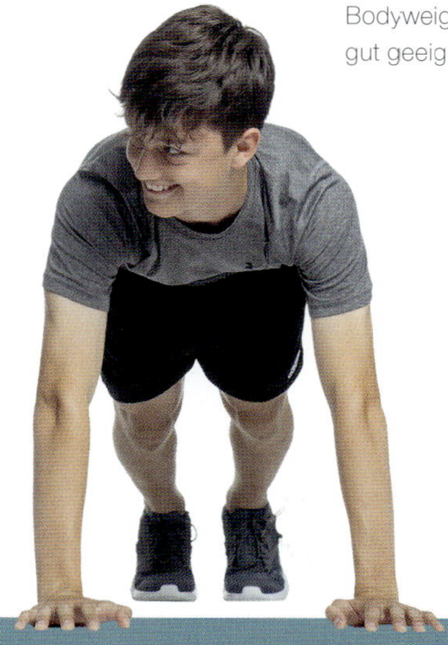

Auch für Jugendliche ist das Bodyweight-Training gut geeignet.

Häufige Fragen

Zum Bodyweight-Training werden häufig die folgenden Fragen gestellt.

• Sind Bodyweight-Übungen oder Übungen mit Gewichten effektiver?

Das Bodyweight-Training bietet Übungen, um alle Muskelgruppen des Körpers zu trainieren – ebenso wie das Training mit Maschinen und Hanteln. Jede Trainingsform hat Vor- und Nachteile, weshalb es nicht sinnvoll ist, eine Differenzierung in der Form vorzunehmen, dass eine Trainingsform effektiver als die andere bezeichnet wird.

Im Training zu Hause kannst du effektive Workouts aus Bodyweight-Übungen nutzen, wie du diese in »Teil 4« des Buches vorgestellt bekommst. Falls dir im Home-Training auch Hanteln zur Verfügung stehen, dann nutze diese zur Übungsintensivierung z. B. bei »K 22: Ausfallschritt«.
Auch im Fitness-Studio wirst du im Verlauf deines Trainings immer wieder Körpergewichtsübungen für deinen Trainingsplan empfohlen bekommen (z. B. »K 18: Klimmzug« und »K 24: Einbeinige Kniebeuge«).
Du brauchst keine Trainingsform grundsätzlich auszuschließen, sondern nutze was sich für

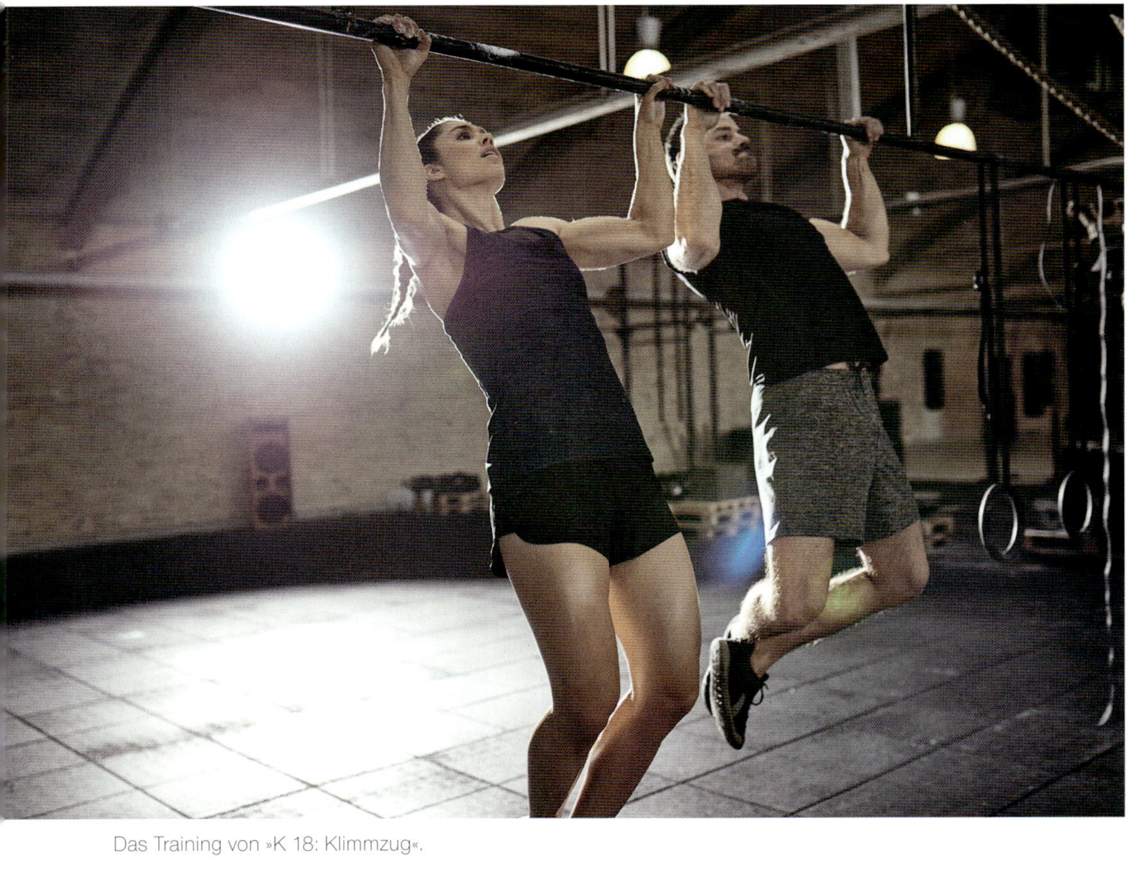

Das Training von »K 18: Klimmzug«.

deine Trainingsziele und deine vorhandenen Möglichkeiten am besten eignet.

• Kann ich die obere Rückenmuskulatur trainieren, wenn ich keine Klimmzug-Stange besitze?

Die obere Rückenmuskulatur wird mit den Bewegungen »Zug von oben nach unten« und »Zug von vorn nach hinten« gekräftigt. Damit ist die Bewegungsrichtung der Ellbogen gemeint, sie werden nach unten zum Körper beziehungsweise beim »Zug von vorn« hinter den Körper bewegt.
Wenn du keine Klimmzugstange verfügbar hast, dann kannst du den »Zug von oben« an einer Treppenstufe machen, vorausgesetzt die Treppe ermöglicht das freie Hängen des Körpers. Eine Alternative bietet ein hoher, stabiler Ast dar oder eine Stange an einem Klettergerüst.
Die Bewegung » Zug von vorn« ist im Körpergewichtstraining im Stand und in Rückenlage ausführbar. Im Stand hast du viele Möglichkeiten, z. B. kannst du den Zug an einem Türgriff oder einem schweren Gegenstand machen. Dazu kannst du ein Handtuch um den Gegenstand legen und die Enden greifen, den Oberkörper lehnst du nach hinten und ziehst dich dann aus dieser Position heran.
Den »Zug nach hinten« aus der Bodenlage kannst du machen, indem du dich unter eine stabile Stange legst und mit einem Seil oder Handtuch die geeignete Griffhöhe bestimmst, oder du legst dich unter einen Tisch und ziehst dich an diesem hoch

• Wie kann ich Bodyweight-Übungen intensivieren?

Wenn du bei einer Bodyweight-Übung die anvisierte Wiederholungszahl beziehungsweise das Zeitintervall überschreitest, dann intensivierst du die Übung oder nutzt eine schwierigere Übung aus der gleichen Bewegungskategorie. In diesem Buch wirst du zahlreiche Möglichkeiten finden, um Anforderungen zu intensivieren. Auch Alltagsgeräte (z. B. gefüllte Flasche oder gefüllter Rucksack) sind einsetzbar, weshalb keine Belastungsgrenzen bestehen und die Muskulatur immer intensiver trainiert werden kann.

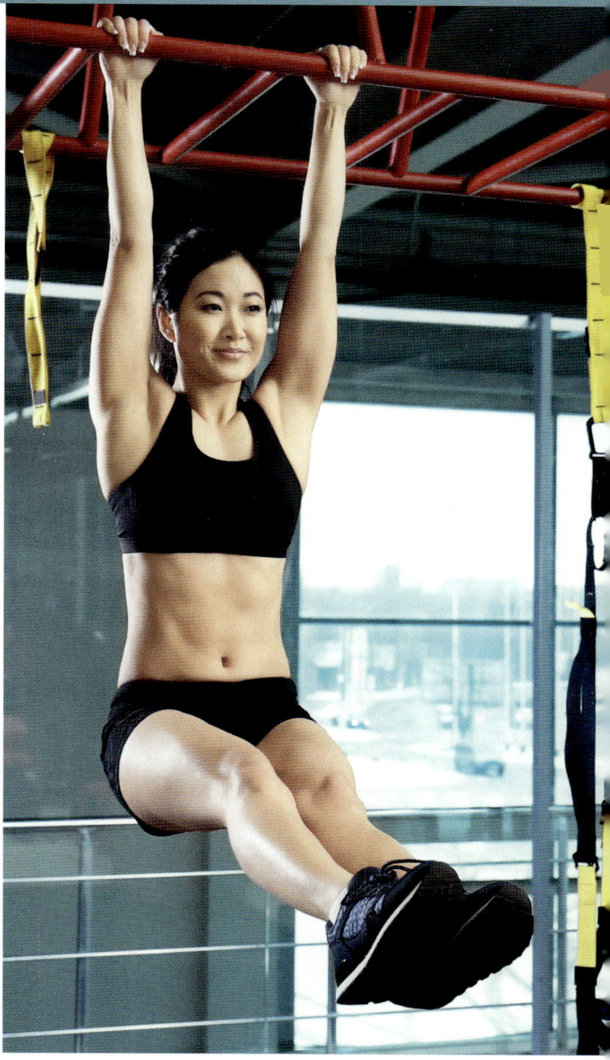

»K 44: Beinheben im Hang« ist eine effektive Körpergewichtsübung.

• Kann ich meine Muskulatur mit Bodyweight-Übungen aufbauen?

Mit Bodyweight-Übungen kräftigst du deinen Körper, wobei du gleichzeitig Muskulatur aufbaust. Bodyweight-Übungen sind komplexe Übungen, d. h. sie aktivieren mehrere Muskelgruppen. Die Muskulatur wird mit dieser Trainingsform sehr effektiv gefördert. Wie groß der Trainingseffekt für den Muskelwachstum ist, hängt ab von der Trainingsmethode und der körperlichen Veranlagung und davon, ob du genügend Eiweiß für den Muskelaufbau einnimmst.

Es ist allerdings schwieriger als bei Hantelübungen eine einzelne Muskelgruppe vorrangig zu kräftigen, also »herauszupicken«. Aber selbst das ist mit etwas Kreativität möglich, so kannst du für die vordere Oberarmmuskulatur im Sitz ein Handtuch um deine Fußsohle legen und dann einen »Curl« gegen den langsam nachgebenden Widerstand des Fußes machen. Oder du führst »Klimmzug« mit engem Griff und vorgerichteten Handrücken aus.

• Kann ich mit Bodyweight-Training in ein Stadium von Übertraining kommen?

Wie mit jeder anderen Trainingsform könntest du auch mit Bodyweight-Training in einen Zustand von Übertraining kommen, wenn du zu wenig regenerierst, was jedoch sehr selten auftritt.

Typische Zeichen für Übertraining sind: Du schläfst schlecht, schwitzt dabei, bist unruhig und müde und kannst keine Leistungsverbesserung feststellen. Auch fühlst du dich kraftlos, bist infektanfällig und hast etwas erhöhte Temperatur. Normalerweise genügt es, das Trainingspensum etwas zu reduzieren oder 1–2 Tage von dem Training zu pausieren.

Wenn du jedoch über einen längeren Zeitraum die Signale deines Körpers missachtest und den Körper trotz Schwächegefühl immer weiter intensiv trainierst, kann eine längere Pause notwendig werden; dies ist jedoch für Leistungssportler eher eine Gefahr als für Fitnesssportler.

• Kann ich Bodyweight-Training mit meinem bisherigen Krafttraining kombinieren?

In diesem Buch bekommst du Work-outs vorgestellt, mit denen du alle Muskelgruppen effektiv trainierst. Die Programme kannst du einsetzen, um deine Muskelkraft gezielt und kontinuierlich zu verbessern. Du kannst aber auch einzelne Übungen aus diesem Buch nutzen und diese in dein bisheriges Krafttrainingsprogramm integrieren. Es gibt keinen Grund dafür, dass du Körpergewichtstraining nicht mit anderen Krafttrainingsformen kombinierst.

Grundsätzlich gilt bei der Trainingsplanung, dass umso besser du trainiert bist, desto schwieriger werden Leistungssteigerungen. Du musst deshalb versuchen, dein Trainingsprogramm immer besser mit deinen Zielen und körperlicher Leistungsfähigkeit abzustimmen. Nur mit einer individuellen Planung lassen sich hohe sportliche Ziele erreichen.

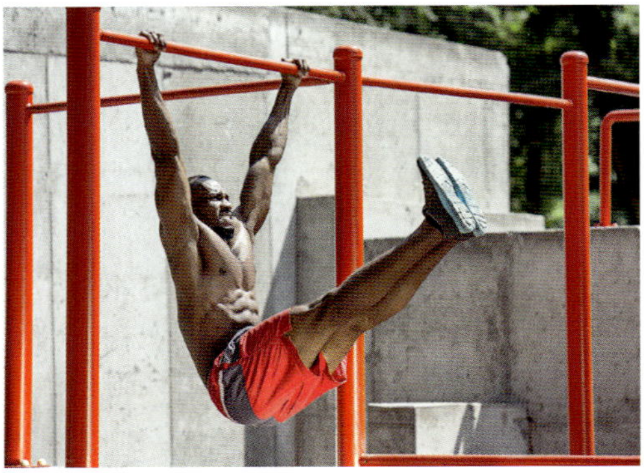

Mit Bodyweight-Training erreichst du deine Ziele.

Worauf es ankommt

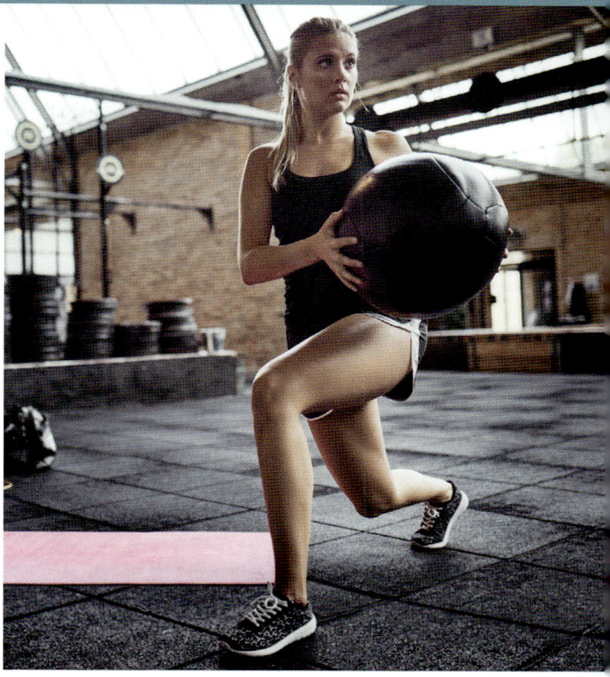
Achte auf deinen Körper und trainiere langfristig gesund.

Jeder körperlich gesunde Mensch gleich welchen Alters kann mit dem richtigen Trainingsplan, passenden Übungen und darauf abgestimmter Ernährung einen leistungsstarken und attraktiven Körper entwickeln. Plane dein Trainingsprogramm entsprechend deiner Zielsetzung. Übe mit passenden Intensitäten, pflege deinen Körper mit Mobility- und Dehnübungen und ernähre dich zudem angemessen. Wenn du verstehst, was gut für deinen Körper ist, wirst du ansprechende Erfolge im Bodyweight-Training erreichen und diese auch langfristig sicherstellen können.

• Trainingsbuch

Ich empfehle dir, für dein Krafttraining ein Trainingsbuch anzulegen. Darin kannst du Infos zu Zielen, Plänen und Trainingseinheiten sammeln und hast du so einen Überblick über deine sportliche Entwicklung.
Bei der Gestaltung des Buches kannst du frei nach deinen Präferenzen vorgehen, du kannst beispielsweise ein Ringbuch nutzen oder eine Computerdatei anlegen. Im Buchhandel findest du kostengünstige Trainingsbücher.
Notiere zu den Trainingseinheiten die ausgeführten Übungen, Übungssätze und Intervalldauern beziehungsweise Wiederholungszahlen. Ergänzend kannst du die Entwicklung von Gewicht und Körperproportionen festhalten. So kannst du den Erfolg deines Trainings überwachen und nachvollziehen, ob die Trainingsgestaltung erfolgreich ist oder ob du Umstellungen an Training und Ernährung vornehmen musst.
Ohne Trainingsnotizen ist ein erfolgreiches Vorgehen schwierig, da man seine sportliche und körperliche Entwicklung leicht falsch einschätzt. Durch die Aufzeichnungen wird deutlich, wie sich deine Leistungsfähigkeit steigert (z. B. die Wiederholungszahlen bei »K 32: Liegestütz«).
Das Trainingsbuch dient auch der Motivation. Denn wenn du mal wenig Lust auf Training hast, dann kannst du dir ansehen, was du bereits mit deinem Training erreicht hast, was dich motivieren wird, es fortzuführen.

• Klare Zielsetzung

Mache dir vor Planung und Beginn eines Trainingsprogramms zuerst den Istzustand deines Körpers und deiner Leistungsfähigkeit bewusst. Frage dich: Was willst du erreichen und was kannst du erreichen? Wo willst du dich verbessern? Kriterien können sein: Körperproportionen, Kraftleistung, Gewicht und Körperfettanteil. Darauf aufbauend bestimmst du die Trainingsziele und notierst sie im Trainingsbuch.

Eine klare Zielsetzung ist die Voraussetzung, um mit dem Training zu starten und es kontinuierlich fortzuführen. Wenn du dir der Ziele bewusst bist und dich auf die Umsetzung konzentrierst, wirst du bald deutliche Erfolge erreichen. Du kannst innerhalb von 3 Monaten umfangreich deine Leistungsfähigkeit und dein Erscheinungsbild verbessern.

• Leistungsgerechtes Trainingsprogramm

Es gibt die verschiedensten Trainingsprogramme, die zum Erfolg führen können. Es ist grundlegend, dass du mit einem Wochenplan und Intensitäten trainierst, die deinem Leistungsstand angemessen sind. Geplantes Training führt zu den besten Ergebnissen.
Du kannst bestimmen, wie oft du wöchentlich Körpergewichtstraining machst und wie oft du zusätzliche andere Sporteinheiten ausführst. Im vierten Teil des Buches werden Pläne und Work-outs vorgestellt. Nutze sie und passe sie mit fortschreitender Trainingserfahrung an deine individuellen Bedürfnisse an.

• Regelmäßiges Training

Beim Krafttraining ist regelmäßiges Training grundlegend für den Erfolg, um kontinuierlich Leistungsfähigkeit und Körperform zu verbessern. Du solltest mindestens 2-mal, besser 3-mal pro Woche deine Kraft fördern.
Trainiere hingegen nicht einige Wochen intensiv und dann wieder einige Wochen nahezu gar nicht. Kurzfristig intensives Training ist nicht zielgerichtet und vergrößert die Verletzungsgefahr. Wenn du allerdings krank oder verletzt bist, dann ist eine Trainingspause notwendig.

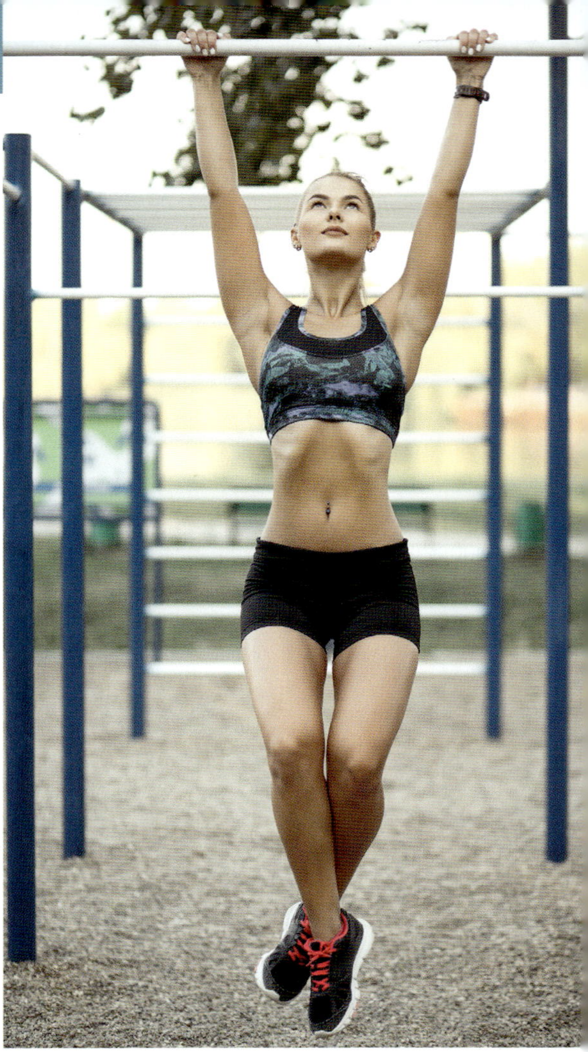

Die Übung »K 16: Hängen«.

• Konzentriertes Training

Führe jede Trainingseinheit konzentriert aus, um optimale Ergebnisse zu erzielen. Lass dich nicht von Telefonaten, Nachrichten und anderen Personen ablenken. Mache dir klar, welche Muskelgruppen die jeweilige Übung trainiert. Führe die Bewegungen technisch korrekt aus und nimm die Muskelbeanspruchung beim Üben wahr.

- **Genügend Regeneration**

Du erreichst Leistungsfortschritte, indem du den Körper mit steigenden Trainingsreizen forderst. Nach einer Belastung benötigst du eine Pause von 1–3 Tagen (Seite 29–30), damit sich dein Körper regenerieren kann und im nächsten Training eine größere Leistung bereitstellt.
Für eine zügige Regeneration ist genügend Schlaf notwendig. Als Faustregel gilt, dass man eine Stunde mehr schlafen soll als man ohne Training benötigt.

- **Gesunde und bedarfsgerechte Ernährung**

Grundsätzlich ist es nicht notwendig, dass du der Ernährung große Aufmerksamkeit widmest. Vorausgesetzt, dass du die wichtigsten Ernährungsprinzipien beachtest und dabei sicherstellst, dass du genügend Protein verzehrst und deinen Körper nicht übersäuerst. Hast du hingegen Mängel in der Ernährung, wirst du verletzungsanfällig und kannst kein optimales Leistungsvermögen abrufen.

INFO: Ernährungsprinzipien

Orientiere dich an diesen Ernährungsprinzipien.

- Achte auf regelmäßige Mahlzeiten, besser sind 3 als 2 Mahlzeiten am Tag.
- Nimm über den Tag verteilt 1,5–2 Gramm Eiweiß pro Kilo Körpergewicht zu dir. Bei intensivem Krafttraining sowie einer Diät orientiere dich eher an 2 Gramm, ansonsten genügen zirka 1,5 Gramm.
- Iss viel Gemüse und Salat und ergänze etwas frisches Obst.
- Wähle Nahrungsmittel mit geringem Fettanteil. Verzichte jedoch nicht auf hochwertige Fette.
- Iss nicht zu viel Kohlenhydrate und wähle diese möglichst oft vollwertig.
- Trinke viel mineralhaltiges Wasser. An Trainingstagen benötigst du etwa 2,5–3,0 Liter; bei hohem Flüssigkeitsverlust sogar noch mehr.

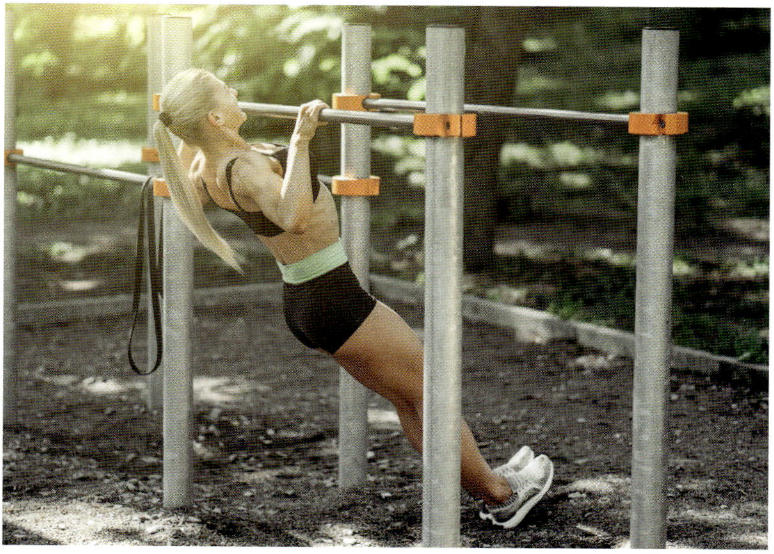

»K 37: Standzug inteniv«.

Ergänzende Trainingshilfen

Für das Bodyweight-Training musst du keine teuren Anschaffungen tätigen. Die Übungen werden mit dem eigenen Körpergewicht ausgeführt und mit vorhandenen Alltagsgegenständen (z. B. Bücher) intensiviert. Selbstverständlich kannst du auch Kleingeräte zur Übungsintensivierung einsetzen, falls du die schon verfügbar hast.

Du benötigst für ein ausgewogenes Körpertraining eine Möglichkeit zum Hängen und um die Zugübungen auszuführen. Hast du keine solche Stange an deinem Trainingsort verfügbar, dann kannst du eine Klimmzug-Stange kaufen. Alternativ kannst du diese Übungen an einer Stange auf einem Calisthenics-Park, Trimm-Dich-Pfad oder Spielplatz machen und dazu deine Work-outs zeitlich aufteilen. Alternativ kannst du »Zug von oben« und »Zug von vorn« mit einem starken Fitnessband machen. Ein Gerät, dass ich dir nahelegen möchte, ist die Faszienrolle, denn die Rolle hilft ungemein gegen Verspannungen und Verhärtungen.

Mit fortschreitender Trainingsdauer kannst du weitere Ergänzungen vornehmen, da damit die Übungen variiert werden können. Der Kauf eines oder mehrerer der aufgelisteten Produkte ist jedoch nicht zwingend für das Training.

• Klimmzug-Stange

Eine Klimmzug-Stange kannst du für die Bewegung »Zug von oben« und »K 44: Beinheben im Hang« einsetzen. Zudem ist daran die Bewegung »Zug von vorn« möglich, wenn du

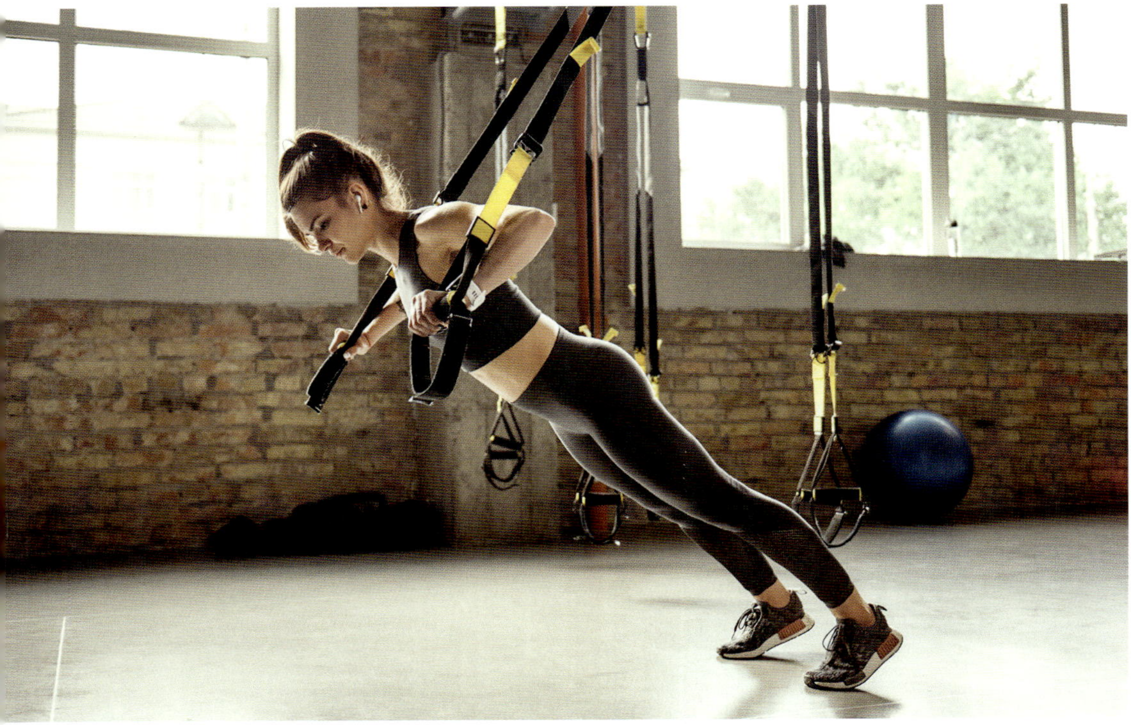

»Liegestütz im Schlingentrainer«.

die Stange in mittlerer Position befestigst und dich aus der Rücklage heranziehst.
Ein einfaches Modell einer Klimmzug-Stange lässt sich in den Türrahmen drehen und kostet zirka 20–40 EUR. Ein anderes Modell lässt sich auf den Türrahmen einhängen und leicht wieder abhängen; dieses Gerät ist in guter Qualität ab 40 EUR erhältlich. Eine Vorrichtung mit fester Wand- oder Deckenbefestigung kostet ab 30 EUR, hochwertig mit unterschiedlichen Griffmöglichkeiten erheblich mehr.

• Schlingentrainer

Der Schlingentrainer ist ein hervorragendes Trainingsgerät, um die Muskulatur des ganzen Körpers zu trainieren. Er lässt sich leicht handhaben und auch auf Reisen mitnehmen, da er wenig Gewicht hat. Der populärste Schlingentrainer ist der TRX®, den es als Einsteigermodell »TRX Move« ab zirka 100 EUR zu erwerben gibt. Es gibt zahlreiche günstigere Geräte; bereits ab 40 EUR kannst du Schlingentrainer finden, die den Anforderungen zumindest bei den meisten Übungen genügen.

• Faszienrolle

Mit einer Hartschaumrolle, auch bekannt als Faszienrolle, Foamroller oder Massagerolle, kannst du gegen Verspannungen vorgehen und die Regeneration beschleunigen. Der Durchmesser sollte 15 cm sein und die Länge 30 cm, alternativ 45 cm. Im Handel wird eine gut verarbeitete Rolle (z. B. Blackroll®) für zirka 30 EUR angeboten. Wähle als Einsteiger keine harte Rolle.
Zudem lassen sich Faszienkugel, Lacrosse-Ball, Tennisball und Golfball zum Behandeln von schmerzenden Körperstellen und Triggerpunkten nutzen.

• Sprungseil

Ein Sprungseil eignet sich für das Aufwärmen. Zudem kannst du im Anschluss an das Training noch Seilspringen, um deine Ausdauer zu fördern, oder du machst eine reine Konditionseinheit mit Seilspringen von mindestens 20 Minuten.
Ein einfaches Sprungseil kannst du ab zirka 10 EUR erwerben, Profi-Seile kosten deutlich mehr.

• Gymball

Den Gymball, auch Gymnastikball, Pezziball oder Stability-Ball bezeichnet, kannst du als instabilen Untergrund nutzen, indem du Hände, Füße, Rumpf oder Gesäß darauf positionierst. Der Körper muss die Übungsbewegung auf dem Ball ausbalancieren, wodurch die stützende Muskulatur und die Core-Muskulatur gekräftigt werden. Nutze eine Ballgröße, bei der im Sitz deine Kniegelenkswinkel etwas mehr als 90 Grad betragen. Für Übungen, bei denen du die Füße darauf positionierst, kannst du eine kleinere Größe wählen. Ein Gym-Ball ist für zirka 15–25 EUR erhältlich.

• Intervall-Timer

Das Training mit Zeitintervallen erfordert einen Timer. Du kannst einen Online-Timer nutzen, von denen zahlreiche im Internet kostenlos angeboten werden. Ein solcher Timer lässt sich leicht finden, indem du in eine Suchmaschine »Online Intervall Timer« oder »Online Tabata Clock« eingibst. Du kannst auch eine kostenfreie App mit Timer-Funktion auf dein Handy laden. Oder du kaufst einen Timer, der in guter Qualität ab zirka 20 EUR angeboten wird.

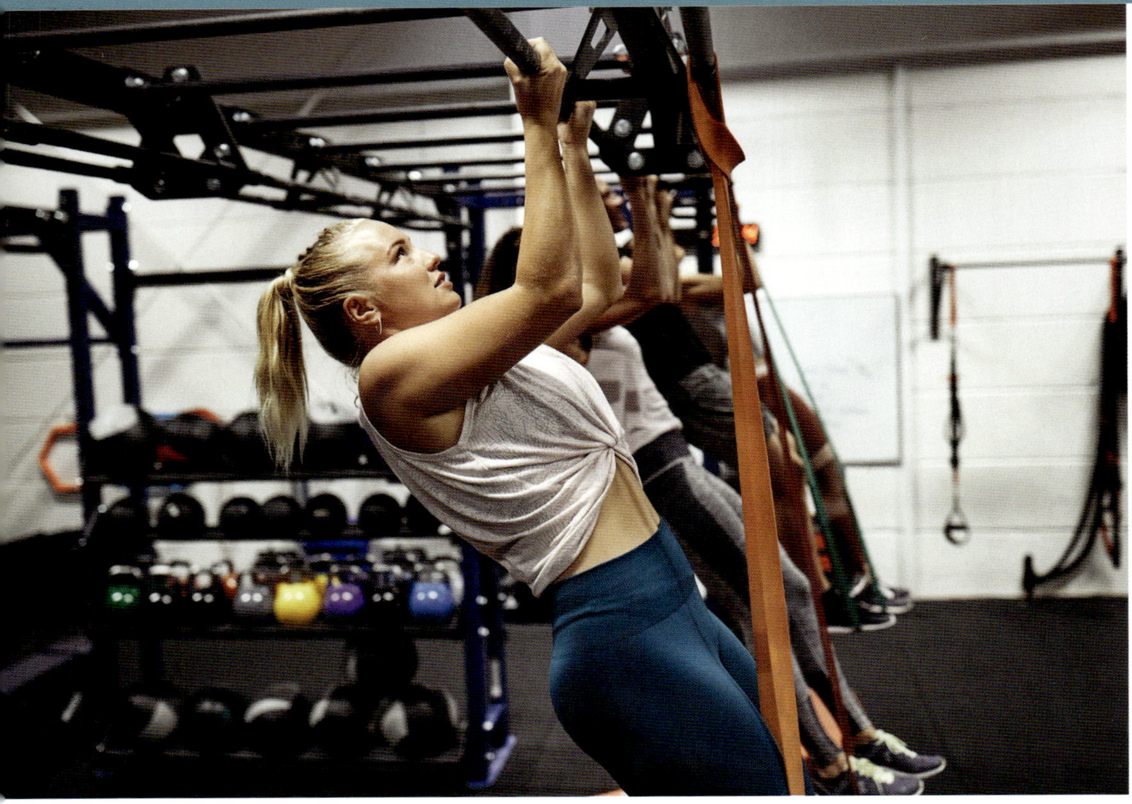

»K 17: Klimmzug vereinfacht« mit Pull-up Band.

• Liegestützgriffe

Zum Schutz der Handgelenke und für mehr Bewegungsspielraum kannst du Liegestütz-Griffe einsetzen. Wer keine Probleme mit den Handgelenken hat, muss sie jedoch nicht einsetzen. Die Griffe werden ab zirka 15 EUR angeboten. Achte darauf, dass die Griffe nicht zu dünn sind sowie darauf, dass sie stabil stehen.

• Medizinball

Der Medizinball eignet sich bei Körpergewichtsübungen als Zusatzgewicht sowie als instabiler Untergrund um Hände oder Füße darauf zu positionieren.
Es sind viele Bälle verfügbar, die kostengünstigen Gummibälle sind bereits ab 20 EUR erhältlich.

• Pull-up Band

Das Pull-up Band, auch als breites Power-Band oder Superband bekannt, ist ein hartes elastisches Band, die du beim Klimmzug als Vereinfachung nutzen kannst, indem du Knie oder Fuß in die Schlaufe stellst und so Gewicht abstützt. Zudem kannst du das Band für die Zugübungen nutzen.
Die Bänder werden mit unterschiedlichen Härtegraden angeboten. Du kannst ein breites Band in guter Qualität für zirka 15–40 EUR erwerben.

- **Stepper**

Ein Stepper kannst du nutzen, um die Füße oder die Hände darauf zu stützen und so die Übungsintensität (z. B. bei »K 32: Liegestütz«) zu verändern. Auch kann er helfen, die geeignete Hangposition bei »K 18: Klimmzug« einzunehmen. Einen guten Stepper kannst du ab zirka 50 EUR erwerben.

- **Therapiekreisel**

Ein Therapiekreisel (Balance-Board) dient als instabiler Untergrund. Durch das notwendige Ausbalancieren der Position werden die stabilisierenden Muskeln gekräftigt. Du stützt dich auf dem Kreisel mit den Füßen oder mit den Händen ab.
Ein Therapiekreisel wird im Fachhandel ab zirka 25 EUR verkauft.

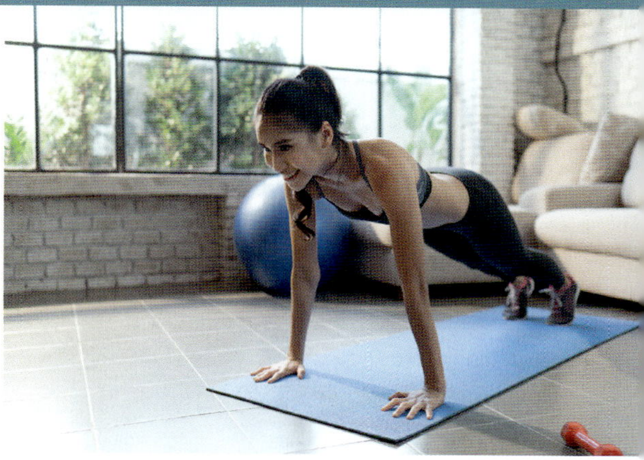

Die Trainingsmatte ermöglicht komfortables Training.

- **Trainingsmatte**

Eine Trainingsmatte (z. B. Yoga-Matte) kannst du für Übungen in Bodenlage einsetzen. Alternativ kannst du die Übungen auf einem Teppich oder einem großen Handtuch ausführen. Wähle eine Matte aus rutschfestem Material, damit du beim Üben auf glattem Boden sicher bist. Eine qualitativ gute Trainingsmatte gibt es für 20–50 EUR.

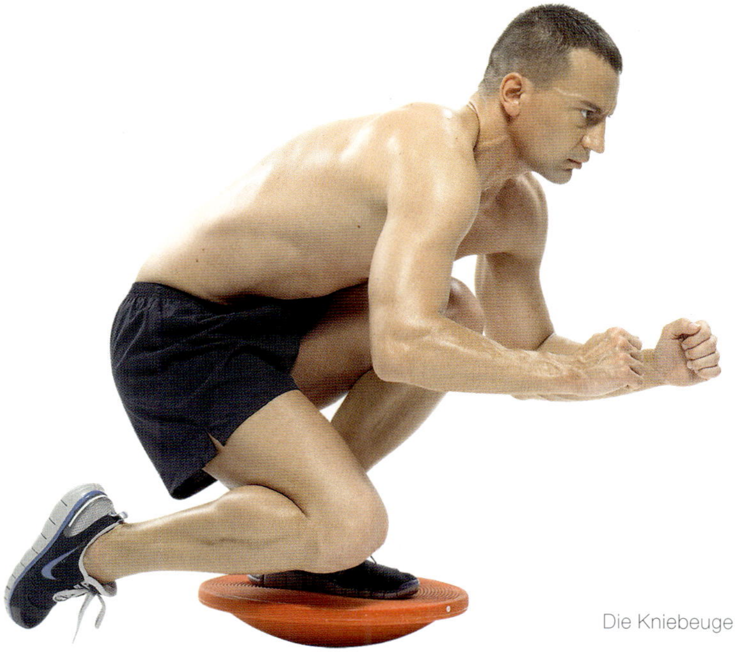

Die Kniebeuge auf dem Therapiekreisel

TEIL 2:
Zur Trainingslehre

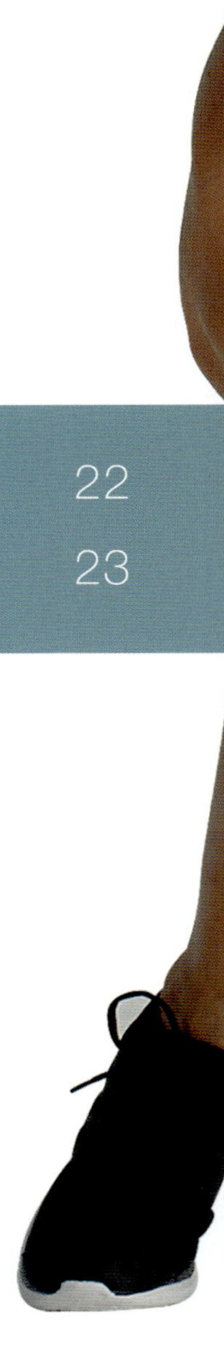

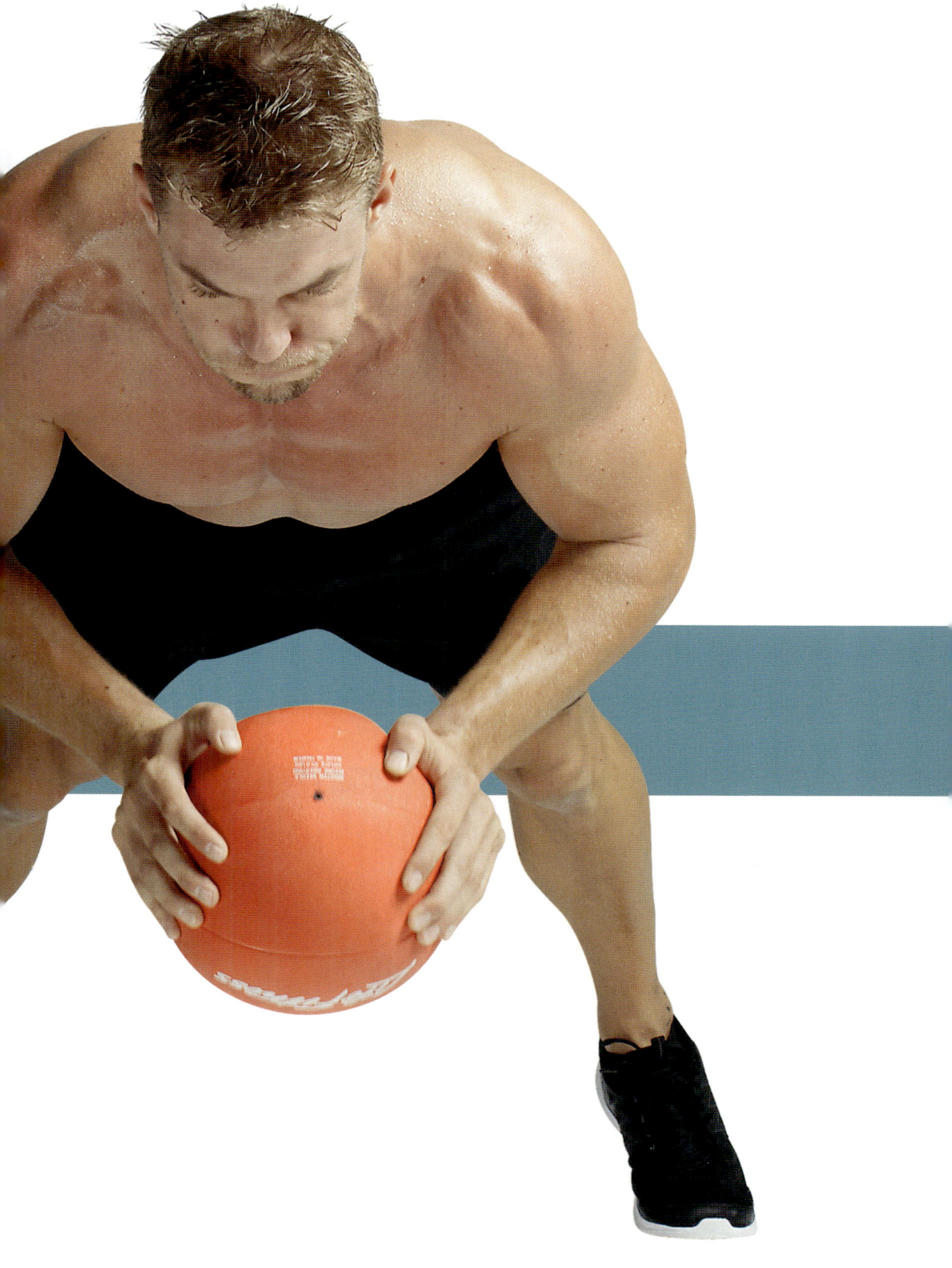

Grundlagen

Mit Bodyweight-Training steigerst du effektiv deine Kraft und formst einen athletischen Körper. Ziel ist es, einen kräftigen, leistungsfähigen und insbesondere gesunden Körper zu entwickeln. Dazu musst du deine Muskeln ausgewogen trainieren. Wichtig ist zudem regelmäßiges Training und kontinuierlich die Trainingsreize zu vergrößern.

Mit dem im Buch vorgestellte Training der 8 Bewegungsrichtungen, trainierst du effektiv den gesamten Körper. Für jede Bewegungsrichtung sind Übungen mit unterschiedlichen Schwierigkeitsgraden angeboten, sodass du mit der für dich geeigneten Intensität trainieren kannst. Steigere die Anforderungen kontinuierlich, indem du die Varianten sowie schwierigere Übungen aus dem Folgelevel nutzt.

Wenn du ein fortgeschrittenes Trainingsniveau erreichst, dann wähle auch einbeinige und einarmige Ausführungen sowie Übungsvarianten auf instabilem Untergrund, denn diese anspruchsvollen Übungen müssen ausbalanciert werden, was den Rumpf und die Gelenkstabilisatoren kräftigt, und ergänze zudem Sprungübungen.

Die für Leistung und Schutz wichtige Core-Muskulatur des Rumpfes wird bei den Bodyweight-Übungen mitgekräftigt, da sie viel stabilisieren muss. Möchtest du spezielle Übungen für den Rumpf ergänzen, wenn du also deine Bauch- und untere Rückenmuskulatur noch intensiver fördern willst, dann findest du effektive Übungen in dem entsprechenden Abschnitt (Seite 156–169).

Beim Körpergewichtstraining gilt immer als erste Priorität: Vermeide Verletzungen! Überlaste und verletze nicht deinen Bewegungsapparat durch zu hohe Intensität und fehlerhafte Übungsausführung. Nutze die im Buch vorgestellten Methoden und Übungen, und sorge somit für ein erfolgreiches und sicheres Training.

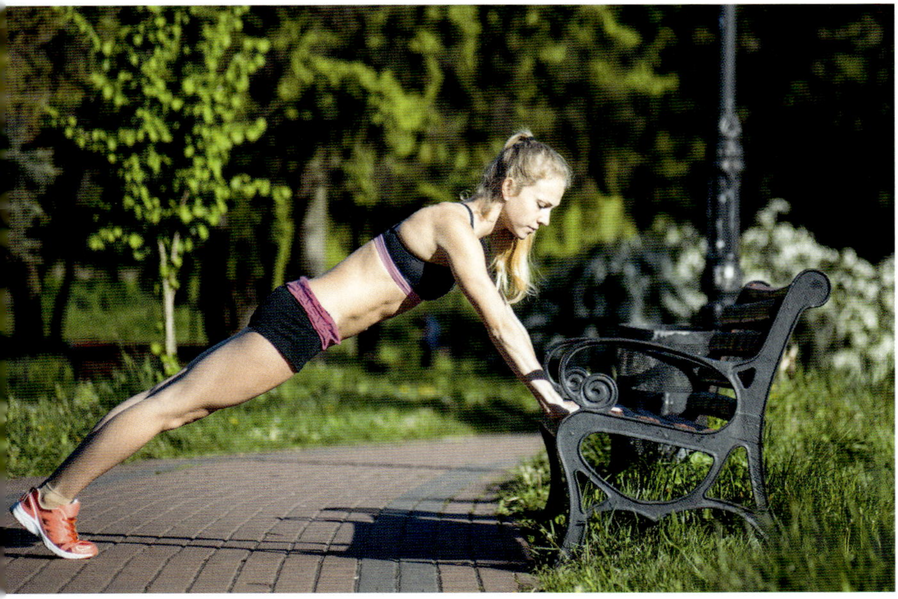

Integriere Liegestütze in deinem Outdoor-Training.

Trainingsprinzipien

PRINZIP 1: Trainiere den Körper ausgeglichen

Achte bei der Zusammenstellung deines Trainingsprogramms darauf, dass du den Körper ausgeglichen trainierst. So entwickelst du das Kraftpotential optimal und schützt deinen Körper bestmöglich vor Verschleiß und Verletzungen. Es gilt so zu trainieren, dass du für eine Bewegung auch deren Gegenbewegung kräftigst. Bei der Zusammenstellung der Work-outs ist nicht entscheidend, dass du den Körper an einem Tag ausgeglichen trainierst, sondern über den Wochentrainingsplan hinweg verteilt, da die Möglichkeit besteht, die Work-outs aufzuteilen.
Einige Fitnesssportler hingegen trainieren einseitig, d.h. sie konzentrieren sich beispielsweise auf die Bewegung »Druck nach vorn« mit zahlreichen Übungen aus der Liegestütz-Progression (Seite 136–145). Es ist jedoch zu beachten, dass die entgegengesetzte Bewegung »Zug von vorn nach hinten«, d.h. die Bodenzug-Progression (Seite 146–155), mit der gleichen Intensität trainiert werden muss.
Dies lässt sich an einem geraden Boxschlag gut nachvollziehen: Durch das Training der vordrückenden Muskulatur wird das mögliche Kraftpotential vergrößert, die Schlagbewegung muss aber ausgeglichen und stabilisiert werden. Nur mit einer kräftigen Rückenmuskulatur lässt sich der gerade Boxschlag im optimalen Bewegungsumfang und somit mit großer Wirkung ausführen.

Weitere häufig auftretende Schwachstellen aufgrund von einseitigem Training sind die Gesäßmuskulatur sowie die hintere Oberschenkelmuskulatur, die du mit der Schulterbrücke-Progression (Seite 86–95) und der Standwaage-Progression (Seite 126–135) förderst.

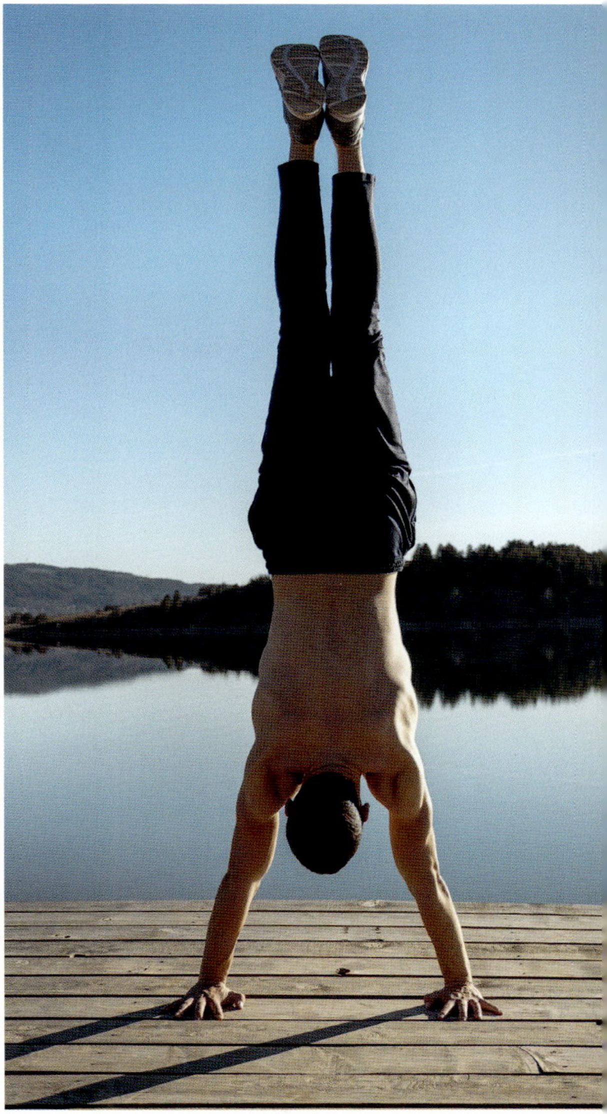

Trainiere intensiv, in dem für dich passenden Trainingslevel

PRINZIP 2: Wähle den richtigen Schwierigkeitsgrad

Wähle die Übung und deren Intensität so, dass die Anforderung deinem Leistungsstand entspricht. Es ist grundlegend, dass du jede Übung technisch korrekt ausführst. Ausweichbewegungen und Fehlstellungen gilt es zu vermeiden, denn die machen dich nicht stärker, sondern führen nur zu Verletzungen und vorzeitigem Verschleiß.

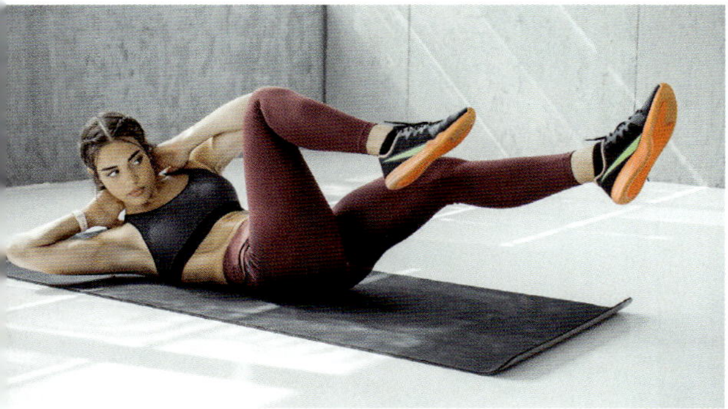

»K 45: Diagonaler Crunch mit Beinanziehen«.

Bist du noch Einsteiger im Bodyweight-Training beziehungsweise generell im Krafttraining, dann gilt es, dass du die Übungen zuerst mit geringer Belastung ausführst. Wähle also Belastungen eher mit zu niedriger als zu hoher Intensität, da sich dein Körper noch an das Training gewöhnen muss. Auch ist zu beachten, dass sich Muskeln schneller an die Anforderungen anpassen als die Sehnen und Bänder.
Du findest bei den Übungen Möglichkeiten, sie zu vereinfachen und zu intensivieren, damit du mit dem für dich geeigneten Schwierigkeitsgrad trainieren kannst. Wähle die für dich passende Übungsvariante und Intensität.
Schaffst du eine Übung länger als die Satzdauer (beziehungsweise häufiger als die geplante Wiederholungszahl), dann kannst du die Belastung steigern, indem du eine intensivere Variante nutzt. Steigere die Intensität jedoch nur so weit, dass du noch mindestens 30 Sekunden beziehungsweise 8 Wiederholungen lang die Belastung korrekt ausführen kannst.

INFO: Gewöhnungsmethode

Hast du schon zumindest einige Monate Bodyweight-Training ausgeführt, dann kannst du für eine kurze Zeitspanne die Gewöhnungsmethode nutzen, um deine Leistungsfähigkeit bei komplexen Grundübungen schnell deutlich zu verbessern. Bei dieser Trainingsmethode widmest du dich 1–3 intensiven Übungen (z. B. Klimmzüge, Handstand-Liegestütze und/oder einbeinige Kniebeugen).
Führe zu Trainingsbeginn einen Maximaltest aus, um zu erfahren, wie viele Wiederholungen dir möglich sind. Du musst dich vorher aufwärmen. In den folgenden Tagen machst du immer wieder 40–60 Prozent der maximal möglichen Wiederholungen der ausgesuchten Übung(en). Mache z. B. immer 4-6 Klimmzüge (bei einem Maximalkrafttestergebnis von 10 Wiederholungen), wenn du an der Klimmzugstange in deiner Wohnung vorbeigehst. Nach einer Woche erfolgt wieder ein Maximaltest und die Wiederholungen werden angepasst.
Innerhalb von 2-4 Wochen lassen sich so signifikante Leistungsverbesserungen für die jeweilige Übung erreichen. Allerdings darfst du die bei der Übung intensiv gekräftigte Muskulatur nicht mit zusätzlichen Krafteinheiten belasten. Auch kannst du nicht mit mehr als 1-3 Übungen gleichzeitig so verfahren, da der Körper sonst überlastet wird. Führe zusätzlich einmal wöchentlich ein Programm aus, das die anderen Bewegungsrichtungen intensiv kräftigt, um deine Kraftleistungsfähigkeit zu bewahren.
Es ist nicht ganz einfach, diese Methode in das Kraftprogramm zu integrieren. Mit fortschreitender Trainingserfahrung lohnt es aber, sie auch mal für einige Wochen in das Training einzubauen.

PRINZIP 3: Intensiviere die Trainingseinheiten

Training hat zum Ziel, die körperliche Leistungsfähigkeit zu steigern. Dazu musst du deinen Körper beim Bodyweight-Training ebenso wie bei jeder anderen Sportart fordern, Leistung zu erbringen. Durch die Belastungen in der Trainingseinheit ermüdet dein Körper, sodass deine Leistungsfähigkeit abnimmt. In der Regenerationsphase, die unmittelbar nach dem Training beginnt, reagiert dein Körper auf die Anstrengung mit Anpassungsprozessen.
Übst du in der Trainingseinheit mit einer größeren Intensität als in der vorherigen Trainingseinheit, dann setzt du einen überschwelligen Reiz. Durch diesen Reiz wird dein Organismus veranlasst, in der Regenerationsphase ein größeres Leistungsniveau zu entwickeln. Trainingsziel ist es, kontinuierlich die Anforderungen zu steigern.
Allerdings stellt der Organismus das größere Leistungsvermögen nur für eine bestimmte Zeit zur Verfügung. Wird es nicht genutzt, dann verringert sich die Leistungsfähigkeit wieder. Zudem ist anzumerken, dass die möglichen Leistungssteigerungen mit fortlaufendem Training immer geringer werden. Achte darauf, dass du spätestens nach 12 Wochen zumindest einige Änderungen am Training vornimmst, da sich dein Körper ansonsten auf die Anforderungen anpasst.

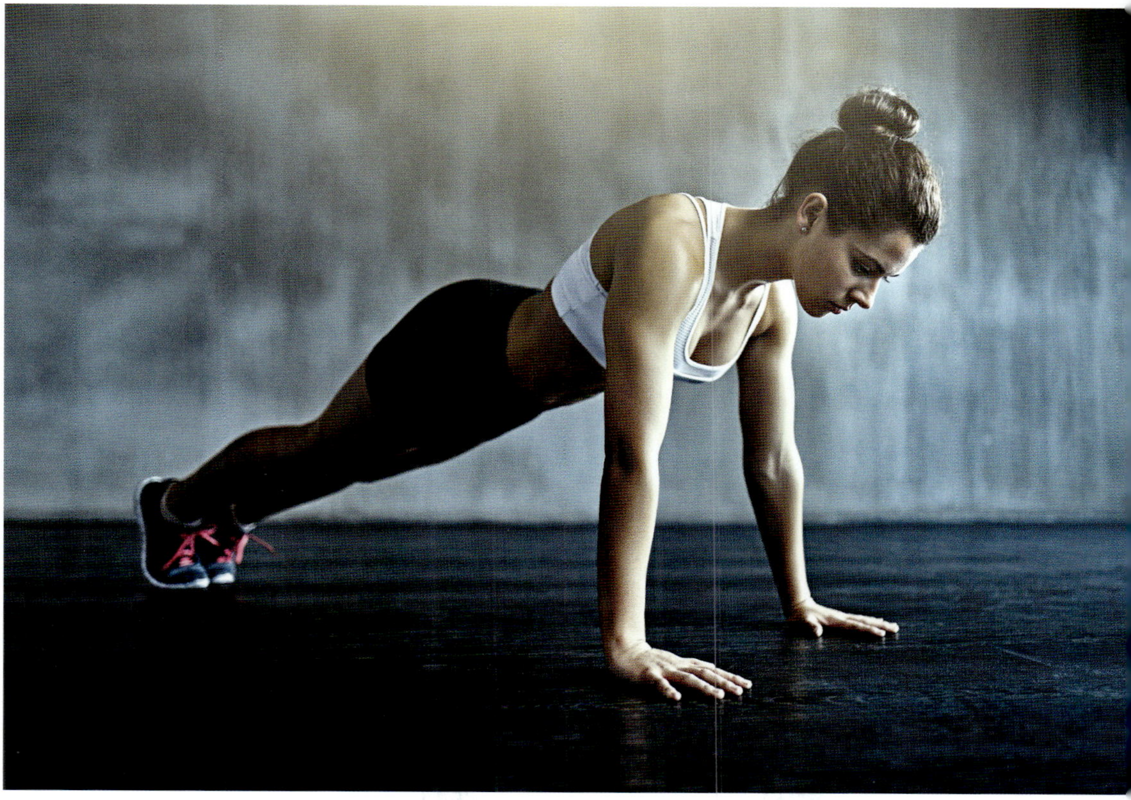

Beim Bodyweight-Training lassen sich die Leistungsseigerungen leicht erkennen. Du wirst bereits nach wenigen Wochen deutlich mehr Liegestütze ausführen können.

PRINZIP 4:
Intensiviere die Übungsbelastungen

Für das Bodyweight-Training gibt es viele Möglichkeiten, die Anforderungen zu verändern. Du kannst die Belastungsintensität einer Übung verändern oder eine Übung für dieselbe Bewegungsrichtung aus dem nächsten Level wählen.

• Erhöhen der Satzbelastung

Die erste Option, um die Belastung in einem Übungssatz zu intensivieren ist, die Satzlänge zu verlängern beziehungsweise mehr Wiederholungen auszuführen. Wenn du regelmäßig übst, wirst du feststellen, dass du nach 1–3 Trainingseinheiten um einige Sekunden Belastungszeit beziehungsweise 1 Wiederholung erhöhen kannst. vorausgesetzt, du regenerierst genügend und ernährst dich angemessen. (Viele Übungen in diesem Buch werden so ausgeführt, dass eine Übungswiederholung mit kurzem Halten der Endposition etwa 4 Sekunden dauert.)
Wenn du die Obergrenze für eine Satzleistung erreicht hast, dann wähle eine andere Intensivierungsoption. Alternativ kannst du die Satzbelastung bei der gleichen Übungsvariante noch erhöhen, indem du die Erholungszeit zwischen den Übungsätzen reduzierst sowie einen oder mehrere Sätze ergänzt.

• Gewichtsverlagerung

Du kannst die Übungsintensität verändern, indem du dein Körpergewicht verlagerst. Wenn du beispielsweise bei »K 32: Liegestütz« den Körper seitlich verlagerst, dann wird die Übung schwieriger, da eine Körperseite intensiver angesprochen wird und zudem der Rumpf mehr stabilisieren muss.

• Stabilität

Du kannst die Intensität einer Übung verändern, indem du die Position der abstützenden Kontaktpunkte variierst. Bringst du beispielsweise bei »K 32: Liegestütz« die Füße eng zusammen, dann wird die Übung intensiver; bringst du die Füße bis zu einer bestimmten Position weiter auseinander, dann wird die Übung einfacher. Oder du positionierst die Füße auf einen kleinen Kasten, um die Übung zu erschweren. Zudem intensivierst du die Übung umfangreich, indem du ein abstützendes Körperteil anhebst.

• Übungsdurchführung

Du erreichst eine intensivere Muskelbeanspruchung bei einer Übung, wenn du dynamische und statische Durchführung miteinander kombinierst. Dazu verbleibst du während der Übungsbewegung in einer oder mehreren Positionen für einige Sekunden, beispielsweise in der Endposition mit maximaler Kontraktion oder in mehreren Positionen auf dem Weg zur Endposition. Alternativ kannst du Teilbewegungen in der Endposition ausführen. Dazu bewegst du dich in die Endposition und führst dann kleine, langsame Bewegungen nach unten und oben aus. Wiederholungen im Bereich höchster Muskelaktivität bewirken ein besseres Trainingsergebnis. Achte bei allen Haltepositionen darauf, dass du gleichmäßig atmest.

• Zusatzgewicht

Du kannst eine Übung intensivieren, indem du ein Zusatzgewicht einsetzt. Beispielsweise kannst du einen gefüllten Rucksack tragen, um »K 32: Liegestütz« oder »K 18: Klimmzug« zu erschweren. Wähle ein solches Gewicht, mit dem du die Übung noch kontrolliert und technisch korrekt ausführen kannst.

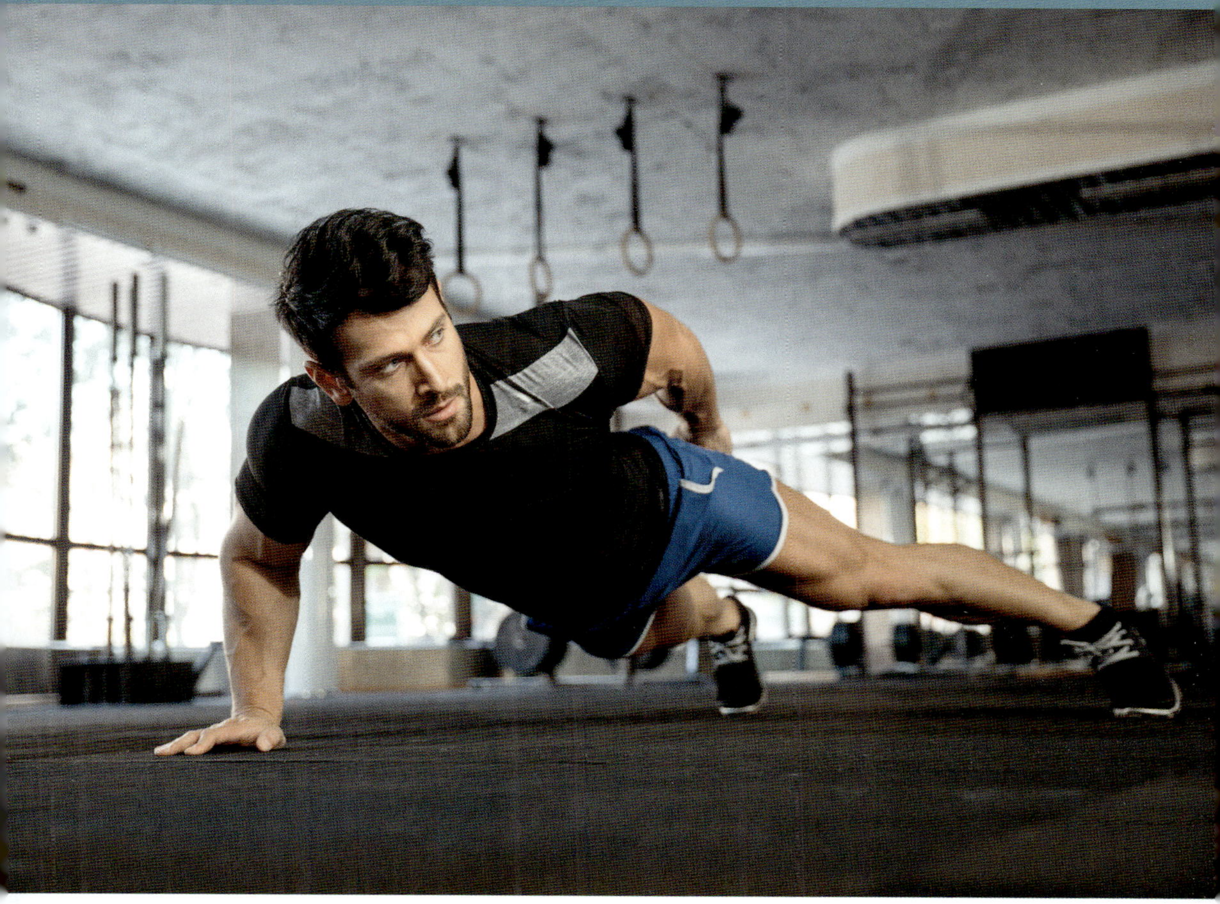

»K 34: Einarmiger Liegestütz«.

• Instabiler Untergrund

Die Übungen lassen sich deutlich intensivieren, indem du ein oder sogar mehrere Körperteile auf instabilem Untergrund positionierst. Du kannst Gymball, Therapiekreisel oder einfach ein Kissen einsetzen, was die stabilisierenden Muskeln fördert.

• Komplexität

Du erhöhst die Übungsintensität, indem du eine komplexere Variante nutzt. Du vergrößerst u. a. mit asymmetrischer Übungsausführung die Komplexität. Dies bedeutet, dass du beispielsweise einen Arm zur Seite ausstreckst und den anderen Arm über dem Körper hebst. Eine Option für komplexe Bewegungen ist es, Übungen für Oberkörper und Unterkörper zusammenzufügen, wie dies bei »Burpees« erfolgt.

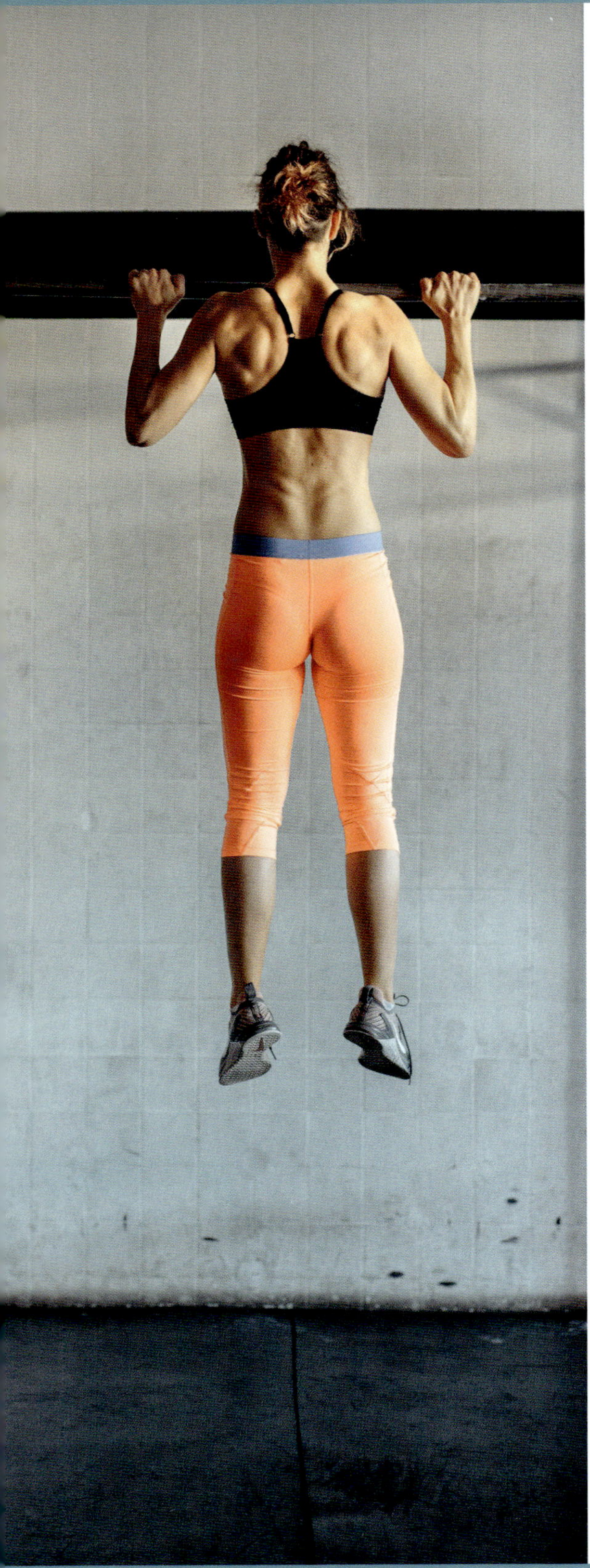

PRINZIP 5:
Trainiere regelmäßig

Regelmäßiges Bodyweight-Training ist grundlegend, damit du kontinuierlich die Leistungsfähigkeit steigern kannst. Seltenes, sehr intensives Training ist hingegen nicht empfehlenswert, da dies, wenn überhaupt, das Leistungsvermögen kaum verbessert, sondern vielmehr den Bewegungsapparat intensiv belastet.
Es empfiehlt sich, dass du jede wichtige Bewegungsrichtung beziehungsweise Muskelgruppen 2- bis 3-mal pro Woche kräftigst, um Leistungsverbesserungen zu erreichen.
Die optimale Häufigkeit ist davon abhängig, wie intensiv du trainierst und wie gut dein entwickeltes Leistungsvermögen bereits ist.
Damit du das erreichte Leistungsvermögen halten kannst, gilt die Regel, dass du wöchentlich mindestens einmal alle wichtigen Bewegungsrichtungen trainieren musst. Pausierst du hingegen länger, dann baut der Körper seine Leistungsfähigkeit wieder langsam ab.
Wenn du verletzt bist, musst du diese Körperpartie schonen. Du kannst dann andere Körperpartien trainieren. Bei einer Krankheit allerdings musst du vom Training pausieren, um keine Verzögerung des Heilungsprozesses zu riskieren.

Nur mit regelmäßigem Training wirst du ein großes Leistungsvermögen entwickeln.

PRINZIP 6:
Trainiere kurz und intensiv

Es hat sich herausgestellt, dass mit kurzen, intensiven Trainingseinheiten die besten Ergebnisse erzielt werden. Oftmals wird eine Dauer von 30–60 Minuten für den Hauptteil des Work-outs empfohlen; zuzüglich der Auf- und Abwärmphasen.

Das Training wird in Übungen, Sätzen und Wiederholungen/Zeitintervallen beschrieben. Ein Satz beschreibt die Ausführung einer Übung ohne Unterbrechung. Die sinnvolle Satzanzahl hängt von der Gesamtzahl der Übungen ab sowie von der Trainingsplanung und vom Leistungsniveau des Fitnesssportlers. Für das Bodyweight-Training bietet sich das effektive Zirkeltraining an, da die Übungspositionen schnell verändert werden können. Beim Zirkeltraining machst du einen Satz für eine Übung und folgst direkt mit einem Satz für die nächste Übung, bis du alle Übungen ausgeführt hast. Dann machst du eine Pause und wiederholst schließlich den Zirkel. Ein Zirkel wird meistens mit 5–12 Übungen und 2–3 Durchgängen gestaltet, je nachdem wie intensiv die Übungen sind und wie viele Sätze du in der Trainingseinheit geplant hast.

Wenn du einen Intervall-Timer nutzt, dann gibst du die geplante Übungszeit in Sekunden pro Satz ein, die abhängig ist von der gewählten Trainingsmethode (Muskelaufbau oder Kraftausdauer) und zwischen 30–120 Sekunden liegen kann. Als Pausenzeit zwischen den einzelnen Übungen bieten sich 10–20 Sekunden an. Nachdem du für alle Übungen einen Satz ausgeführt hast, machst du eine Rundenpause von 2–3 Minuten. Danach beginnst du mit der nächsten Runde und führst wieder die erste Übung aus..

Du kannst auch mit Wiederholungszahlen trainieren, wenn du diese Form des Trainings bevorzugst. Dazu empfehlen sich 8–12 Wiederholungen pro Satz einer Übung bei vorrangigem Ziel Muskelaufbau und 15–20 (20–30) Wiederholungen, wenn dein Training vorrangig auf die Verbesserung der Kraftausdauer ausgerichtet ist.

Alternativ kannst du so trainieren, dass du zuerst eine Bewegungsrichtung (Muskelgruppe) trainierst und dann deren Gegenbewegung (Gegenspieler), was sich beispielsweise für »Druck nach vorn« (Liegestütz-Progression) und »Zug von vorn nach hinten« (Körpergewichts-Rudern-Progression). Dann führst du wieder die erste Übung aus und fährst so fort, bis du alle Sätze gemacht hast. Anschließend beginnst du mit dem nächsten Übungspaar.

Als weitere Option kannst du so vorgehen, dass du zuerst alle Sätze einer Übung machst, bevor du mit der nächsten Übung beginnst. Dieses Vorgehen erfordert allerdings, dass du 1–3 Minuten zwischen 2 Übungssätzen pausierst, wodurch sich die gesamte Trainingszeit für das Work-out deutlich verlängert.

PRINZIP 7:
Regeneriere angemessen

Nach einer Trainingseinheit benötigt die aktivierte Muskulatur eine Pause, um sich zu erholen und ein größeres Leistungsvermögen zu entwickeln. Dabei gilt, dass du weder zu kurz noch zu lange pausieren solltest. Denn wenn du zu lange vom Training pausierst, baut dein Körper sein Leistungsvermögen wieder ab. Pausierst du hingegen zu kurz, kann sich dein Körper nicht erholen und ein erhöhtes Leistungsvermögen entwickeln, es kann sich sogar ein Zustand von Übertraining einstellen.

Wenn du deinen Körper zusätzlich zum Krafttraining mit intensivem Ausdauertraining und/oder anderen Sportarten stark belastest, dann musst du bei der Trainingsplanung die Gesamtbelastungen im Wochenplan berücksichtigen, also die Bodyweight-Einheiten ebenso wie alle anderen intensiven körperlichen Belastungen.

Üblicherweise wird eine Erholungsdauer von 1–3 Tagen zwischen 2 Krafteinheiten für dieselbe Bewegungsrichtung, also der daran vorrangig beteiligten Muskelgruppen, empfohlen. Die optimale Zeitdauer ist abhängig von Trainingsintensität, Trainingsmethode, Leistungsstand und Regenerationsmaßnahmen.

Achte auf deinen Körper: Fühlst du dich kräftig und leistungsbereit, kannst du trainieren. Fühlst du dich hingegen müde und schlapp, dann trainiere andere Körperpartien oder verzichte auf eine Trainingseinheit.

In »Teil 4: Dein Bodyweight-Training« findest du Pläne, die zeigen, wie du die Trainingswoche effektiv gestalten kannst.

Du kannst auf die Regenerationsphase einwirken, indem du auf genügend Schlaf und Erholungsphasen achtest. Zudem kannst du die Regenerationsphase durch eine Massage mit der Faszienrolle und Saunabesuche etwas verkürzen. Entscheidend ist außerdem, wie du dich ernährst. Wähle gesunde Nahrungsmittel, verzehre ausreichend Eiweiß und gleiche die Eiweißmenge mit einer großen Menge an Gemüse, Salat sowie etwas Obst aus. Das Ausgleichen durch basische Nahrungsmittel ist wichtig, um eine Übersäuerung des Körpers zu vermeiden, denn mit der Zeit können sich aus einer fortlaufenden Übersäuerung zahlreiche gesundheitliche Problematiken entwickeln. Ich empfehle dir, dich zur Thematik »Übersäuerung« ergänzend zu informieren.

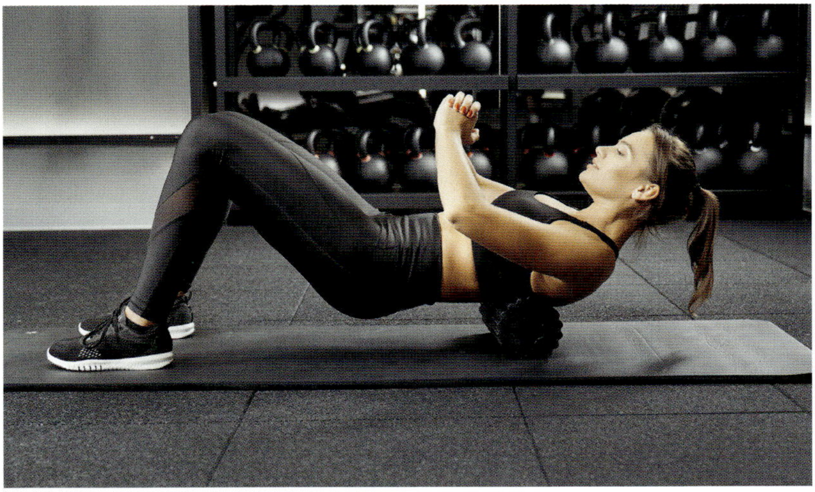

Das Abrollen mit der Faszienrolle hilft, die Regeneration zu beschleunigen.

PRINZIP 8:
Achte auf korrekte Körperhaltung

Bei den Übungen ist eine korrekte Körperposition entscheidend, denn diese ermöglicht effiziente Bewegungen und optimales Weiterleiten von Kraft und Energie. Liegen hingegen Defizite wie eine Schiefstellung des Körpers vor, dann können Bewegungen nicht effizient erfolgen und deine Leistungsfähigkeit ist eingeschränkt. Aus Fehlhaltungen entstehen Ausweichbewegungen, die Verspannungen, Verletzungen und langfristig Gelenkabnutzung verursachen.
Widme deiner Körpermitte, dem Zentrum der Kraft, besondere Aufmerksamkeit beim Einnehmen und Stabilisieren der Übungsposition. Sind Rumpf, Becken und Schultern in einer stabilen Position, dann ist der Körper leistungsfähig, da alle Bewegungen über diese Körperpartien verlaufen.
Nimm immer zuerst eine stabile Anfangsposition ein, bevor du mit der Übungsdurchführung beginnst. Spanne die quer verlaufende Bauchmuskulatur an, indem du den Bauchnabel nach innen und etwas nach oben ziehst – ohne dabei die Luft anzuhalten. Achte auf gerade Hüften und spanne die Gesäßmuskulatur an. Halte die Schultern gerade, spanne sie zuerst etwas nach hinten und lasse sie dann leicht nach unten sinken. Der Kopf ist gerade und zentriert ausgerichtet und das Kinn wird leicht zur Brust gezogen.

Atmen beim Körpergewichtstraining

Verfahre bei den Bodyweight-Übungen wie folgt:

- Wenn du dich in die nachgebende Position begibst, atmest du ein. Dann während der

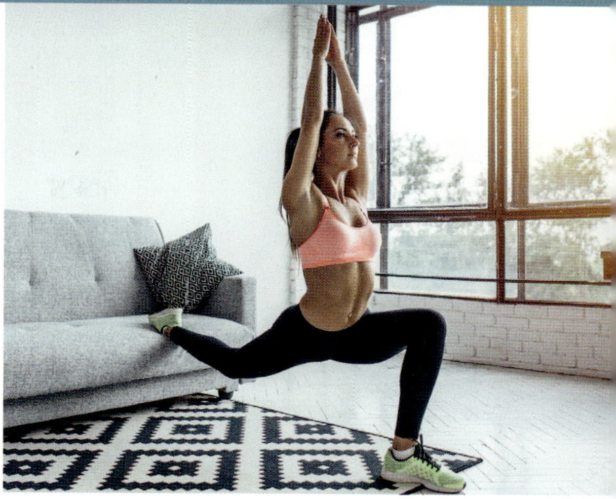

Beim Beugen der Knie atmest du ein und während dem Strecken atmest du aus.

Anstrengungsphase atmest du aus und beim Zurückkehren atmest du wieder ein.
Bei Druckbewegungen (z. B. »K 32: Liegestütz« und »K 2: Beidbeinige Kniebeuge«) atmest du während dem Senken in die tiefe Position ein und atmest während der Streckphase aus.
Bei Zugbewegungen (z. B. »K 18: Klimmzug«) atmest du während des Streckens ein (es wird nachgegeben) und beim Heranziehen atmest du aus.

- Führst du eine Übung sehr langsam aus beziehungsweise verbleibst über einige Sekunden oder über den kompletten Übungsverlauf statisch in der Position, dann atmest du durchgehend gleichmäßig ein und aus. (In den Übungsbeschreibung ist oft »kurz« beim Halten der Endposition genannt, damit sind nur 1 bis maximal 2 Sekunden gemeint, was kein weiteres Ein- und Ausatmen erfordert.)
- Führst du eine Übung explosiv aus, dann atme ein, während du dich in die Anfangsposition begibst. Du atmest aus während der explosiven Bewegung.

Falls du jedoch explosive Bewegungen mit eher wenig Intensität und vielen Wiederholungen machst, dann kannst du wie zuvor beschrieben atmen, oder aber durchgehend gleichmäßig.

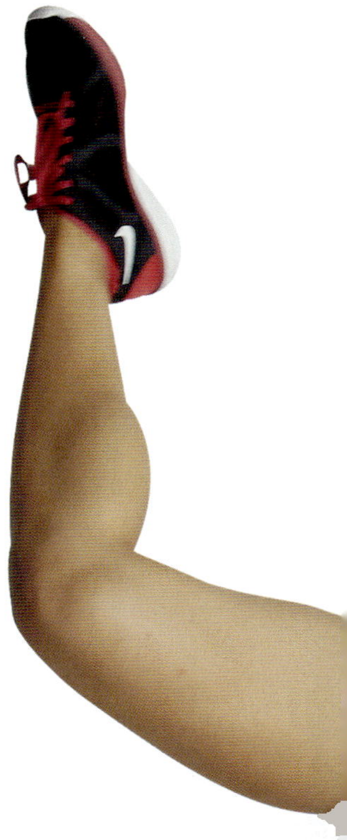

TEIL 3:
Der Aufbau des Work-outs

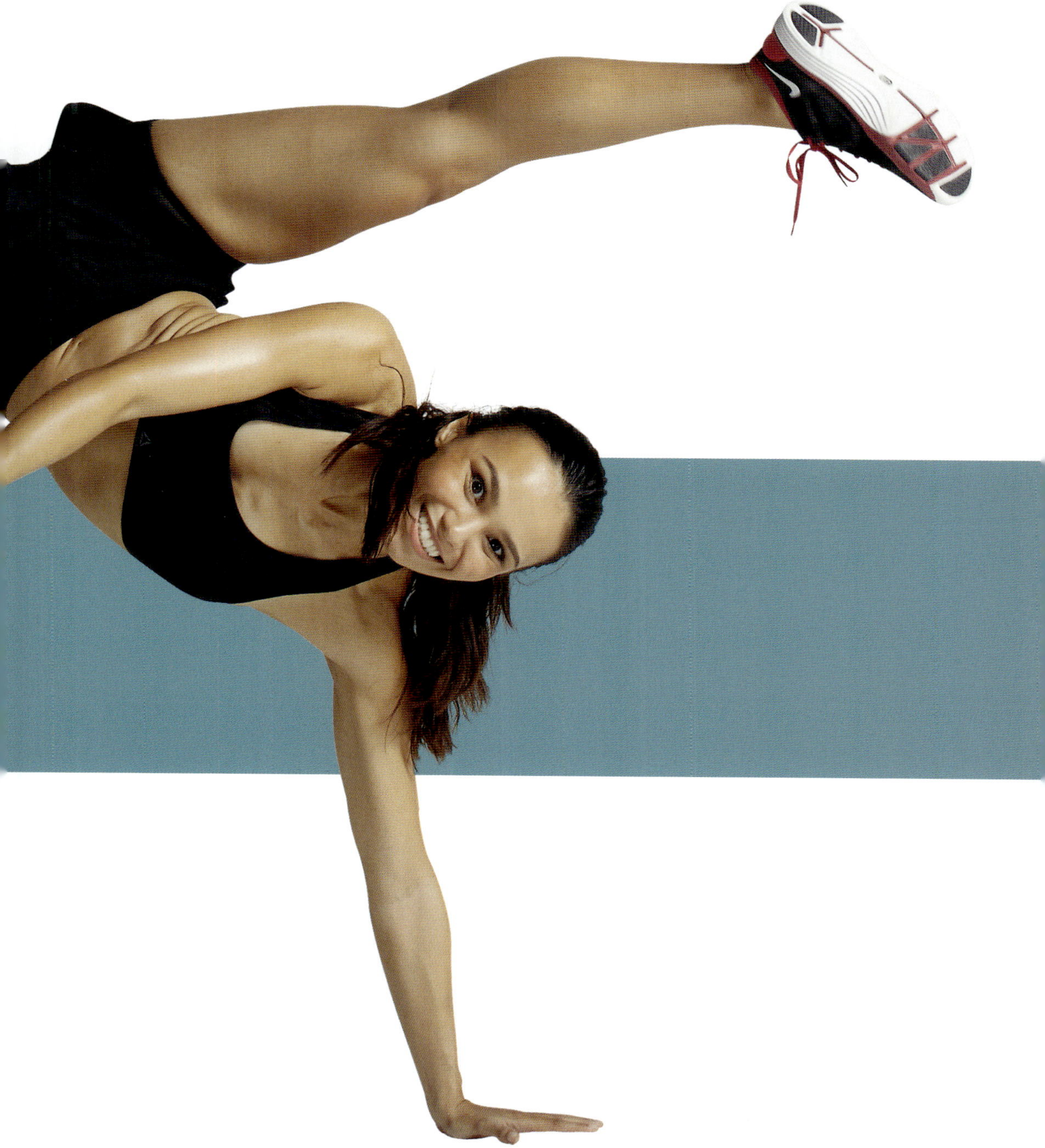

Trainingsphasen

Teile dein Bodyweight-Training in 3 Phasen ein: Zuerst erfolgt das Vorbereiten des Körpers (Aufwärmphase), dann der Hauptteil und schließlich der Trainingsabschluss (Abwärmphase).

Aufwärmphase

Beginne das Training mit der Aufwärmphase, damit du leistungsbereit und weniger verletzungsanfällig bist. Gestalte das Aufwärmen abhängig davon, was du im Hauptteil der Sporteinheit planst und in welchem Zustand sich dein Körper befindet.
Du kannst mit einer Aufwärmübung beginnen, die du für einige Minuten ausführst. Die Übung hilft auch, sich mental auf das Training einzustellen.
Fühlt sich dein Körper verspannt an, dann kannst du ihn mit der Faszienrolle abrollen. Dazu rollst du eher schnell und wenig hart über die verklebten Körperpartien.
Du kannst Gelenke mobilisieren und/oder verspannte Muskeln kurz dehnen, wobei es gilt, sich auf die Schwachstellen zu konzentrieren. Ziel ist es sicherzustellen, dass du die Bodyweight-Übungen im vollständigen Bewegungsrahmen ausführen kannst und keine Verspannungen bestehen, die zu Ausweichbewegungen führen.
Für das Mobilisieren bieten sich u.a. Wirbelsäule, Halsgelenk, Handgelenke, Schultergelenke und/oder Kniegelenke an. Mobilisiere was für dich wichtig ist und mache jeweils 5–10 Wiederholungen.
Falls du dehnen willst, dann nutze »Andehnen«, d. h. dehne mit einer Haltedauer von maximal 10 Sekunden. Ich rate beim Aufwärmen davon ab, ein intensives Dehnprogramm zu machen, mit statischem Halten der Positionen von 20 Sekunden und länger.

Hauptteil

Im Hauptteil führst du die Bodyweight-Übungen gemäß deinem Trainingsplan aus. Mache als Einsteiger eher viele Wiederholungen beziehungsweise lange Zeitintervalle der Übungen mit geringer Intensität. Nach einigen Trainingseinheiten kannst du abhängig vom Trainingsziel zwischen den Krafttrainingsmethoden wählen. Folgende Angaben sind nur Orientierungswerte, denn Effekte überschneiden sich und zudem ist die Ausführung und Schnelligkeit mitentscheidend.

- »Muskelaufbau« (8–12 Wiederholungen/32–48 Sekunden)
- »Kraftausdauer« + »Muskelaufbau« (15–20 Wiederholungen/60–80 Sekunden)
- »Kraftausdauer« (20–30 Wiederholungen/80–120 Sekunden)

Abwärmphase

Beende dein Training mit der Abwärmphase, um die Regenerationsprozesse zu beschleunigen. Pflege deinen Körper, damit er beweglich und elastisch bleibt.
Du kannst die beanspruchten Körperpartien mit der Faszienrolle abrollen, wenn sich das für dich gut anfühlt.
Empfehlenswert sind Dehnübungen für die beanspruchten Muskeln, um zu verhindern, dass sich die Muskulatur zusammenzieht und langfristig Muskelverkürzungen entstehen. In der Phase kannst du die statischen Positionen länger halten.

Aufwärmübungen

Die Aufwärmphase beginnst du mit einer Übung, um den Körper zu erwärmen. Führe die Übung für 5-10 Minuten aus. Ziel beim Aufwärmen ist es, dass du Übung locker ausführst, um deine Gelenke auf das Krafttraining vorzubereiten. Erbringe nicht bereits eine intensive Leistung. Mache z. B. die Kniebeugen erst nur mit geringer Tiefe. Wenn du fühlst, dass dein Körper lockerer wird, dann kannst du die Beine tiefer beugen. Wähle aus den Vorschlägen, was dir guttut und deinen Körper nicht zu intensiv belastet. Manche Fitnesssportler nutzen »Mountain Climbers« oder »Burpees« zum Aufwärmen. Wenn du das auch machen willst, dann führe die Übungen bewusst locker aus, bis sich dein Körper erwärmt hat.

A1 Joggen auf der Stelle

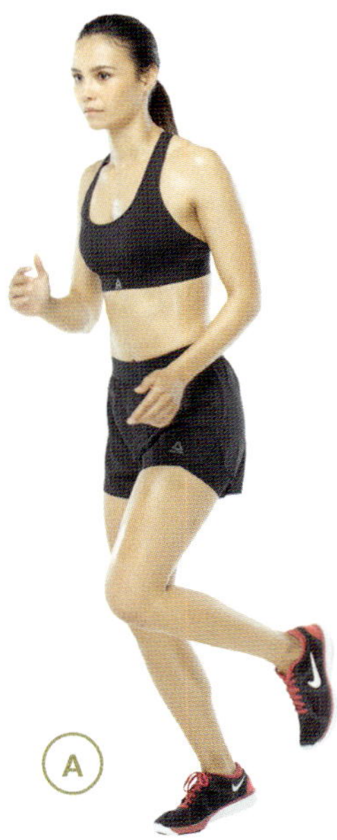

»Joggen auf der Stelle«

Wenn du wenig Platz im Trainingsraum hast, dann kannst du auf der Stelle joggen. Laufe im lockeren Tempo (A), ohne dich von der Stelle fortzubewegen.

A2 Knie und Ellbogen diagonal zusammenführen

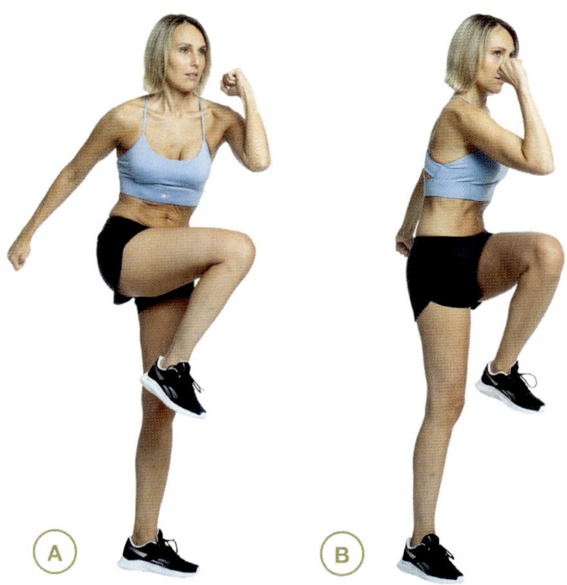

Der Bewegungsablauf

Im aufrechten Stand hebst du abwechselnd die Knie an und führst den gegenüberliegenden Ellbogen zum Knie (A)–(B). Du kannst das intensivieren, indem du bei jedem Fußabstellen in die Kniebeuge gehst.

A3 Hampelmann »Jumping Jacks«

Du beginnst in schulterbreitem Stand mit den Armen locker an den Beinseiten (A). Du springst in die Grätsche und führst gleichzeitig die Hände über dem Kopf zusammen (B). Bei der Landung sind die Arme senkrecht hochgestreckt und die Beine in der Grätschstellung. Dann springst du wieder zurück. Fahre entsprechend fort.

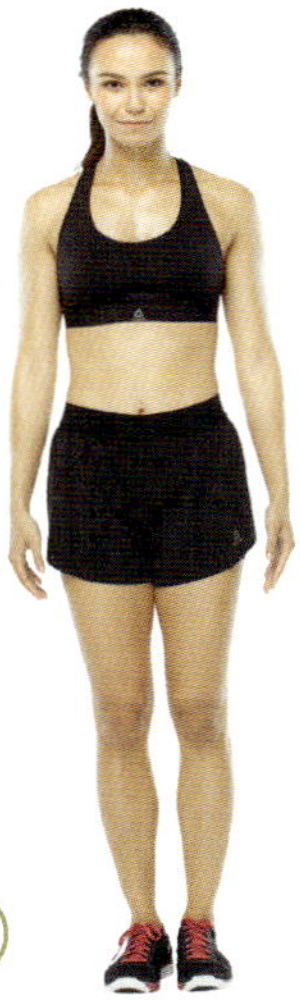

A

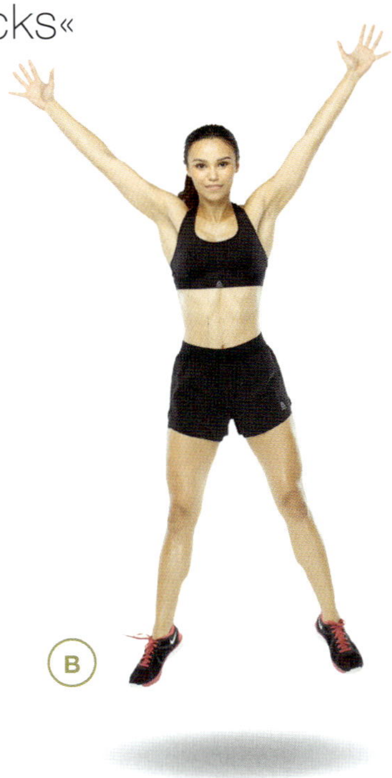

B

»Jumping Jacks«.

A4 Kniebeuge mit Armvorstecken

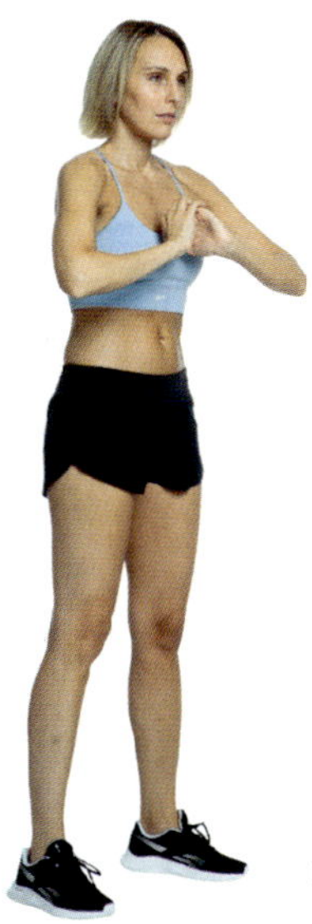

A

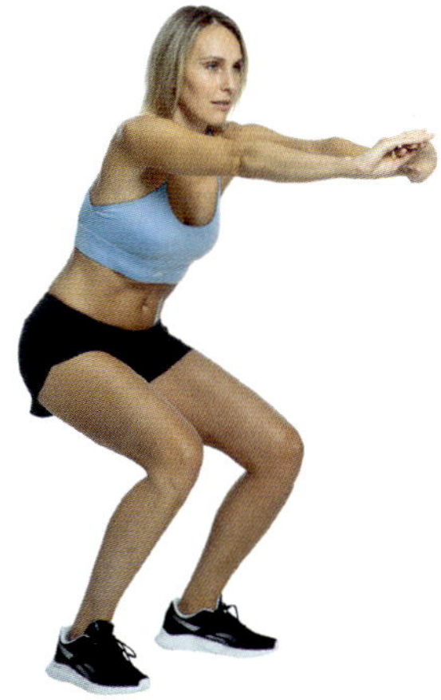

B

Der Bewegungsablauf

Du beginnst hüftbreit mit den Händen an der Brust (A). Schiebe das Gesäß zurück und strecke gleichzeitig die Arme vor (B). In direkter Folge streckst du die Beine wieder und bringst die Arme zurück zur Brust. Führe lockere, rhythmische Bewegungen aus.

A5 Kniebeuge mit Armschwingen und Fersenheben

Du beginnst im hüftbreiten Stand mit den Armen vor den Oberschenkeln (A). Du bewegst dich in die Kniebeuge, indem du die Hüften zurückschiebst, und schwingst dabei die Arme mit zurück (B). Strecke die Beine wieder, schwinge die Arme vor und gehe am Ende der Bewegung mit den Fersen vom Boden hoch (C). Danach bewegst du dich wieder in die Kniebeuge.

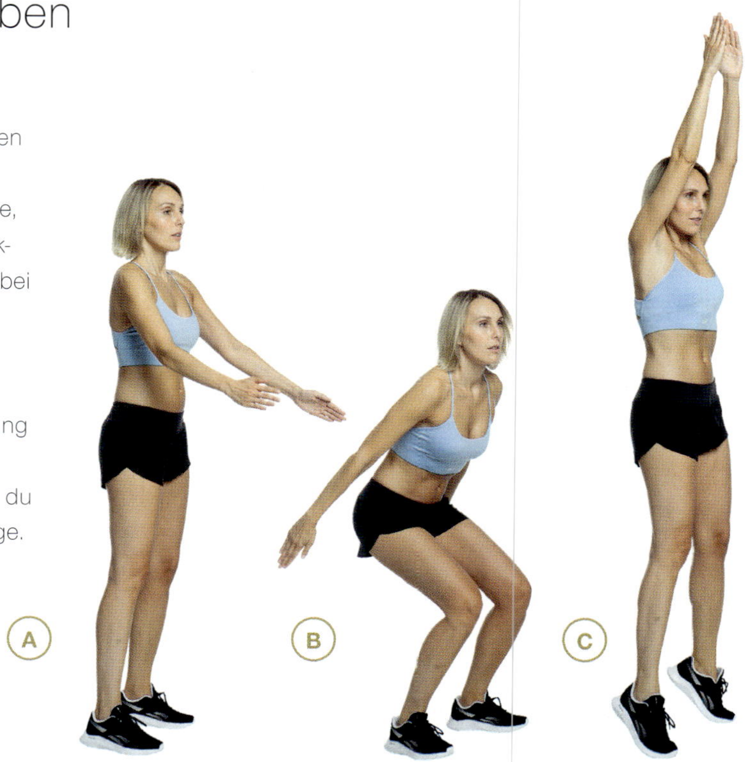

Der Bewegungsablauf.

A6 Seilspringen

Springe locker mit beiden Füßen über das Seil. Komm möglichst leicht federnd auf dem Boden auf (A). Zum Aufwärmen werden keine technisch anspruchsvollen und keine hohen Sprünge ausgeführt.
Wenn du kein Seil verfügbar hast, dann springe locker auf der Stelle und bewege die Arme so, als würdest du ein Seil schwingen.

(A)

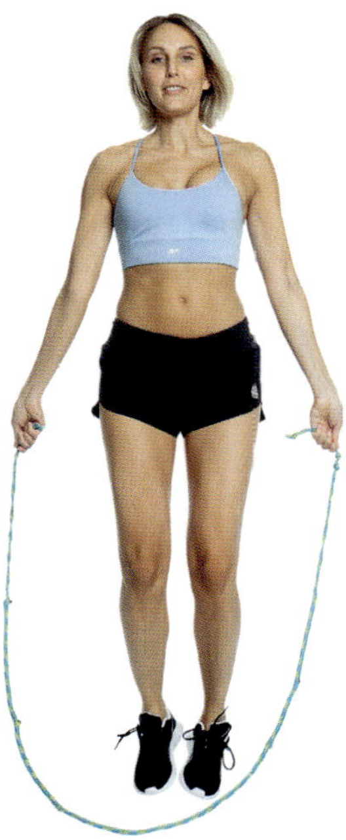

Das Seilspringen.

Mobilisieren

In Berufsleben und Alltag befinden wir uns für lange Zeitdauer in unnatürlichen Haltungen. Dies führt ebenso wie intensive körperliche Belastung dazu, dass unser Körper verspannt. Die Schmerzen führen zu Ausweichbewegungen und eingeschränktem Bewegungsradius. Die passenden Mobility-Übungen helfen Schmerzen abzubauen und den gewünschten Bewegungsradius herzustellen.
Wir machen Mobility-Übungen, um den vollständigen Bewegungsrahmen unserer Gelenke einnehmen zu können, und die Kontrolle der Gelenke durch Muskelkraft sicherzustellen. Die Übungsbewegung wird kontrolliert ausgeführt und mehrfach wiederholt. Das Muskelzusammenspiel verbessert sich und Bewegungen können harmonischer verlaufen.
Die Übungen sorgen dafür, dass sich deine Beweglichkeit umgehend verbessert. Hast du eine Körperregion beispielsweise den Nacken mobilisiert, dann ist dieser Bereich gut durchblutet; deshalb eignen sich Mobility-Übungen für das Aufwärmprogramm. Für langfristige Beweglichkeitsverbesserung ist jedoch regelmäßiges Mobility-Training notwendig.
Hier wird ein Programm vorgestellt mit dem du Halsgelenk, Handgelenke, Schultergelenke und die Wirbelsäule mobilisiert, da diese Bereiche für zahlreiche Fitnesssportler wichtig sind. Du kannst das Programm in Reihenfolge machen oder einzelne Übungen daraus. Grundsätzlich kannst du alle Körperbereiche und Gelenke mobilisieren. Mache dir bewusst, was für deinen Körper wichtig ist, und wähle dementsprechend.
Weiterführende Informationen und Übungen findest du im Buch *Beweglichkeit durch Dehnen, Faszienmassage und Mobility-Training* (2020).

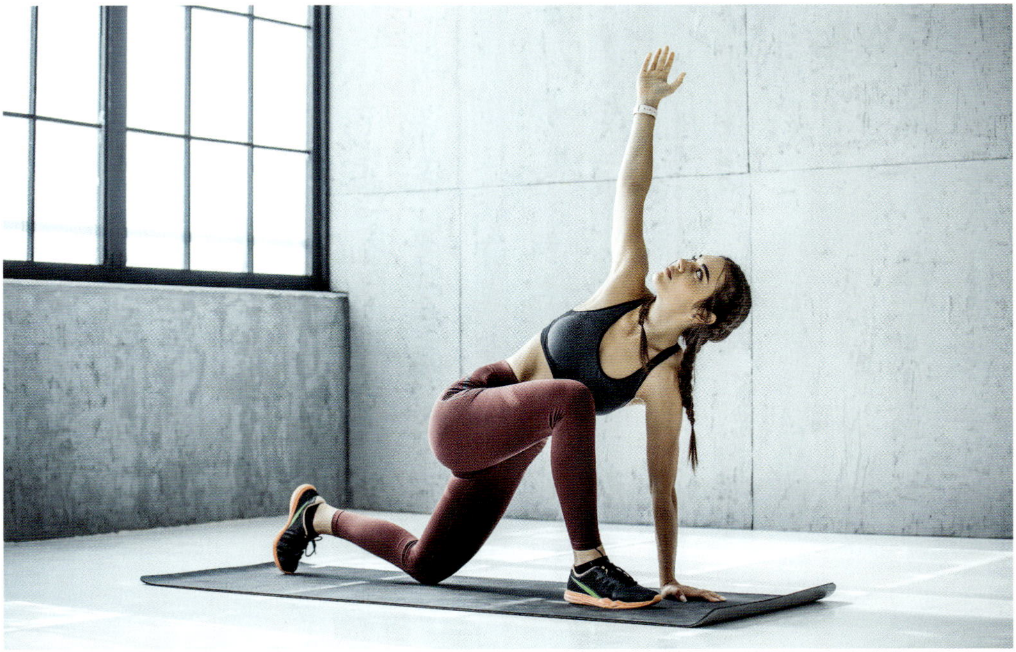

Übe schmerzfrei und erweitere bei den Wiederholungen die Rotationsbewegung.

Programm zum Mobilisieren

Das Programm mobilisiert Halsgelenk, Handgelenke, Schultergelenke und die Wirbelsäule. Führe 5-10 Wiederholungen kontrolliert aus und erweitere dabei den Bewegungsumfang.

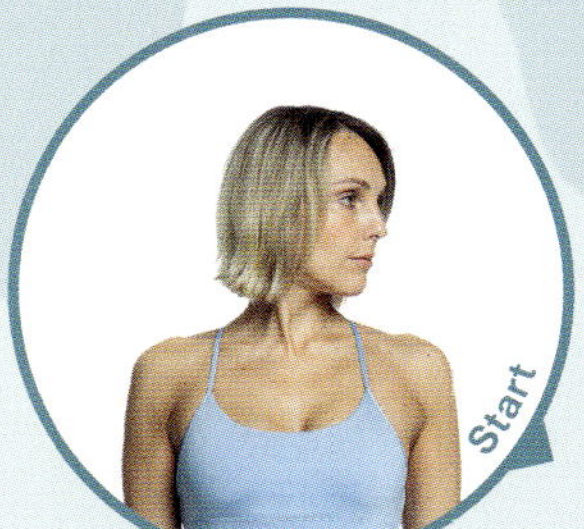

M 1: Kopf-Halbkreise
Seite 40

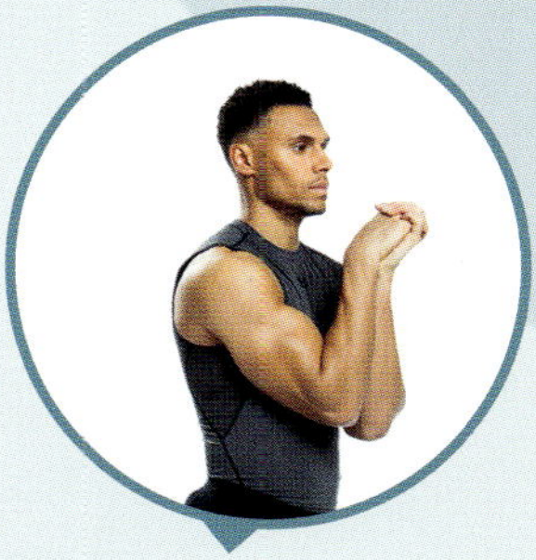

M 2: Hand-Kreise
Seite 40

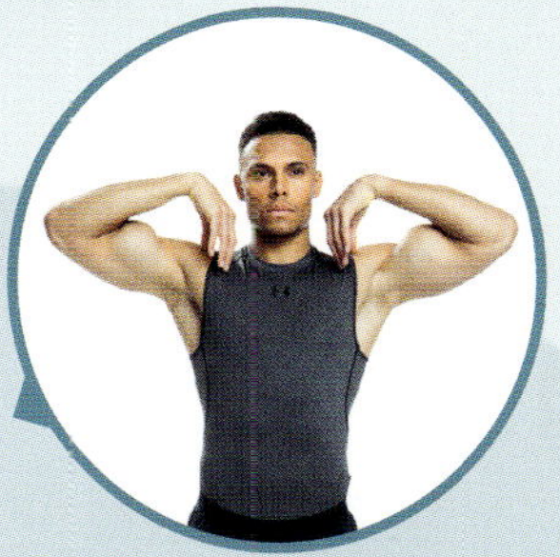

M 3: Ellbogen-Kreise oder M 4: Schulter ein- und aufdrehen
Seite 41

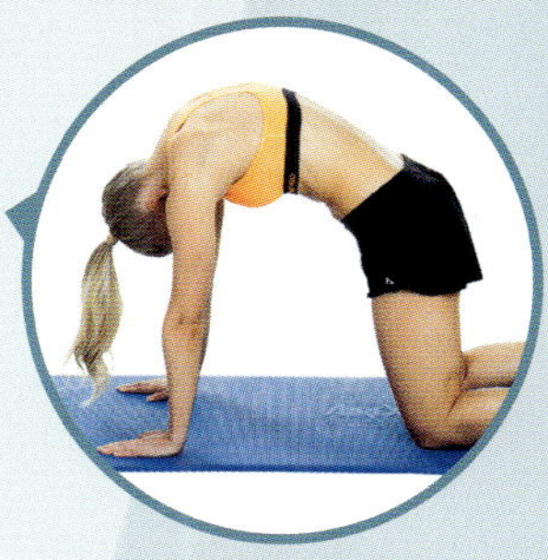

M 6: Rückenrunden und Senken im Vierfüßlerstand oder M 5: Rücklehen auf der Rolle
Seite 42

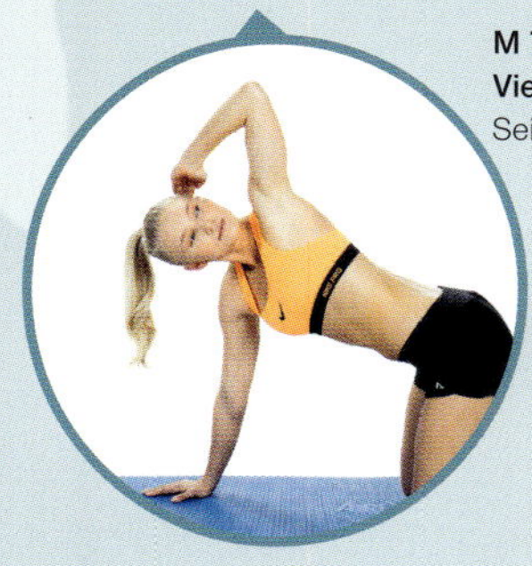

M 7: Rotation im Vierfüßlerstand
Seite 43

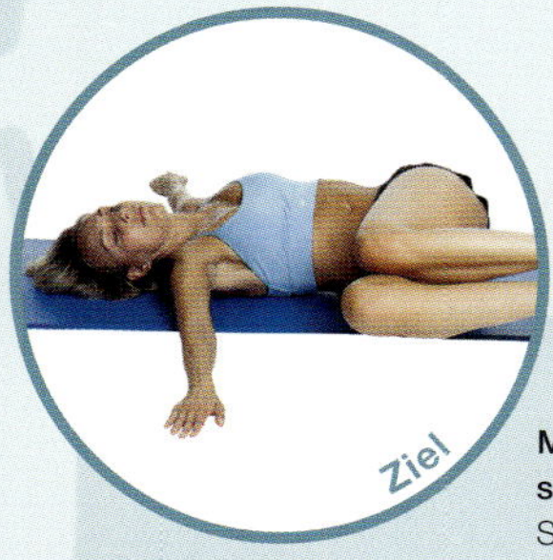

M 8: Gebeugtes Beinsenken in Rückenlage
Seite 43

M1 Kopf-Halbkreise

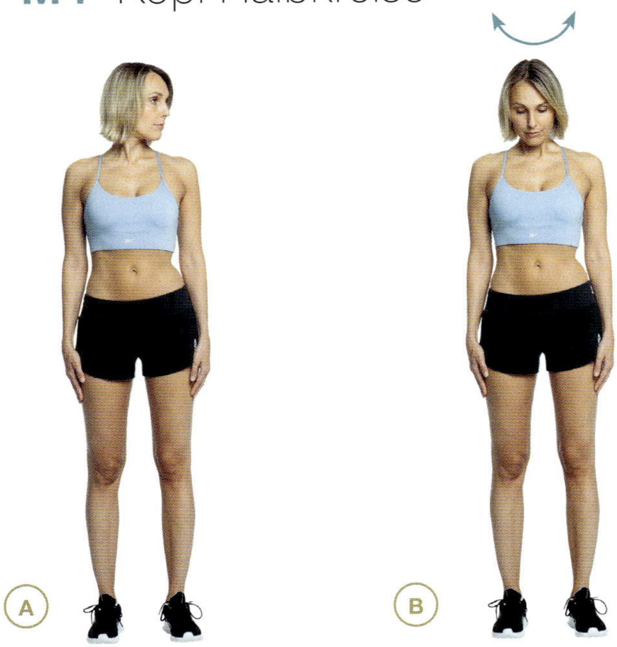

Der Halbkreis von links über unten nach rechts.

Im aufrechten Stand machst du langsame Halbkreise mit dem Kopf nach links und rechts (A)–(B). Führe das Kinn über unten zur anderen Seite, bewege es nicht nach oben.

M2 Hand-Kreise

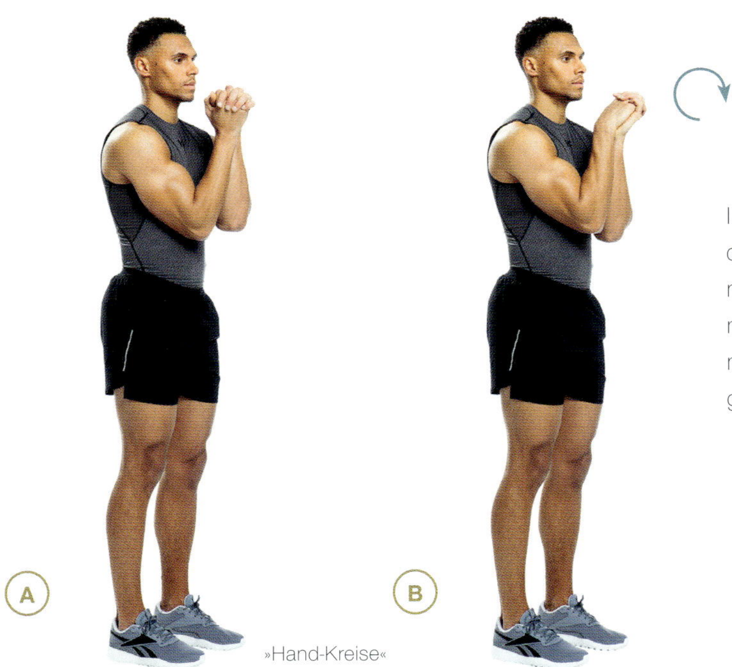

»Hand-Kreise«

Im aufrechten Stand hast du die Finger ineinandergelegt, mit den Unterarmen zusammen. Kreise die Hände mehrfach in beide Richtungen (A)–(B).

M3 Ellbogen-Kreise

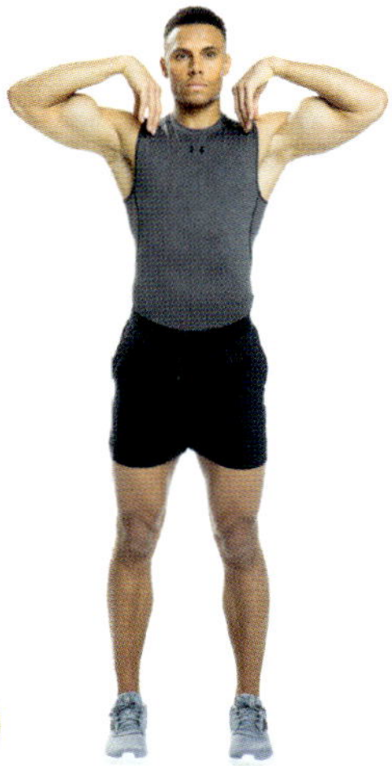

A

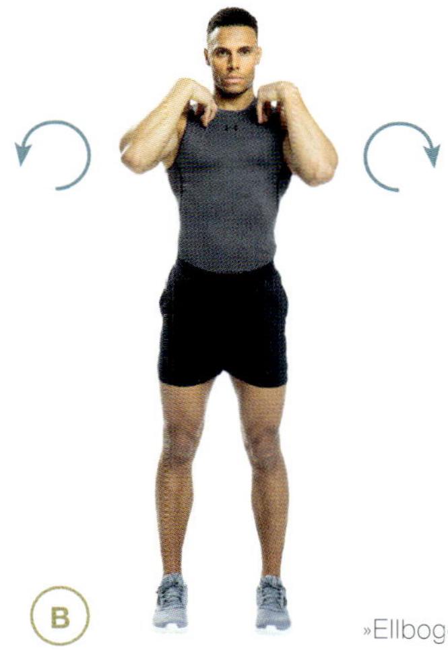

B

»Ellbogen-Kreise«

Lege die Fingerspitzen auf die Schultern, die Ellbogen zeigen nach außen (A). Mache zuerst einige große Ellbogen-Kreise nach vorn (B) und dann die Kreise nach hinten. Alternativ kannst du mit gestreckten Armen kreisen.

M4 Schulter ein- und aufdrehen

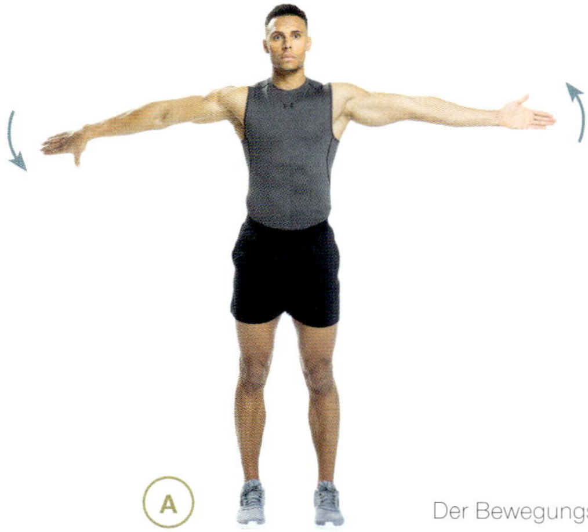

A

Der Bewegungsablauf.

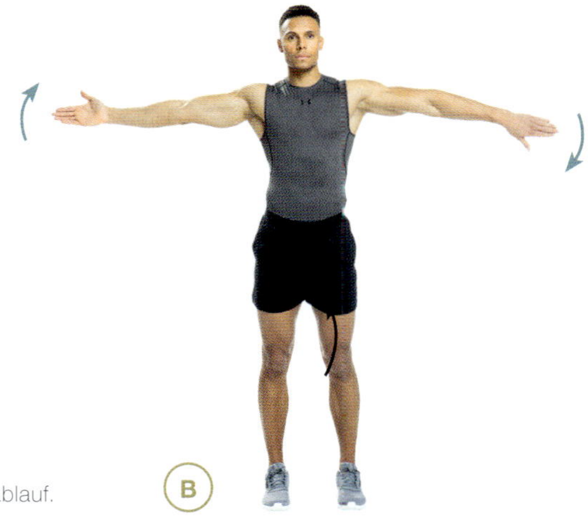

B

Die Arme sind waagrecht nach außen gestreckt. Die Handflächen zeigen nach unten und die Daumen sind abgespreizt. Drehe die linke Schulter auf, indem du den Daumen so weit wie möglich über oben nach unten drehst. Gleichzeitig drehst du den rechten Arm ein (A). Drehe dann entgegengesetzt (B). Halte die Hände auf Schulterhöhe und die Arme gestreckt.

M5 Rücklehen auf der Rolle

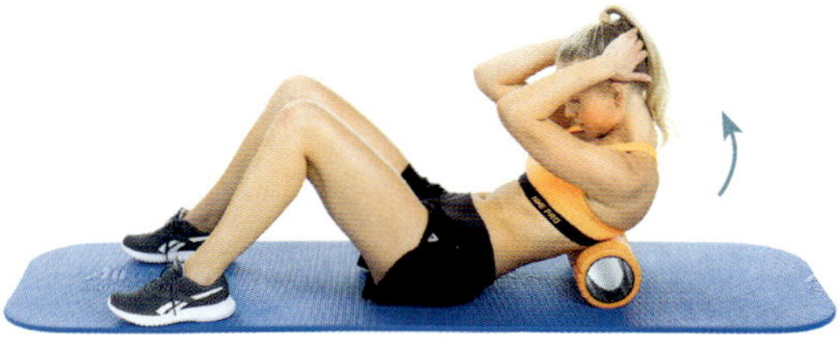

A

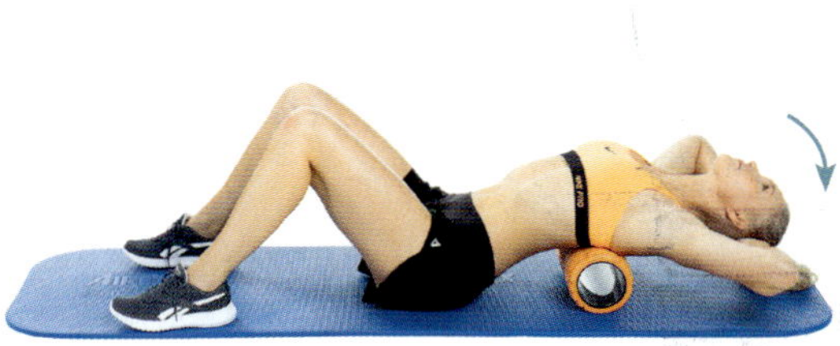

B

Der Bewegungsablauf.

Lege dich mit dem Rücken auf die querliegende Rolle; sie liegt unterhalb der Schulterblätter an. Die Hände stützen leicht den Hinterkopf, mit den Ellbogen nach außen gerichtet. Atme ein und rolle dich ein, wobei du die Ellbogen zueinander bewegst (A). Atme langsam aus und lehne dabei die Arme und den Oberkörper vorsichtig zurück (B). Danach rollst du dich wieder ein, bevor du dich etwas weiter zurücklehnst.

M6 Rücken runden und senken im Vierfüßlerstand

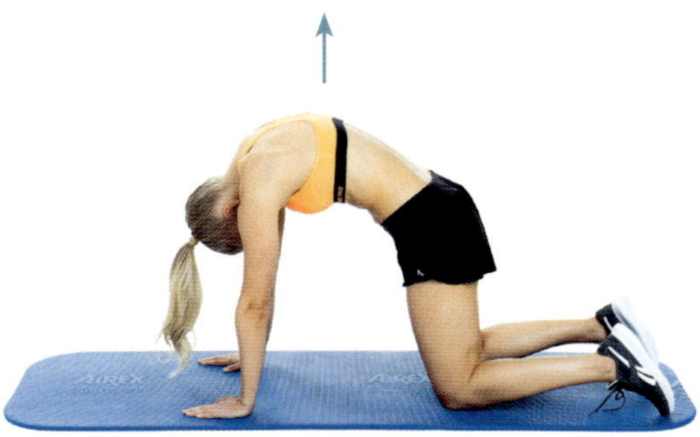

A

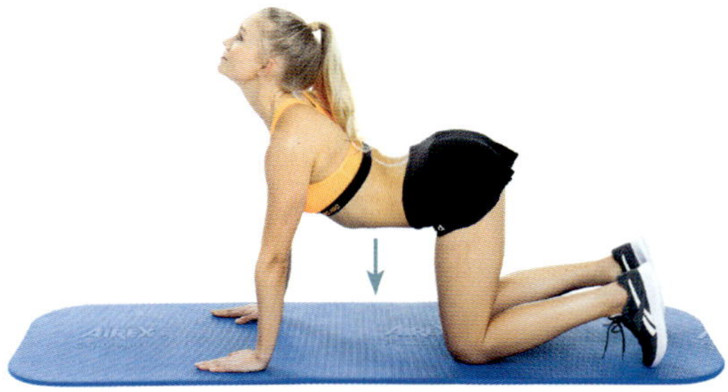

B

Der Bewegungsablauf.

Du befindest dich im Vierfüßlerstand, die Hände sind unter den Schultern und die Knie unter den Hüften. Du bist in neutraler Position, d. h. der Rücken ist gerade. Atme aus und ziehe den Bauchnabel weit nach oben, wodurch du den Oberkörper nach oben rundest und gleichzeitig das Kinn zur Brust bewegst (A). Atme ein und senke den Bauchnabel und somit den Rücken, wodurch du in ein Hohlkreuz kommst. Kippe das Becken dabei nach vorn. Spanne erst die Schultern zusammen und hebe dann den Kopf an (B). Halte kurz die Position, bevor du den Oberkörper wieder rundest.

M7 Rotation im Vierfüßlerstand

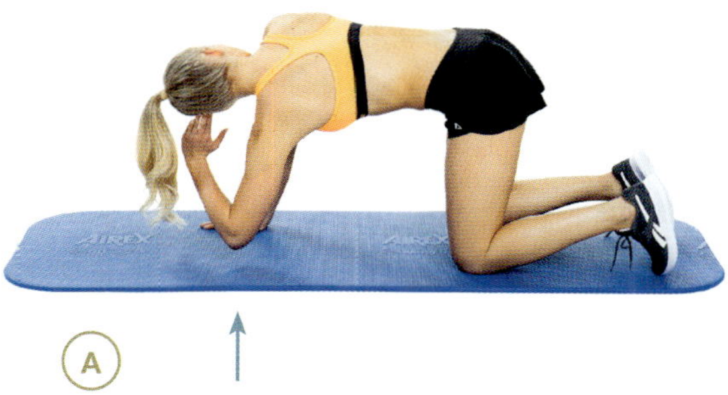

A

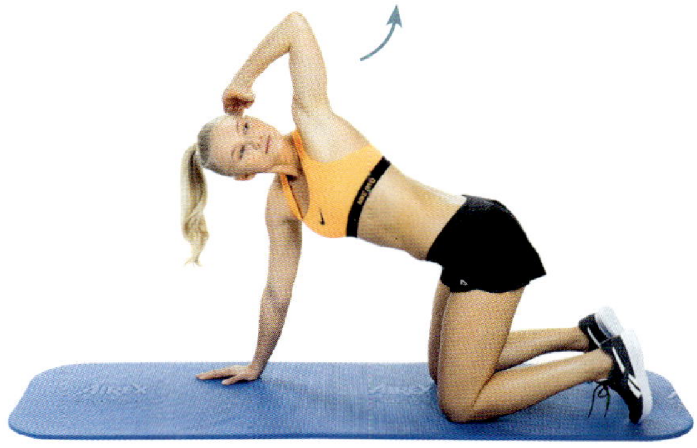

B

Der Bewegungsablauf.

Du befindest dich im Vierfüßlerstand, mit den Händen unter den Schultern. Hebe den linken Arm an und lege die Hand leicht an den Hinterkopf; der linke Ellbogen zeigt nach außen. Atme ein, drehe den Ellbogen nach innen und nehme dabei den Oberkörper mit (A). Atme langsam aus und drehe den Körper auf (B). Achte darauf, dass du das Becken möglichst gerade hast und spanne dazu die Gesäßmuskulatur an. Führe mehrere Wiederholungen aus und halte bei der letzten Wiederholung die Endposition für 3–5 Atemzüge. Danach mobilisierst du die andere Seite.

M8 Gebeugtes Beinsenken in Rückenlage

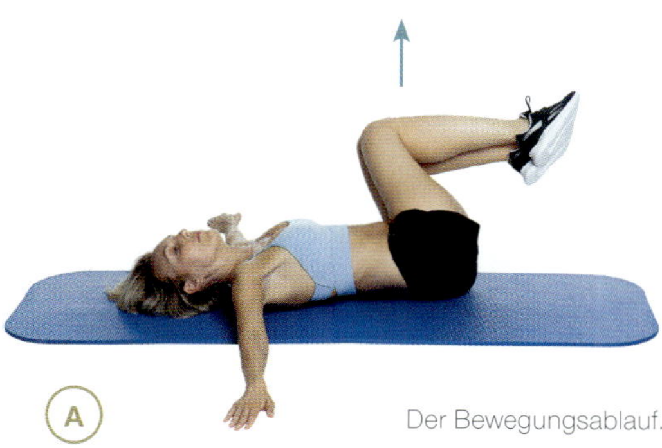

A

Der Bewegungsablauf.

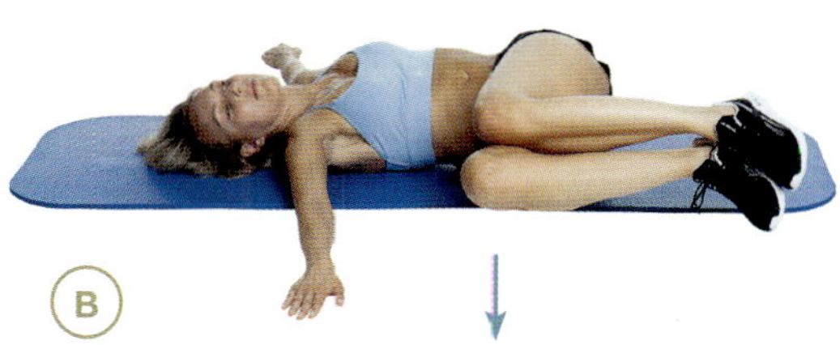

B

Du liegst auf dem Rücken mit den Beinen angezogen in der Luft. Die Arme hast du zur Seite gestreckt, die Handflächen sind auf dem Boden. Senke die Beine abwechselnd zur linken (A) und rechten Seite (B). Führe 5–10 Wiederholungen zu beiden Seiten aus, in moderater Geschwindigkeit, und vergrößere dabei den Bewegungsumfang.

Dehnen

Das regelmäßige Ausführen von Dehnübungen ist für Fitnesssportler wichtig, um beweglich zu sein und langfristig zu bleiben. Die Dehnübungen verbessern zudem die Körperhaltung und fördern die Entspannung. Deshalb gehören Dehnübungen zum Work-out, gleich in welcher Trainingsphase du sie einsetzt.
Weiterführende Informationen und Übungen findest du im Buch *Beweglichkeit durch Dehnen, Faszienmassage und Mobility-Training* (2020).

Gestaltung eines Dehnprogramms

Bei deinen Überlegungen musst du unterscheiden, wann du beabsichtigst zu dehnen: in Aufwärmphase, Abwärmphase oder beim Dehnen als Haupttrainingsteil.

- Das Dehnen in der Aufwärmphase soll lokale Verspannungen beseitigen, damit du im Krafttraining nicht im Bewegungsrahmen eingeschränkt bist. Verbleibe in den Positionen nur jeweils maximal 10 Sekunden/3 Atemzüge (»Andehnen).
Empfindest du Dehnübungen beim Aufwärmen jedoch nicht als vorteilhaft, dann verzichte in dieser Phase darauf.
- In der Abwärmphase des Work-outs dehnst du die Muskeln, die sich nach dem Krafttraining deutlich verspannt anfühlen. So stellst du sicher, dass deine Muskeln beweglich bleiben, und zudem hilft es dir vom Training abzuschalten.
- Beabsichtigst du deine Beweglichkeit schnell zu verbessern, dann musst du eigenständige Trainingseinheiten machen. Dehne den ganzen Körper, deine Schwachstellen besonders intensiv. Mache 2–3 Durchgänge und halte die Dehnpositionen mindestens 20 Sekunden (7 Atemzüge). Du erreichst schnelle Erfolge in deinem Dehntraining, wenn du dich mindestens 2-mal wöchentlich intensiv dehnst.

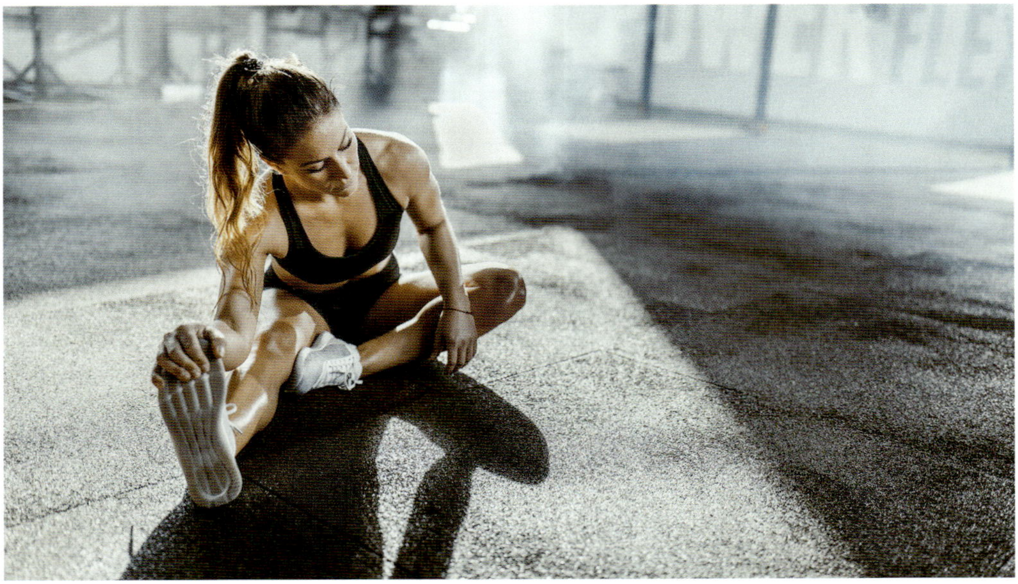

Entspanne dich und atme gleichmäßig, während du dich in der Dehnposition befindest.

Hinweise zum Dehnen

Beachte die folgenden Hinweise, damit sich die positiven Dehneffekte einstellen.

- Beginne in einer stabilen Anfangsposition. Eine unsichere Position könnte bei einer hohen Dehnintensität dazu führen, dass du die optimale Position überschreitest und dich verletzt. Du musst dich langsam in die Dehnposition hineinbewegen, um den richtigen Dehnreiz zu finden.
- Nutze die für dich momentan geeignete Dehnposition. Deine Beweglichkeit stellt sich tagtäglich etwas unterschiedlich dar. Stellen sich Schmerzen ein, dann musst du die Dehnposition verringern, da sich der Muskel ansonsten verhärtet. Die Beweglichkeit verbessert sich, indem du den entspannten Muskel langsam an die neue Position gewöhnst und regelmäßig übst.
- Nachdem du die richtige Dehnposition gefunden hast, nutze eine der folgenden Dehnmethoden. Atme gleichmäßig und nimm wahr, wie die Muskelspannung nachlässt. Die Erweiterung der Dehnposition nimmst du bei einer Ausatmung vor. Löse dich anschließend vorsichtig wieder aus der Dehnung.

Dehnmethoden

Die folgenden Dehnmethoden werden von vielen Fitnesssportlern erfolgreich eingesetzt. Für einen Atemzug wird eine Dauer von etwa 3 Sekunden angenommen.

- Bei der Methode »**Entspannen – Erweitern**« nimmst du zuerst vorsichtig eine Position mit leichtem Dehnreiz ein. Zum Training deiner Beweglichkeit mache die Übung für mindestens 20 Sekunden, wozu du lautlos auf 7 Atemzüge zählen kannst; oder du gehst instinktiv vor. Entspanne dabei bewusst die Muskulatur und atme gleichmäßig. Dann kannst du die Position erweitern, bis du einen erneuten Dehnreiz spürst. Du kannst dies wiederholen, die mögliche Dehnerweiterung wird geringer. Nach der Dehnung bewegst du dich vorsichtig aus der Position heraus.
Dehnst du dich allerdings beim Aufwärmen, dann halte die Dehnposition nur etwa 10 Sekunden/3 Atemzüge (»Andehnen«) und erweitere die Position nicht mehr, um eine Verringerung des Muskeltonus und somit eine Reduktion der Leistungsfähigkeit zu vermeiden.
- Auch bei der Methode »**Anspannen – Entspannen – Erweitern**« bewegst du dich langsam in eine Position, in der du den leichten Dehnreiz spürst. Dann spannst du die zu dehnende Muskulatur mit mittlerer Intensität gegen einen Widerstand, ohne dabei die Position zu verändern. Als Widerstand kannst du eine Wand, eine Stange, den Boden oder den Trainingspartner nutzen. Du kannst die Spannung alternativ gegen einen imaginären Widerstand aufbauen. Halte die Spannung mit mittlerer Intensität für etwa 6 Sekunden (2 Atemzüge). Von kürzeren Anspannungen mit voller Intensität ist abzuraten, da daraus eine erhöhte Verletzungsgefahr resultiert. Nun entspannst du die aktivierte Muskulatur für etwa 3 Sekunden (1 Atemzug), ohne die Position zu verlassen. Danach intensivierst du die Position, bis du wieder einen leichten Dehnreiz spürst, und wiederholst das »Anspannen, Entspannen und Erweitern«. Beim Aufwärmen kannst du die Dehnposition einmal intensivieren, in der Abwärmphase sowie im Dehntraining kannst du das mehrfach ausführen. Du wirst feststellen, dass bei jedem Durchgang die mögliche Erweiterung der Position geringer wird.

Dehnprogramm

Das Programm dehnt häufig verspannte Muskeln mit einer möglichst geringen Übungszahl. Du kannst es kürzen, wenn du dich nur einzelnen Verspannungen widmen willst, ebenso kannst du es mit dir bekannten Übungen variieren und verlängern.

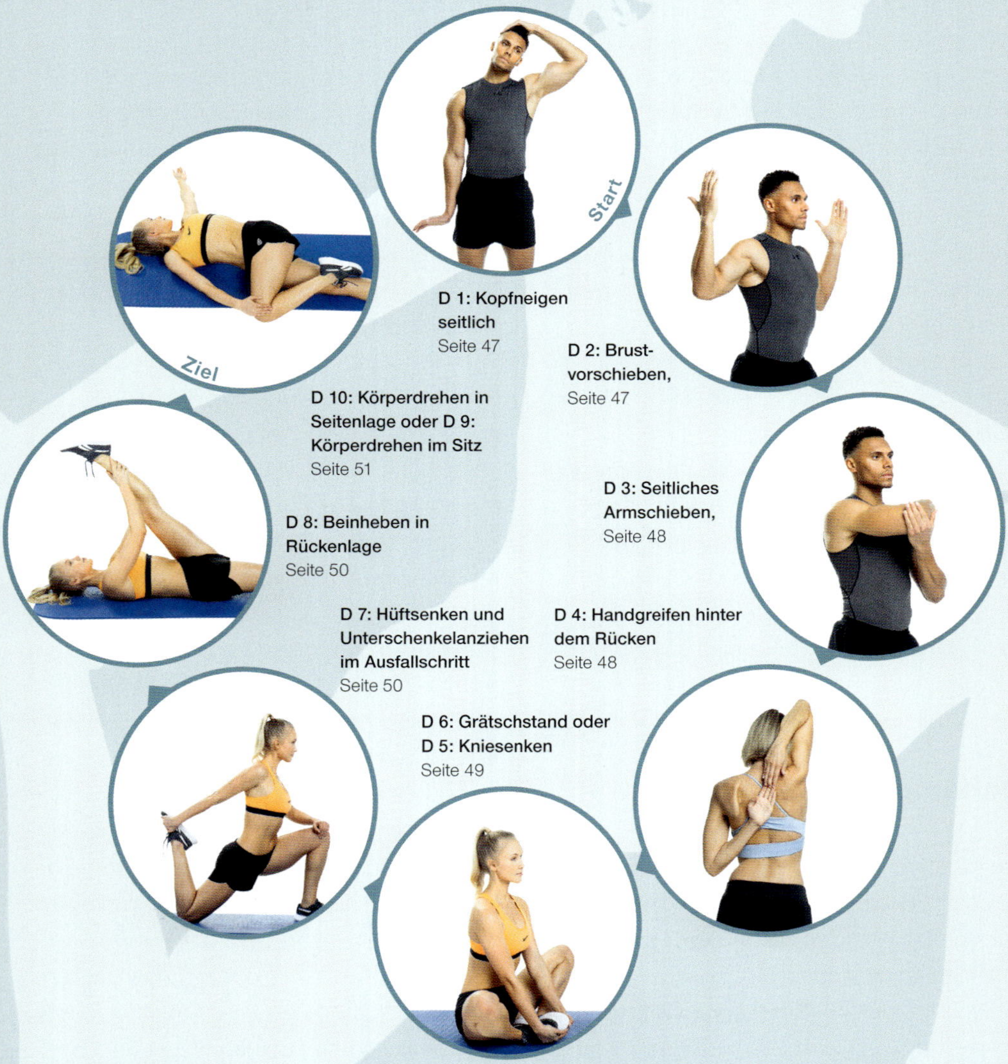
Start
D 1: Kopfneigen seitlich
Seite 47
D 2: Brustvorschieben,
Seite 47
D 3: Seitliches Armschieben,
Seite 48
D 4: Handgreifen hinter dem Rücken
Seite 48
D 6: Grätschstand oder D 5: Kniesenken
Seite 49
D 7: Hüftsenken und Unterschenkelanziehen im Ausfallschritt
Seite 50
D 8: Beinheben in Rückenlage
Seite 50
D 10: Körperdrehen in Seitenlage oder D 9: Körperdrehen im Sitz
Seite 51
Ziel

INFO: Durchführung der Dehnübungen

Nimm eine Anfangsposition ein, in der du einen leichten Dehnreiz spürst. Dehne dich nach der Methode »Entspannen – Erweitern« oder nach der Methode »Anspannen – Entspannen – Erweitern«. Auch wenn eine Übung nur zu einer Körperseite beschrieben ist, musst du immer beide Seiten dehnen.

D1 Kopfneigen seitlich

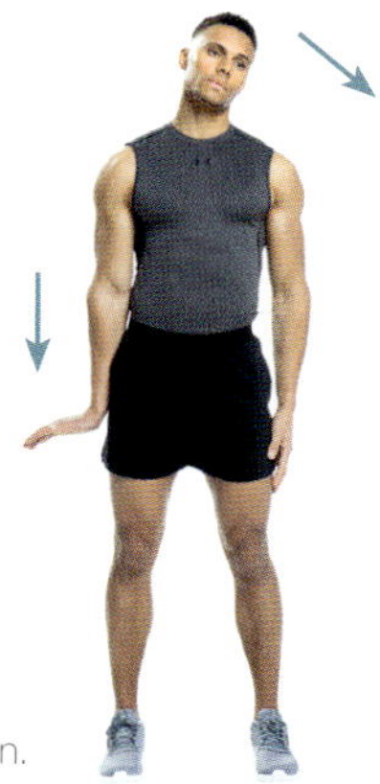

Das seitliche Kopfneigen.

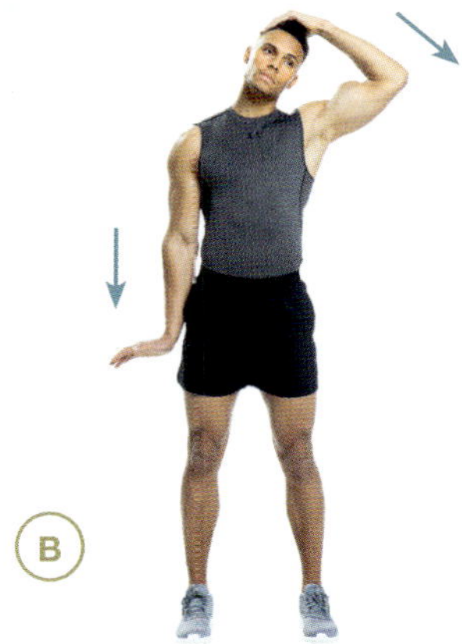

Um die Hals- und die Nackenmuskulatur zu dehnen, stellst du dich gerade hin und lehnst den Kopf zur linken Seite. Schiebe langsam den rechten Arm eng am Körper nach unten (A), bis du einen leichten Dehnreiz in der Nackenmuskulatur spürst, und führe die gewählte Dehnmethode aus.

Wenn die Dehnspannung nachlässt, greifst du mit dem linken Arm über den Kopf (B) und ziehst ihn weiter nach unten, bis du einen erneuten Reiz spürst. Anschließend dehnst du die andere Seite.

D2 Brustvorschieben

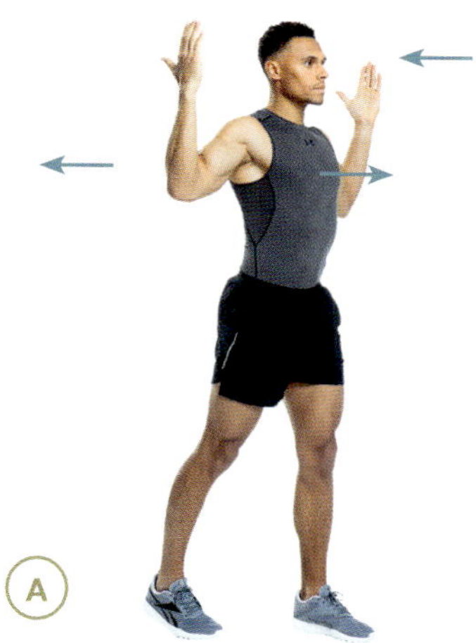

Die Dehnung in U-Haltung.

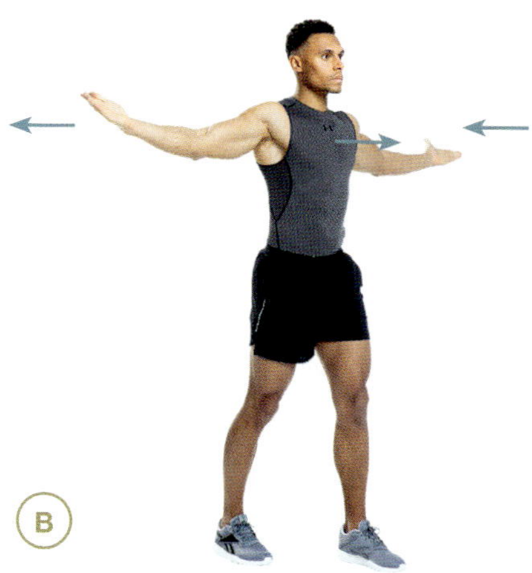

Die Variante mit gestreckten Armen.

Diese Übung dehnt die Brust-, die vordere Schulter- und die vordere Oberarmmuskulatur. Du stehst im beginnenden Ausfallschritt. Die Arme sind u-förmig angehoben. Schiebe den Brustkorb vor und die Arme zurück, bis du einen leichten Dehnreiz spürst (A).
Mit gestreckten Armen intensivierst du die Dehnung der vorderen Oberarmmuskulatur (B).

D3 Seitliches Armschieben

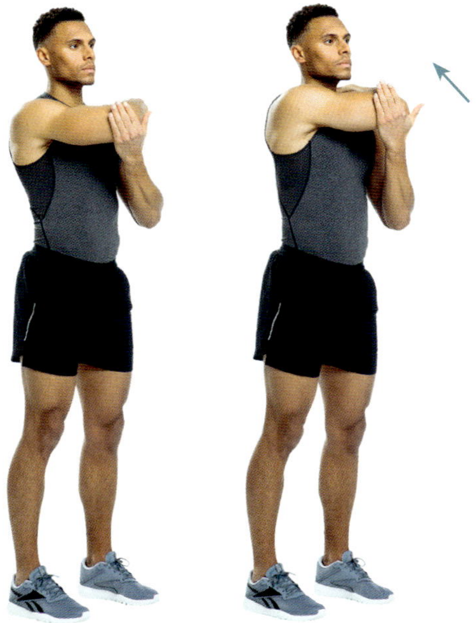

A B Das seitliche Armschieben

Mit dieser Übung dehnst du die Schulter-, die hintere Oberarm- und die obere Rückenmuskulatur. Du stehst aufrecht, mit dem rechten Arm in Schulterhöhe vor dem Körper (A). Drücke mit der linken Hand oberhalb des Ellbogens und schiebe so den rechten Arm am Kopf vorbei seitlich nach hinten (B), bis du den Dehnreiz spürst. Anschließend dehnst du die linke Seite.

D4 Handgreifen hinter dem Rücken

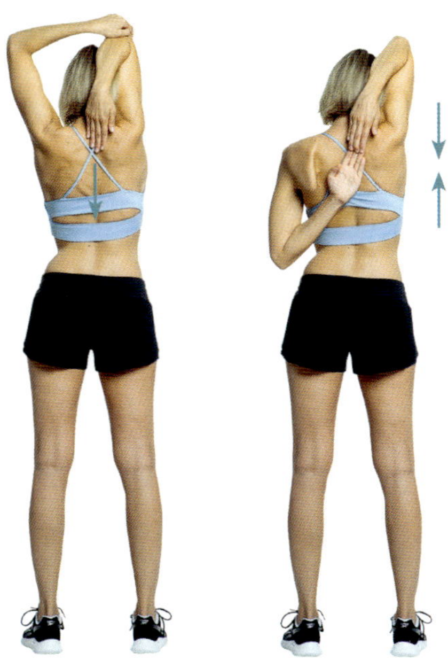

A B Die erste und die zweite Dehnposition.

Die Übung dehnt die Schulter-, die Arm-, die Brust- und die obere Rückenmuskulatur. Stelle dich aufrecht hin und lasse den rechten Unterarm hinter dem Kopf nach unten hängen. Nun schiebe mit der linken Hand den rechten Ellbogen gerade nach unten (A), bis du einen Dehnreiz spürst (1. Dehnposition).
Nach der Dehnung bleibst du mit dem rechten Arm in der Stellung. Die linke Hand führst du hinter dem Rücken von unten hoch, bis du einen erneuten Dehnreiz spürst (2. Dehnposition). Du kannst die Hände entlang eines Handtuchs aufeinander zu bewegen. Fortgeschrittenen gelingt es, dass sich beide Hände greifen (B).

D5 Kniesenken

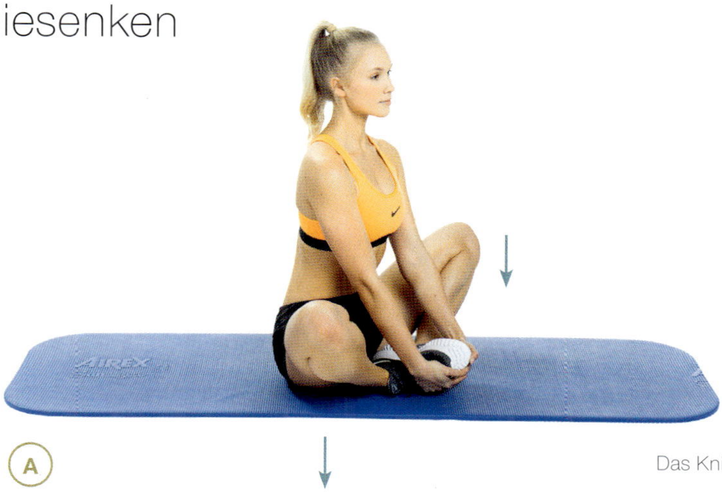

(A)

Das Kniesenken im Sitz.

Diese Übung dehnt die innere Oberschenkelmuskulatur. Setze dich aufrecht hin mit den Fußsohlen aneinander, sodass die Knie nach außen zeigen. Ziehe die Füße so weit wie möglich zu dir und schiebe die Hüften vor. Nun lässt du die Knie nach außen sinken (A). Du kannst mit den Armen etwas Druck auf die Knie hinzufügen.

D6 Grätschstand

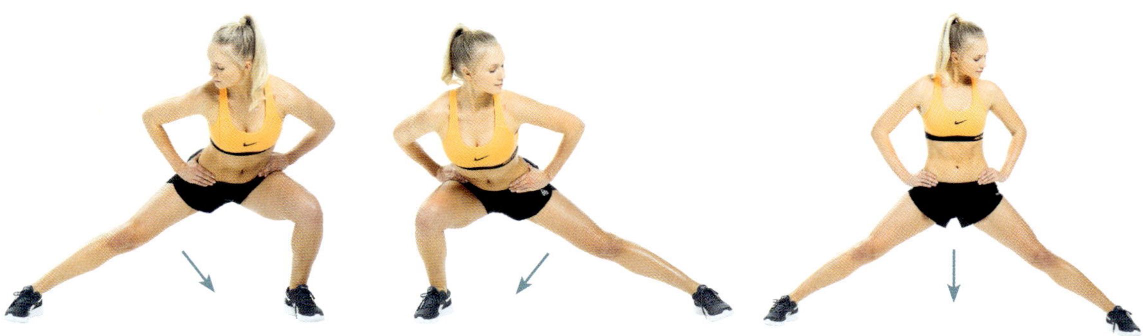

(A) (B) (B)

Das Dehnen im Grätschstand.

Diese Übung dehnt die innere Oberschenkelmuskulatur, und zudem die hintere Oberschenkel- und die Wadenmuskulatur. Spreize im aufrechten Stand die Beine auseinander, bis du eine leichte Dehnspannung spürst. Achte darauf, dass die Hüften vorn bleiben und nicht nach hinten ausweichen. Wenn die Dehnspannung nach einigen Sekunden nachlässt, beugst du ein Bein, bis du eine erneute Dehnung spürst und dehnst diese Seite (A). Nun streckst du das Bein und führst die Dehnung zur anderen Seite aus (B). Danach kannst du dich etwas tiefer in den Grätschstand begeben (C).

D7 Hüftsenken und Unterschenkelanziehen im Ausfallschritt

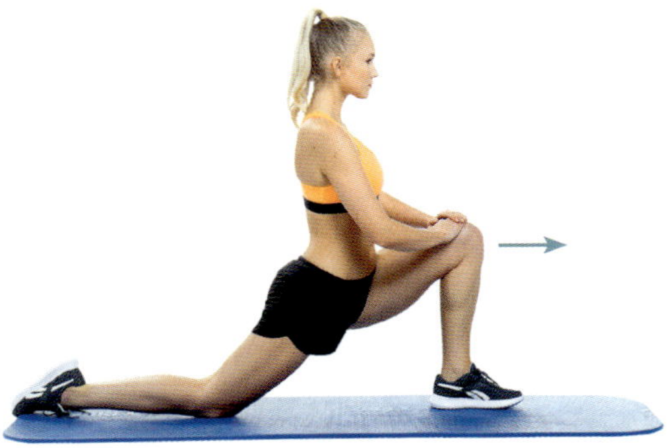

A

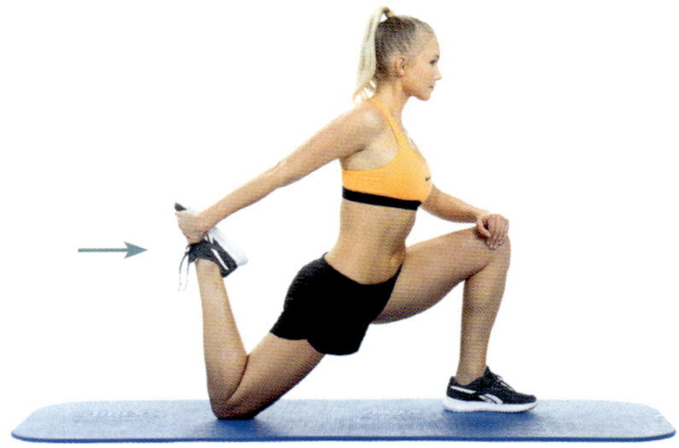

B

Die erste und die zweite Dehnposition.

Diese Übung dehnt die Hüft- und die vordere Oberschenkelmuskulatur. Beginne mit einem großen Ausfallschritt und lege das hintere Bein auf dem Boden ab. Entspanne die Hüfte und lasse sie nach vorn unten sinken (A), bis du die Dehnspannung fühlst. Zur Stabilisierung kannst du dich mit den Händen auf dem Boden abstützen. Nach der Dehnung in der ersten Position gibst du etwas nach und ziehst dann den Unterschenkel in Richtung Gesäß (B).

D8 Beinheben in Rückenlage

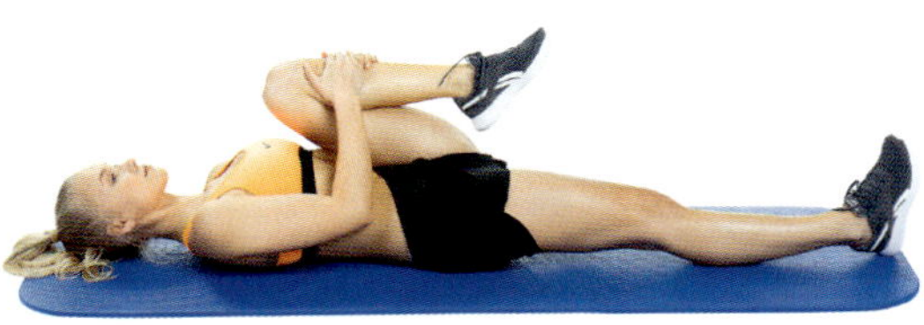

A

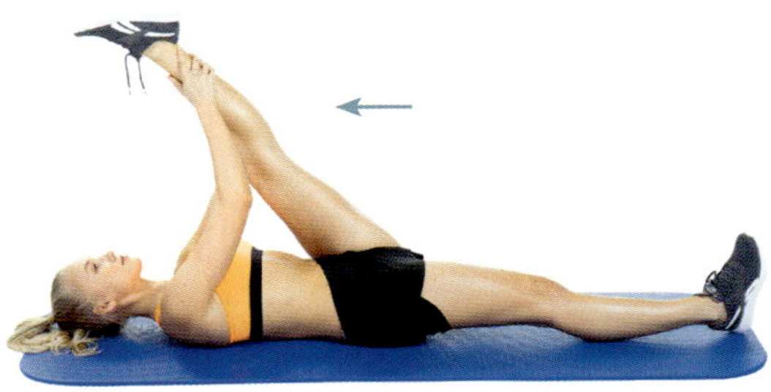

B

Die erste und die zweite Dehnposition.

Diese Übung dehnt die hintere Oberschenkel-, die Waden-, die Rücken- und die Gesäßmuskulatur. In Rückenlage greifst du unter ein Knie (A), ziehst es zum Körper (1. Dehnposition). Danach gibst du etwas nach und streckst das Bein. Ziehe das gestreckte Bein mit den Händen oder alternativ mit Handtuch, Gürtel oder Seil in Richtung Oberkörper (B), bis du eine erneute Dehnspannung spürst (2. Dehnposition). Das andere Bein bleibt auf dem Boden. Anschließend dehnst du die andere Seite.

D9 Körperdrehen im Sitz

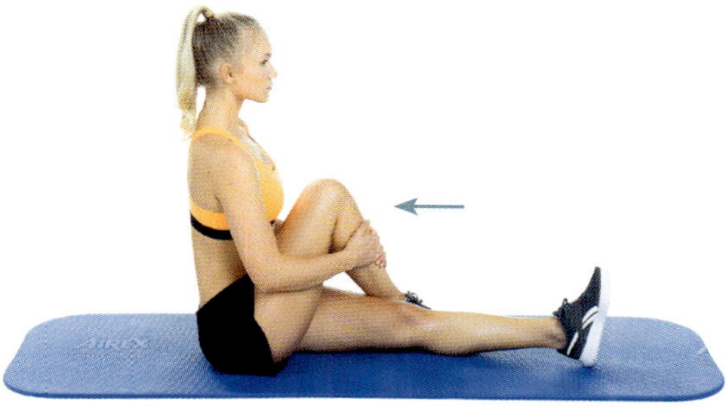

(A)

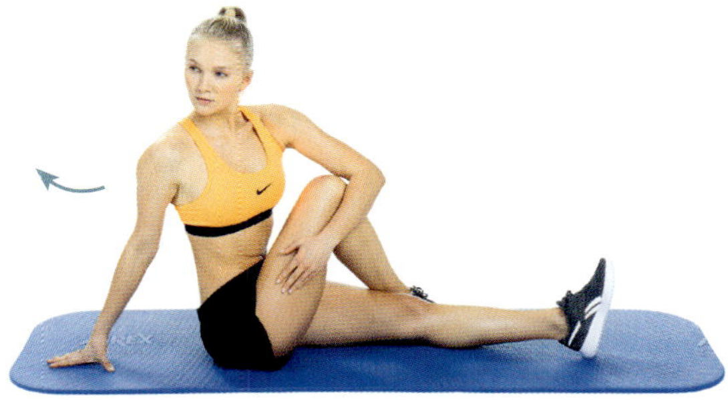

(B) Die zweite Dehnposition.

Diese Übung dehnt die Gesäß-, die äußere Oberschenkel- und die Rückenmuskulatur. Du sitzt mit gestreckten Beinen und aufrechtem Oberkörper auf dem Boden. Stelle den rechten Fuß über das linke Bein auf und ziehe das Knie möglichst nahe an dich (A).

Nachdem du in der ersten Position gedehnt hast, legst du den linken Ellbogen an die Außenseite des rechten Knies und drehst Kopf und Oberkörper im Uhrzeigersinn (B), bis du einen erneuten Dehnreiz spürst.

D10 Körperdrehen in Seitenlage

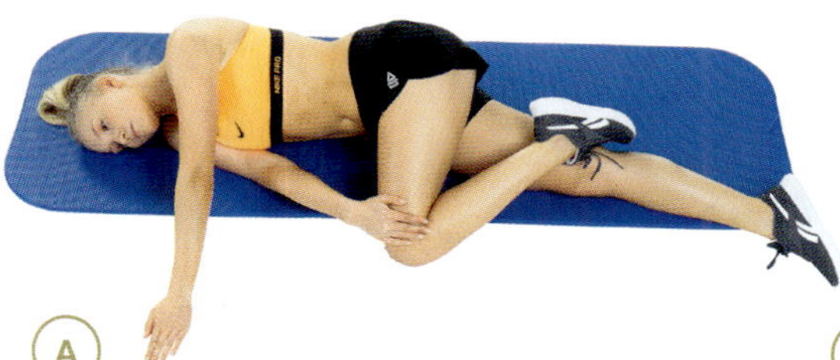

(A)

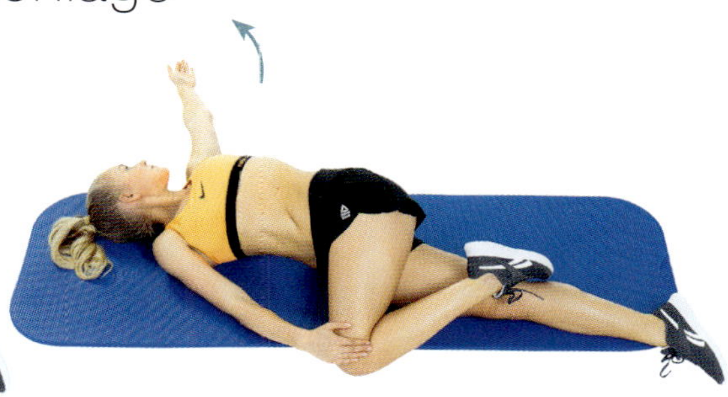

(B) Der Bewegungsablauf.

Diese Übung dehnt die Rumpf-, die Brust-, die vordere Schulter und die vordere Oberarmmuskulatur. Begib dich in Seitenlage, das obere Bein ist angezogen und das untere Bein gestreckt abgelegt. Fixiere das obere Bein mit der unteren Hand am Boden (A). Nun drehst du den Rumpf zur anderen Seite, der obere Arm und der Kopf bewegen sich mit (B). Führe die Drehung nur so weit aus, wie du sie als angenehm empfindest. Geübte können die obere Schulter und den oberen Arm auf dem Boden ablegen. Anschließend führst du die Drehung zur anderen Seite aus.

TEIL 4:
Dein Bodyweight-Training

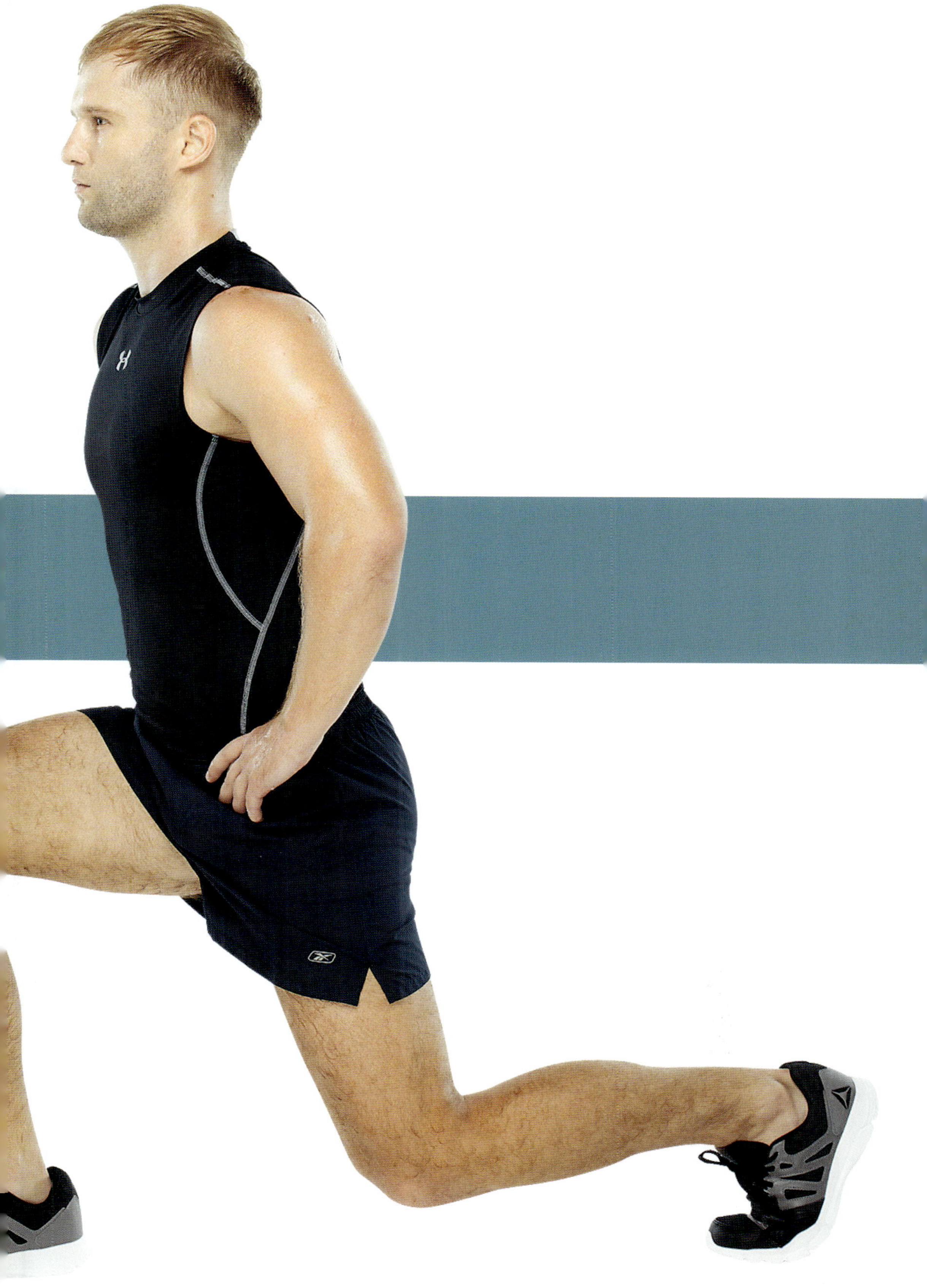

Der Start

Mit den folgenden Wocheneinteilungen gestaltest du dein Bodyweight-Training effektiv. So wirst du kontinuierlich deine Leistungsfähigkeit aufbauen, verbesserst deine Körperhaltung und dein körperliches Erscheinungsbild. Zudem kannst du bei kontrollierter Ernährung dein Körperfett reduzieren, falls dies dein Ziel darstellt.

Zu Beginn gilt es, einen für dich passenden Trainingsplan zu bestimmen. Lege zuerst die Länge der Trainingsperiode (6–12 Wochen) und deine Wocheneinteilung fest und wähle dann dazu das oder die passenden Work-outs aus.

Hier siehst du verschiedene Möglichkeiten wie du die Trainingswoche effektiv gestalten kannst. Du kannst 2–4 Krafteinheiten pro Woche durchführen. Es ist ratsam, wenn du eher wenig beweglich bist, dass du zumindest für einige Wochen Dehneinheiten ergänzt. Übst du bereits regelmäßig eine Sportart aus, dann sind im Plan hierfür Einheiten vorgesehen; alternativ kannst du eine Ausdauereinheit (z. B. Schwimmen, Radfahren oder Laufen) ausführen oder du pausierst.

Mache ein Ganzkörper-Work-out »Kraft A« aus den 8 Hauptbewegungen (Seite 58–59). Wähle jeweils eine Übungsvariante, die deinem Leistungsvermögen entspricht. Du kannst ein spezielles Rumpftraining »Kraft B« ergänzen. Geübte können alternativ das Training in die Work-outs »Kraft C« und »Kraft D« aufteilen.

Für langfristigen Erfolg ist es wichtig, dass du die Entwicklung deiner körperlichen Leistungsfähigkeit in deinem Trainingsbuch protokollierst (Seite 170–171).

Die Wochenpläne sind so gestaltet, dass du genügend regenerierst. Wenn du dich jedoch an einem vorgesehen Trainingstag sehr müde fühlst oder einfach keine Trainingszeit verfügbar hast, dann lege einen zusätzlichen Regenerationstag ein. Fahre möglichst bald wieder mit dem Training fort. So führst du deine körperliche Entwicklung im Rahmen deines Krafttrainings langfristig erfolgreich durch.

Du kannst langfristig mit den folgenden Wocheneinteilungen und Work-outs üben und dabei immer kontinuierlich die Varianten erschweren und die Trainingslevel steigern.

Du kannst aber auch nach einigen Monaten auf ein anderes Konzept umstellen. Alle Pläne sind als Vorschläge zu verstehen, die du an deine Bedürfnisse anpassen kannst.

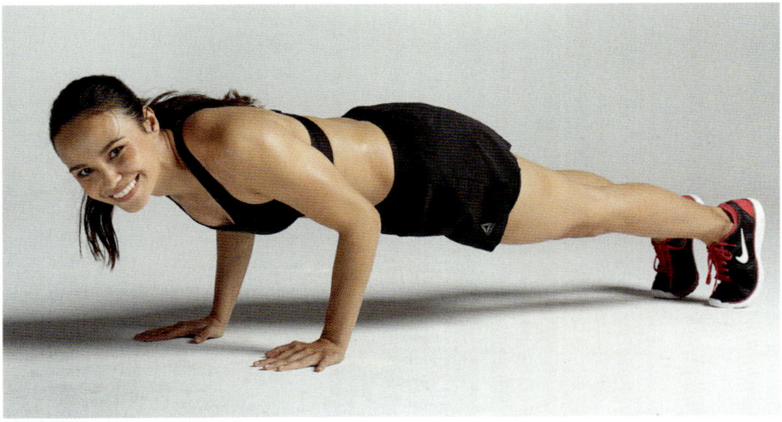

Großes Leistungsvermögen entwickelst du mit geplantem Training.

Wochenplanung 1

Diese Wochenplanung beinhaltet 2 Einheiten mit dem Ganzkörper-Work-out »Kraft A« (Seite 58–59). Bei Bedarf kannst du andere Sportarten und/oder Dehnen ergänzen.

Woche	Tag 1	Tag 2	Tag 3	Tag 4	Tag 5	Tag 6	Tag 7
1	Kraft A	Pause/ Sportart	Pause/ Dehnen	Kraft A	Pause	Pause/ Sportart	Pause

Wochenplanung 2

Diese Einteilung kannst du nutzen, wenn du 3 Krafteinheiten pro Woche machen willst, wozu du das Ganzkörper-Workout »Kraft A« wählst. An Tag 3 machst du nochmal »Kraft A« oder du ergänzt »Kraft B« (Seite 60–61) für den Rumpf.

Woche	Tag 1	Tag 2	Tag 3	Tag 4	Tag 5	Tag 6	Tag 7
1	Kraft A	Pause/ Sportart	Kraft A oder B	Pause	Kraft A	Pause/ Dehnen	Pause/ Sportart

Wochenplanung 3

Hier ist eine Planung gezeigt, wenn du die Work-outs in Einheiten für Oberkörper (»Kraft C«, Seite 62–63) und Unterkörper (»Kraft D«, Seite 64–65) aufteilen willst.

Woche	Tag 1	Tag 2	Tag 3	Tag 4	Tag 5	Tag 6	Tag 7
1	Kraft C	Pause/ Sportart	Kraft D	Pause	Kraft C	Pause/ Sportart	Pause/ Dehnen
2	Kraft D	Pause/ Sportart	Kraft C	Pause	Kraft D	Pause/ Sportart	Pause/ Dehnen

Wochenplanung 4

Hier ist eine Planung gezeigt, wenn du 4 Work-outs pro Woche ausführen willst.

Woche	Tag 1	Tag 2	Tag 3	Tag 4	Tag 5	Tag 6	Tag 7
1	Kraft C	Kraft D	Pause	Kraft C	Kraft D	Pause/ Dehnen	Pause/ Sportart

Kraft i: Mache das ausgewählte Work-out (Seite 58–65).

Pause/Sportart/Dehnen: An diesem Tag kannst du pausieren oder eine andere Sportart ausüben. Alternativ kannst du dehnen.

Pause: An diesem Tag verzichtest du zur Regeneration auf Training.

Die Work-outs

Nachdem du den Trainingsplan (Dauer der Trainingsperiode und Trainingshäufigkeit pro Woche) festgelegt hast, gilt es die Work-outs auszuwählen. Die folgenden Work-outs sind so zusammengestellt, dass du mit wenigen Übungen und geringer Zeitspanne effektiv trainierst. Das Work-out »Kraft A« trainiert den ganzen Körper, bei den anderen Work-outs sind die Übungen aufgeteilt.

Wichtig ist, dass du mit für dich geeigneter Intensität trainierst. Damit du die geeigneten Übungen auswählen kannst, musst du diese testen. Gehe so vor, dass du dich zuerst aufwärmst und dann die Übungen ausprobierst. Wähle solche Übungen aus, die du mit der beabsichtigen Intervalldauer/Wiederholungszahl technisch korrekt ausführen kannst. Insbesondere Einsteiger müssen darauf achten, dass sie das Training nicht übertreiben. Wähle besser eine eher leichte als eine zu schwere Übungsvariante. Steigern kannst du später immer noch.

Notiere die ausgewählten Übungen in deinem Trainingsplan.

Versuche in jedem Training etwas die Intervalldauern/Wiederholungszahlen zu steigern. Das wird nicht bei jeder Übung gelingen, zumindest sollte sich die Gesamttrainingsleistung steigern. An manchen Tagen wird keine Leistungssteigerung möglich sein – versuche das nächste Mal wieder etwas zu steigern.

Nutze die Work-outs als Grundlage für dein Training und passe sie mit wachsender Erfahrung an deine Präferenzen an. Achte bei der Zusammenstellung von eigenen Work-outs darauf, dass du jede Muskelgruppe zumindest einmal pro Woche intensiv kräftigst, um das erreichte Leistungsniveau zu bewahren. Führe das gleiche Work-out nicht an 2 Tagen hintereinander aus und pausiere von intensivem Sport zumindest an einem Tag pro Woche. Nach einem Trainingszyklus von spätestens 12 Wochen solltest du einige Umstellungen am Programm vornehmen.

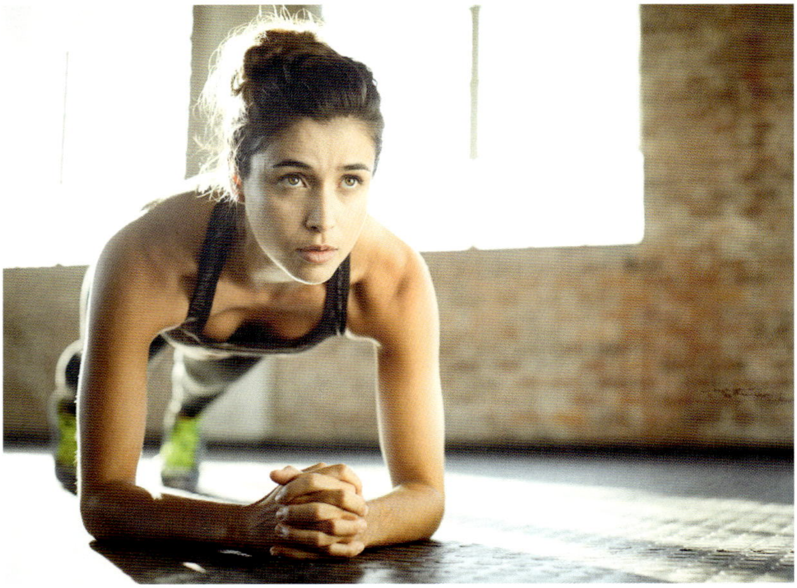

Mit regelmäßigem Training wirst du »K 42: Frontstütz« immer länger halten können.

- **Aufwärmen:** Vor jedem Training musst du dich aufwärmen. Es gibt viele Methoden vorzugehen; entscheidend ist, was deinem Körper guttut. Möglichkeiten zum Aufwärmen findest du auf den Seiten 35–37.

- **Übungsanpassung:** Wenn eine Übung in einem Work-out zu einfach oder zu schwer ist, dann blättere auf die entsprechende Übungsseite. Auf den umliegenden Seiten findest du Varianten, die dieselbe Muskulatur kräftigen. Wähle daraus eine Übung aus.

- **Zirkeltraining:** Im Bodyweight-Training lässt sich zwischen den Übungen schnell wechseln, so benötigst du keine längeren Pausen. Am besten machst du für eine Übung einen Satz. Innerhalb von einer Zeitspanne von zirka 15–20 Sekunden nimmst du die Position für die nächste Übung ein, von der du dann einen Satz ausführst. So kannst du einen kompletten Durchgang für das Work-out ausführen. Dann pausierst du 2–3 Minuten, bevor du mit der nächsten Runde (Übungssatz) beginnst. Alternativ kannst du mit Übungspaaren trainieren. Dazu machst du einen Satz für Bewegung 1 und dann einen Satz für Bewegung 2. Dann gehst du wieder zu Bewegung 1 über und fährst entsprechend fort. Wenn du alle Sätze für Bewegung 1 und 2 durchgeführt hast, dann trainierst du Bewegung 3 und 4.

- **Intervalle/Wiederholungen:** Du kannst mit Zeitintervallen oder Wiederholungen trainieren. Wenn du mit Zeitintervallen übst, dann kannst du die Übungszeit und Pausenzeit für den Übungswechsel genau eingeben, was für manche Fitnesssportler sehr motivierend ist.

- **Steigerungen:** Du kannst mit 15 Wiederholungen (60 Sekunden Zeitintervall) starten und um eine Wiederholung (4 Sekunden) möglichst nach 1–2 Trainingseinheiten erhöhen. Wenn du 20 Wiederholungen (80 Sekunden) erreichst, erhöhst du die Intensität, aber nur so weit, dass du noch 15 Wiederholungen (60 Sekunden) ausführen kannst.
Nach diesem Steigerungsprinzip kannst du auch mit 8–12 Wiederholungen (32–48 Sekunden) oder 20–30 Wiederholungen (80–120 Sekunden) verfahren.
Die Steigerung notierst du in deinem Trainingsbuch.

- **Abwärmphase:** Jedes Work-out wird mit der Abwärmphase abgeschlossen (Seite 34). Wähle dazu das für dich geeignete Vorgehen. Du kannst beispielsweise noch 1–3 Dehnübungen (z. B. »D 8: Beinheben in Rückenlage«, Seite 50) ausführen.

Vorrangiges Kräftigungsziel	Work-out
Ganzkörper	A
Rumpf	B
Oberkörper	C
Unterkörper	D

INFO: Work-outs

Wenn in dem Work-out »vereinfacht« steht, bedeutet dies, dass du bei der Übung eine einfache Variante wählst. Entsprechend steht »intensiv« für eine schwere Variante.

Kraft A: Ganzkörper

Mit diesem Work-out trainierst du den gesamten Körper. Wähle aus jeder Bewegungskategorie eine Übung mit dem für dich geeigneten Level. Du kannst mit Zeitintervallen oder Wiederholungen üben oder zwischen den Methoden wechseln. In dem Buch wird für eine Wiederholung zirka 4 Sekunden eingenommen, was sich ergibt aus eher schneller Durchführung, kurzem Halten der Endposition und eher langsamem Zurückkehren in die Ausgangsposition.
Für Einsteiger empfehle ich 15–20 Wiederholungen beziehungsweise eine Übungszeit von 60–80 Sekunden. Beim vereinfachten Klimmzug und der Standwaage kann es weniger sein. Geübte können je nach Präferenz mit 8-12, 15–20 oder 20–30 Wiederholungen beziehungsweise 32–48, 60–80 oder 80–120 Sekunden trainieren.

Aufwärmphase		5–10 min	
1. Beine beidseitig	Beidbeinige Kniebeuge-Progression Übung 1–5	15–20 Wdh, oder 60–80 Sek.	Seite 76–85
2. Gesäß und Beine	Schulterbrücke-Progression Übung 6-10	15–20 Wdh, oder 60–80 Sek.	Seite 86–95
3. Schultern (Druck nach oben)	Handstand-Liegestütz-Progression Übung 11–15	15–20 Wdh, oder 60–80 Sek.	Seite 96–105
4. Rücken (Zug von oben)	Klimmzug-Progression Übung 16–20	10–15 Wdh. oder 40–60 Sek.	Seite 106–115
5. Beine einseitig	Einbeinige Kniebeuge-Progression Übung 21–25	15–20 Wdh, oder 60–80 Sek.	Seite 116–125
6. Beine hinten	Standwaage-Progression Übung 26–30	40–60 Sek.	Seite 126–135
7. Brust (Druck nach vorn)	Liegestütz-Progression Übung 31–35	15–20 Wdh, oder 60–80 Sek.	Seite 136–145
8. Rücken (Zug von vorn)	Körpergewichts-Rudern-Progression Übung 36–40	15–20 Wdh, oder 60–80 Sek.	Seite 146–155
Abwärmphase		5–10 min	

Satzzahl	2–3 Sätze je Übung

INFO

Hier sind Übungen mit Schwierigkeitsgrad Level 1 eingesetzt.
Wenn du bereits ein höheres Leistungsniveau in einer oder mehreren Bewegungen erreicht hast, dann wähle aus der jeweiligen Rubrik die für dich passende Variante.

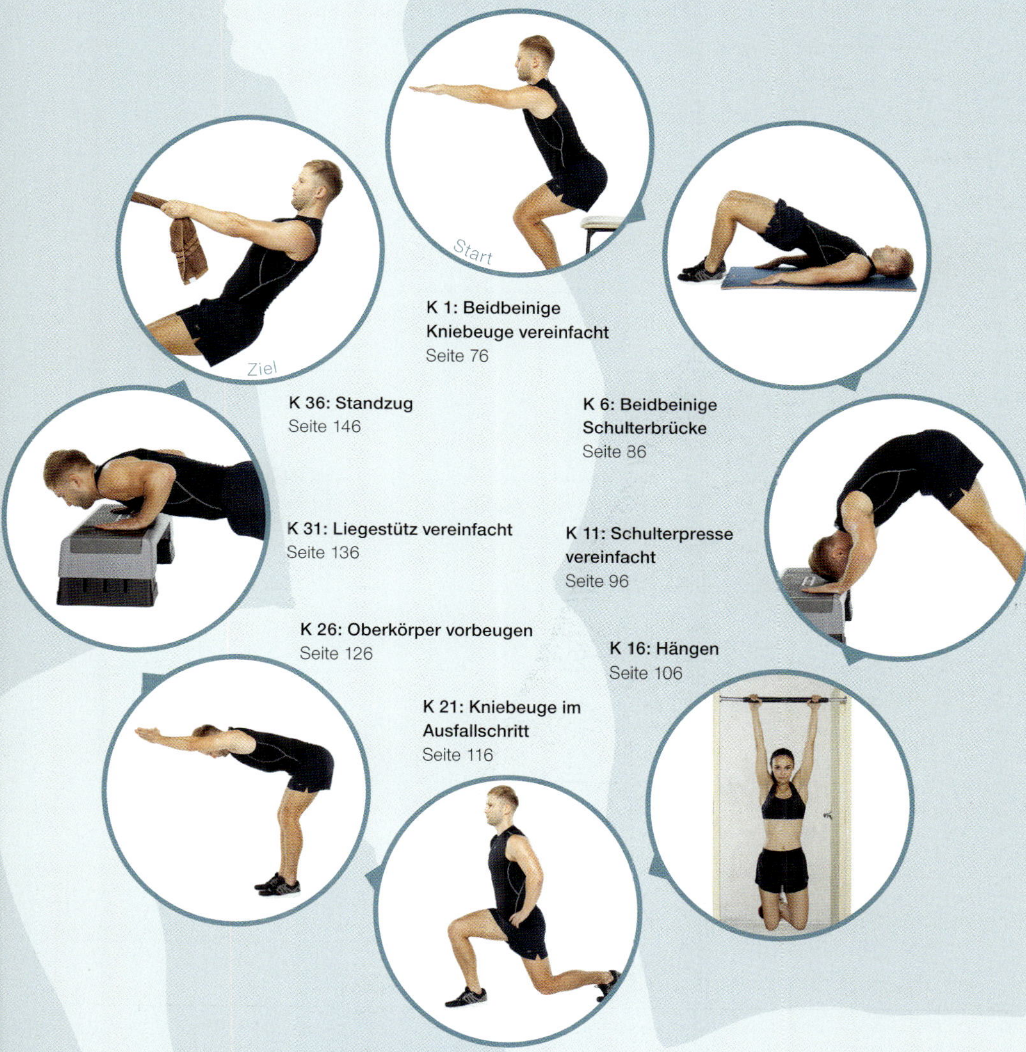
Start
K 1: Beidbeinige Kniebeuge vereinfacht
Seite 76
K 6: Beidbeinige Schulterbrücke
Seite 86
K 11: Schulterpresse vereinfacht
Seite 96
K 16: Hängen
Seite 106
K 21: Kniebeuge im Ausfallschritt
Seite 116
K 26: Oberkörper vorbeugen
Seite 126
K 31: Liegestütz vereinfacht
Seite 136
K 36: Standzug
Seite 146
Ziel

Kraft B: Rumpf

Mit diesem Work-out trainierst du intensiv deinen Rumpf. Wähle je eine Übung pro Kategorie. Wenn du mit Timer-Einstellung übst, dann musst du für die folgenden Übungen je einen Satz mehr eingeben, da die rechte und die linke Seite trainiert werden: »K 48: Seitstütz«, »K 47: Körperanheben in Seitenlage« und »K 49: Rotation im Seitstütz«
Es ist vorgeschlagen mit 40–60 oder 60–80 Sekunden zu üben. Du kannst aber auch dynamische Übungen mit 10–15 beziehungsweise 15–60 Wiederholungen ausführen.

Aufwärmphase		5–10 min	
1. Vorderer Rumpf	K 43: Beinheben am Boden K 44: Beinheben im Hang	40–60 oder 60–80 Sek.	Seite 159 Seite 160
2. Seitlicher Rumpf	K 46: Rumpfrotation am Boden K 45: Diagonaler Crunch mit Beinanziehen	40–60 oder 60–80 Sek.	Seite 162 Seite 161
3. Hinterer Rumpf	K 51: Körperanheben in Bauchlage K 50: Diagonales Strecken im Vierfüßlerstand	40–60 oder 60–80 Sek.	Seite 167 Seite 166
4. Vorderer Rumpf	K 42: Frontstütz K 41: Crunch	40–60 oder 60–80 Sek.	Seite 158 Seite 157
5. Seitlicher Rumpf	K 48: Seitstütz K 47: Körperanheben in Seitenlage K 49: Rotation im Seitstütz	40–60 oder 60–80 Sek.	Seite 164 Seite 163 Seite 165
6. Hinterer Rumpf	K 53: Rückwärtiger Stütz K 52: Oberkörperanheben mit Armrotation	40–60 oder 60–80 Sek.	Seite 169 Seite 168
Abwärmphase		5–10 min	

Satzzahl	3 Sätze je Übung

INFO

Die Übungen werden mit einem leichten bis mittleren Schwierigkeitsgrad gezeigt. Wähle die für dich geeigneten Varianten in deinem Work-out aus.

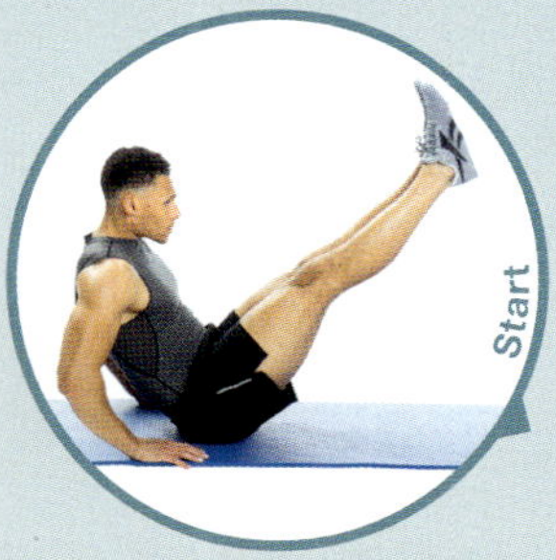

K 43: Beinheben am Boden
Seite 159

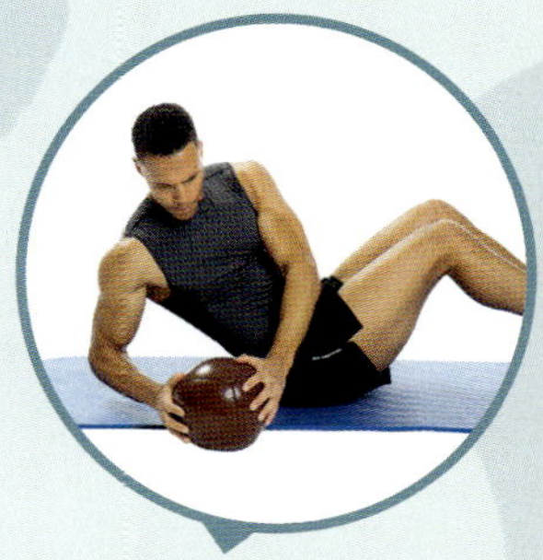

K 46: Rumpfrotation am Boden
Seite 162

K 51: Körperanheben in Bauchlage
Seite 167

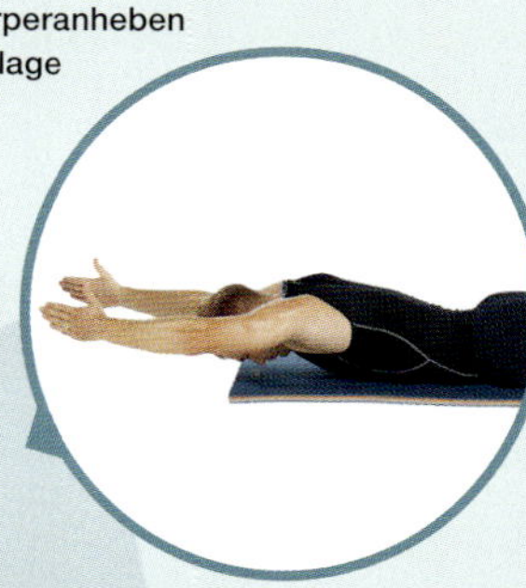

K 42: Frontstütz
Seite 158

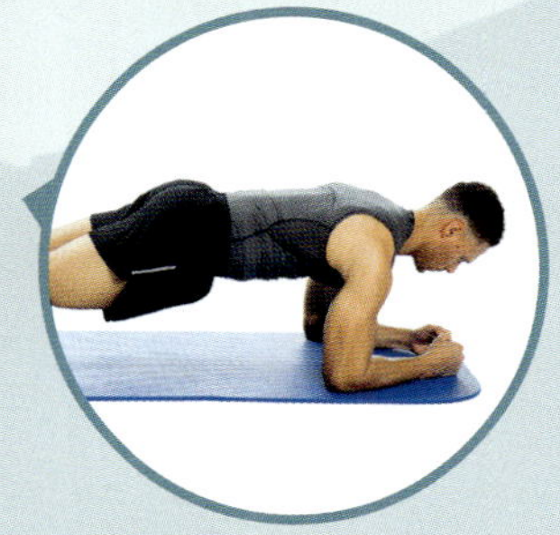

K 48: Seitstütz
Seite164

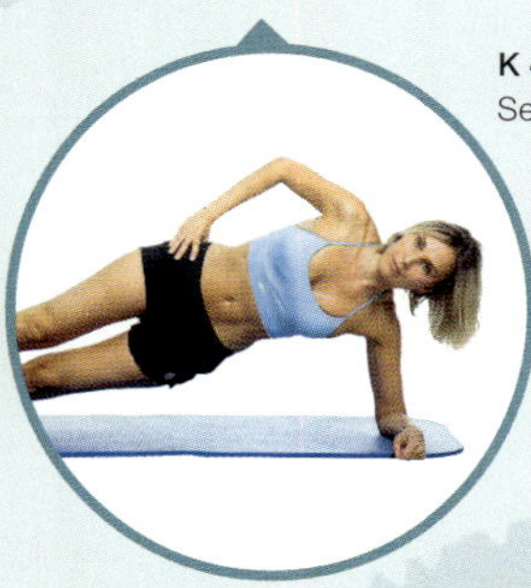

K 53: Rückwärtiger Stütz
Seite 169

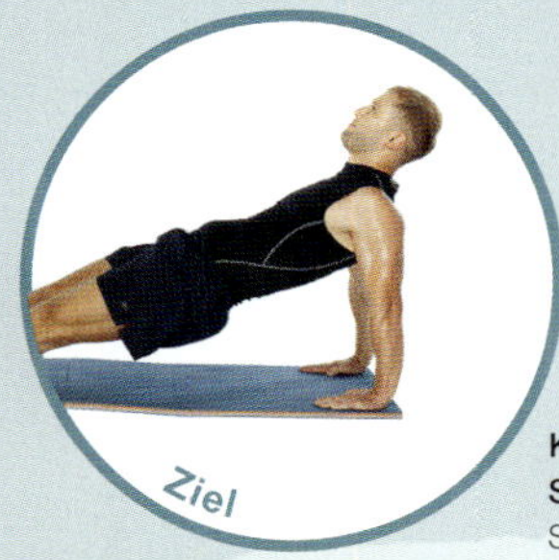

Kraft C: Oberkörper

Das Work-out ist vorrangig auf den Oberkörper ausgerichtet; es setzt bereits Trainingserfahrung voraus. Wähle je eine Übung pro Kategorie.
Hier ist vorgeschlagen, mit 8–12 Wiederholungen (32–48 Sekunden) zu üben und die Rumpfübungen für 40–60 Sekunden (10–15 Wiederholungen).
Willst du mehr in Richtung »Kraftausdauer« trainieren, kannst du 15–20 (20–30) Wiederholungen wählen. Entsprechend kannst du mit 60–80 (80–120) Sekunden üben.

Aufwärmphase		5–10 min	
1. Schultern (Druck nach oben)	Handstand-Liegestütz-Progression Übung 11–15	8–12 Wdh. oder 32–48 Sek.	Seite 96–105
2. Rücken (Zug von oben)	Klimmzug-Progression Übung 16–20	8–12 Wdh. oder 32–48 Sek.	Seite 106–115
3. Brust (Druck nach vorn)	Liegestütz-Progression Übung 31–35	8–12 Wdh. oder 32–48 Sek.	Seite 136–145
4. Rücken (Zug von vorn)	Körpergewichts-Rudern-Progression Übung 36–40	8–12 Wdh. oder 32–48 Sek.	Seite 146–155
5. Vorderer Rumpf	K 42: Frontstütz K 43: Dynamisches Beinheben am Boden K 41: Crunch K 44: Beinheben im Hang	40–60 Sek. oder 10–15 Wdh.	Seite 158 Seite 159 Seite 157 Seite 160
6. Seitlicher Rumpf	K 48: Seitstütz K 47: Körperanheben in Seitenlage K 49: Rotation im Seitstütz	40–60 Sek. oder 10–15 Wdh.	Seite 164 Seite 163 Seite 165
Abwärmphase		5–10 min	

Satzzahl	3–4 Sätze je Übung

INFO

Es werden Übungen aus den Trainingslevels 2–4 gezeigt. Passe das Work-out an, indem du die Übungen aus dem für dich passenden Trainingslevel nutzt.

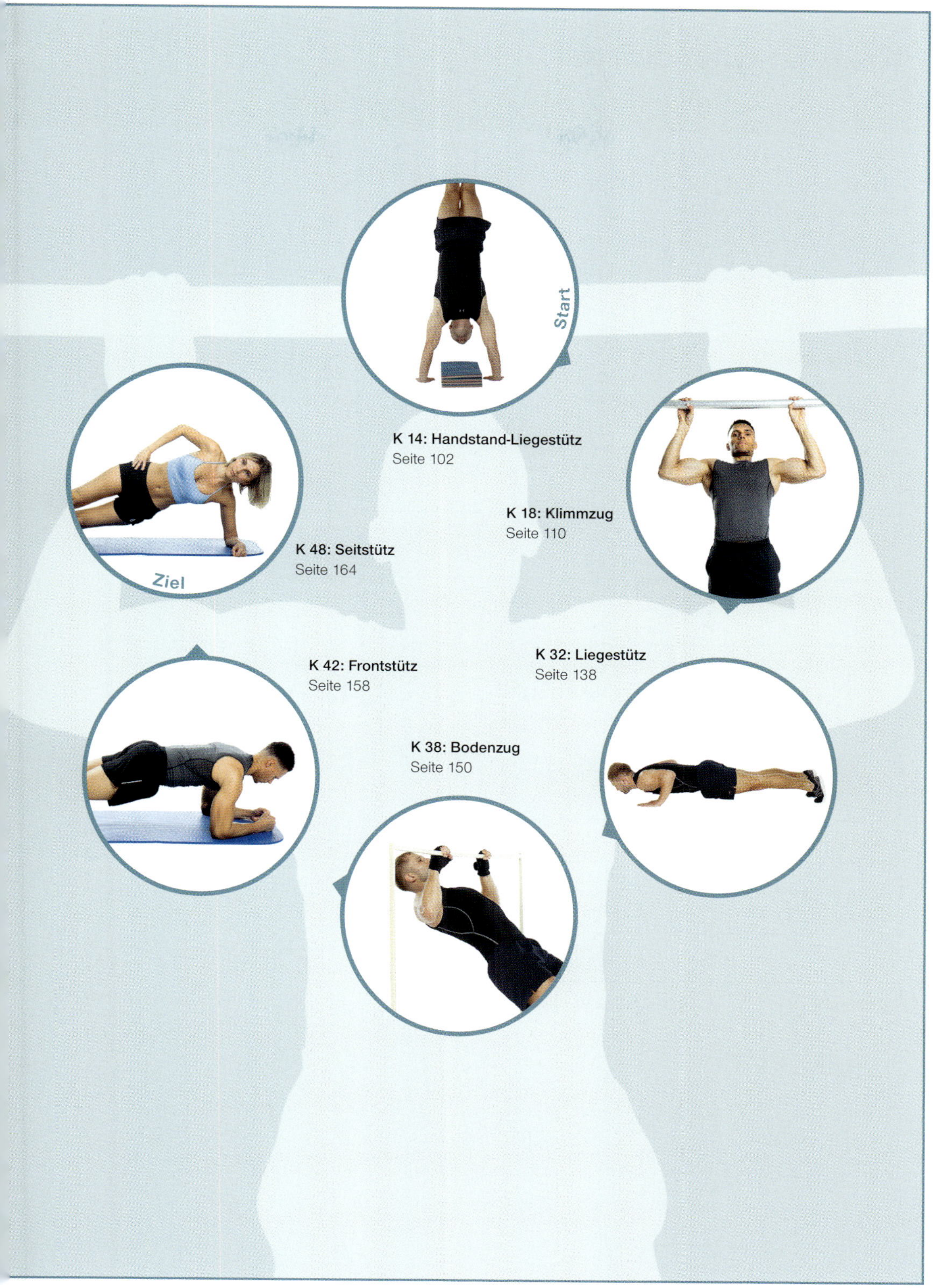
Start
K 14: Handstand-Liegestütz
Seite 102
K 18: Klimmzug
Seite 110
K 32: Liegestütz
Seite 138
K 38: Bodenzug
Seite 150
K 42: Frontstütz
Seite 158
K 48: Seitstütz
Seite 164
Ziel

Kraft D: Unterkörper

Das Work-out ist vorrangig auf den Unterkörper ausgerichtet; es setzt Trainingserfahrung voraus. Wähle je eine Übung aus den Kategorien.

Hier sind Wiederholungszahlen und Satzdauern vorgeschlagen.

Willst du mehr in Richtung Kraftausdauer trainieren, dann erhöhe auf 15–20 (20–30) Wiederholungen beziehungsweise verlängere die Belastungszeiten auf 60–80 (80–120) Sekunden.

Aufwärmphase		5–10 min	
1. Beine beidseitig	Beidbeinige Kniebeuge-Progression Übung 1–5	8–12 Wdh. oder 32–48 Sek.	Seite 76–85
2. Gesäß und Beine	Schulterbrücke-Progression Übung 6–10	8–12 Wdh. oder 32–48 Sek.	Seite 86–95
3. Beine einseitig	Einbeinige Kniebeuge-Progression Übung 21–25	8–12 Wdh. oder 32–48 Sek.	Seite 116–125
4. Beine hinten	Standwaage-Progression Übung 26–30	40–60 Sek.	Seite 126–135
5. Hinterer Rumpf	K 51: Körperanheben in Bauchlage K 53: Rückwärtiger Stütz K 52: Oberkörperanheben mit Armrotation K 50: Diagonales Strecken im Vierfüßlerstand	40–60 Sek. oder 10–15 Wdh.	Seite 167 Seite 169 Seite 168 Seite 166
Abwärmphase		5–10 min	

Satzzahl	3–4 Sätze je Übung

INFO

Es werden Übungen aus den Trainingslevels 2–3 genutzt. Wähle die für dich passenden Übungen aus den Rubriken.

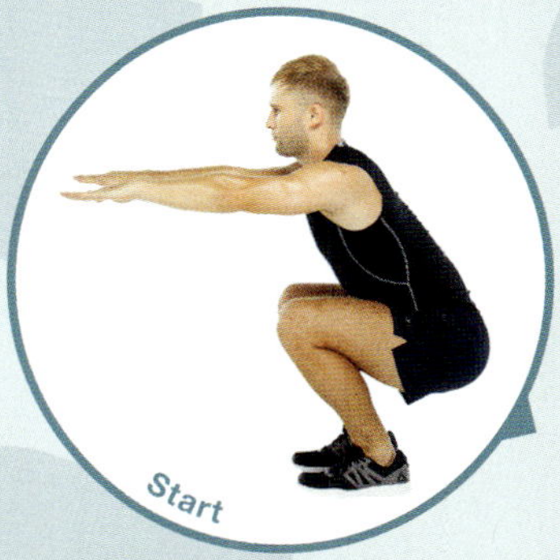

K 3: Beidbeinige Kniebeuge tief
Seite 80

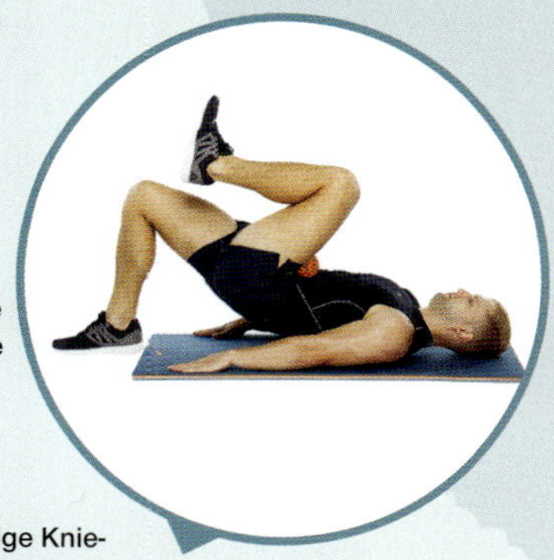

K 8: Einbeinige Schulterbrücke vereinfacht
Seite 90

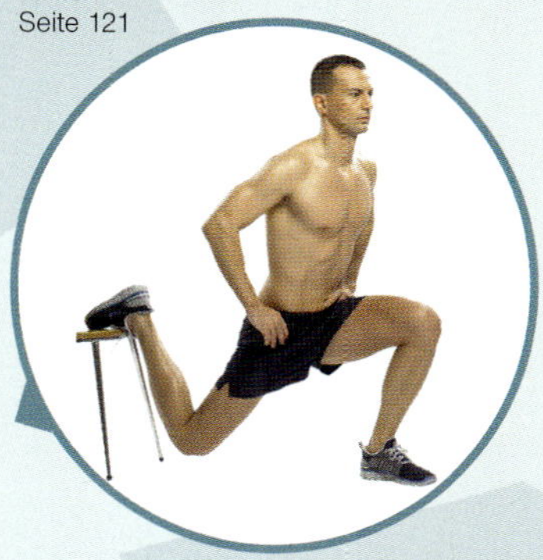

K 23: Einbeinige Kniebeuge vereinfacht
Seite 121

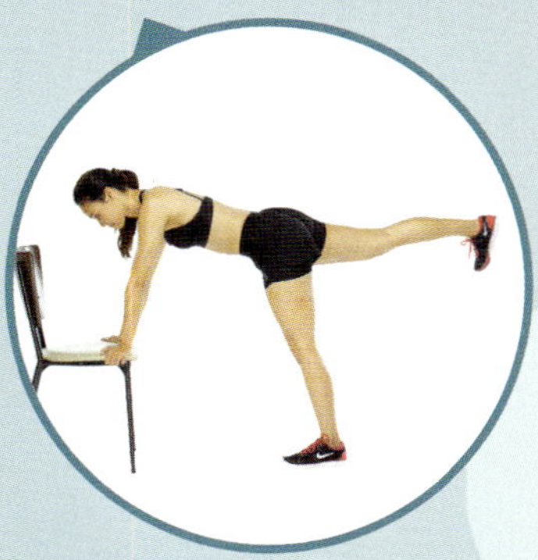

K 27: Rückwärtiges Beinheben vorgebeugt
Seite 128

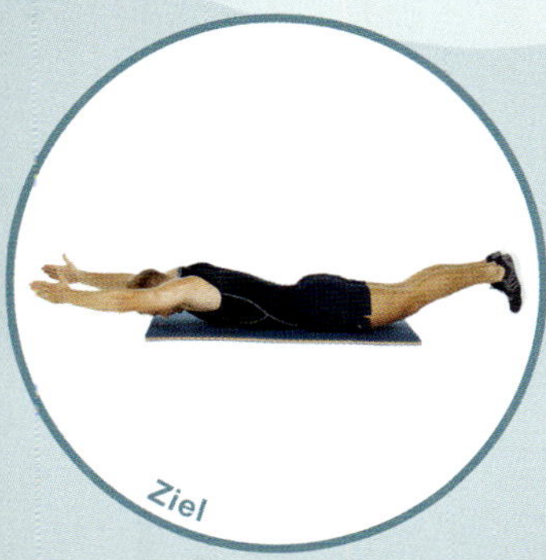

K 51: Körperanheben in Bauchlage
Seite 167

TEIL 5:
Die Übungen

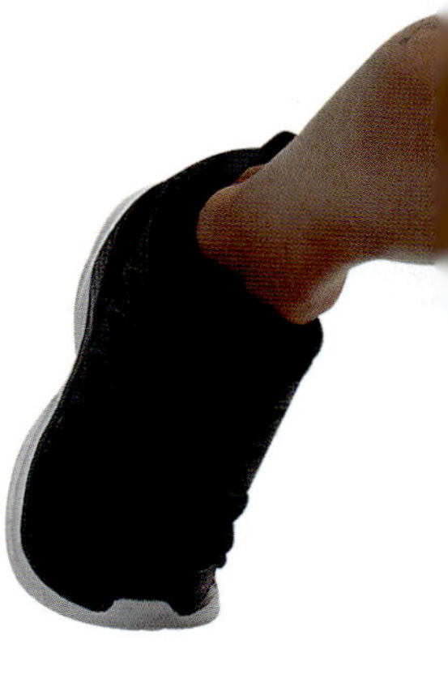

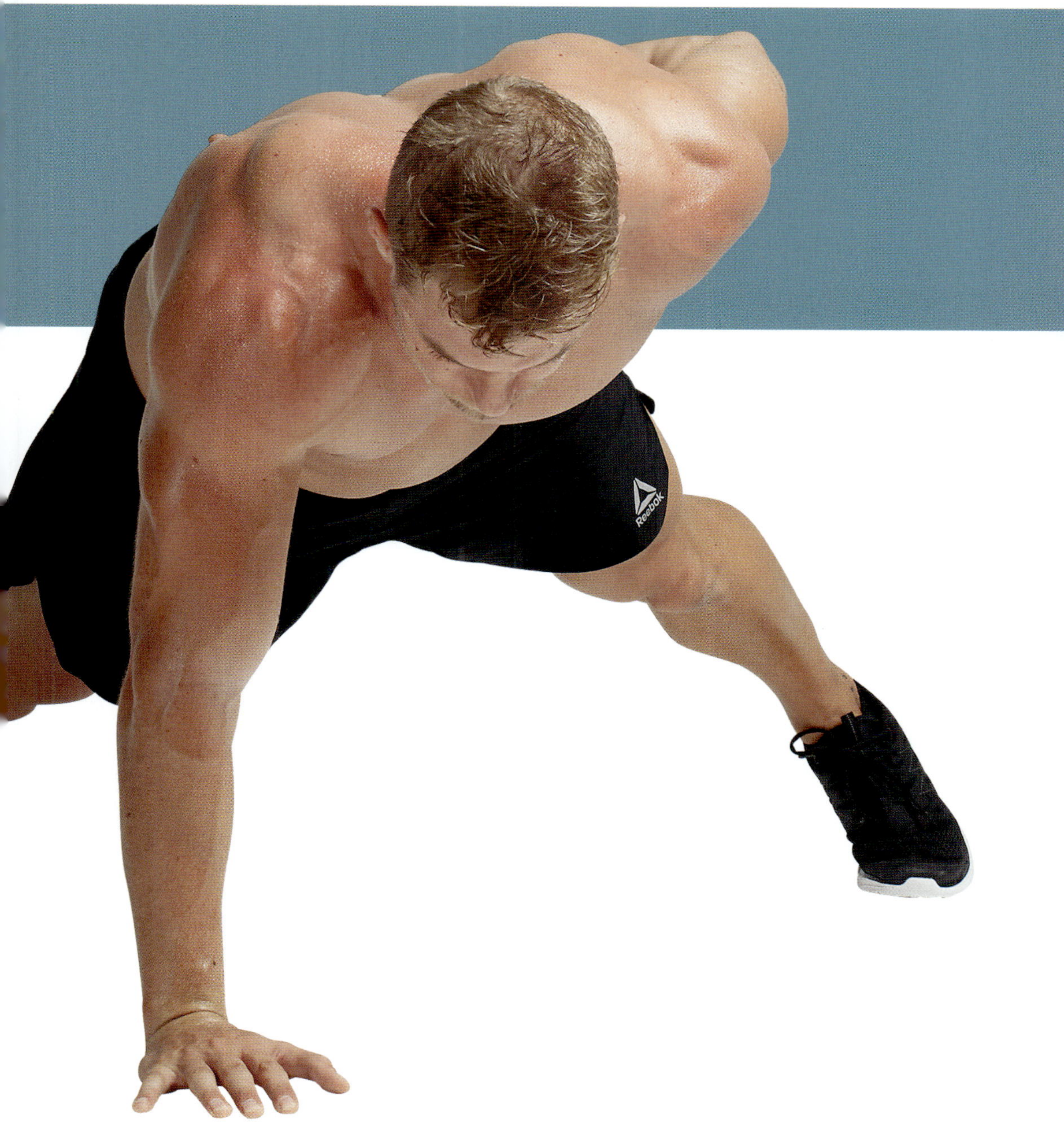
Reebok

So führst du die Übungen aus

In den folgenden Abschnitten findest du die Bodyweight-Übungen zum Kräftigen des ganzen Körpers. Führe dein Training nach den folgenden Prinzipien aus.

• Passende Belastung

Wähle für jede der 8 vorgestellten Bewegungsrichtungen eine Übung, und zwar eine solche Variante, mit der du den vollständigen Bewegungsumfang technisch korrekt ausführen kannst.

• Stabile Übungsposition

Beginne in einer stabilen Anfangsposition, die Standübungen mit aufrechtem Oberkörper. Aktiviere die Bauch- und die Gesäßmuskulatur und spanne die Schulterblätter nach hinten unten. Halte bei der Übungsdurchführung die Körperspannung aufrecht. Die Schultern sind auf gleicher Höhe und der Rücken ist gerade. Kontrolliere hin und wieder deine Durchführung vor einem Spiegel.

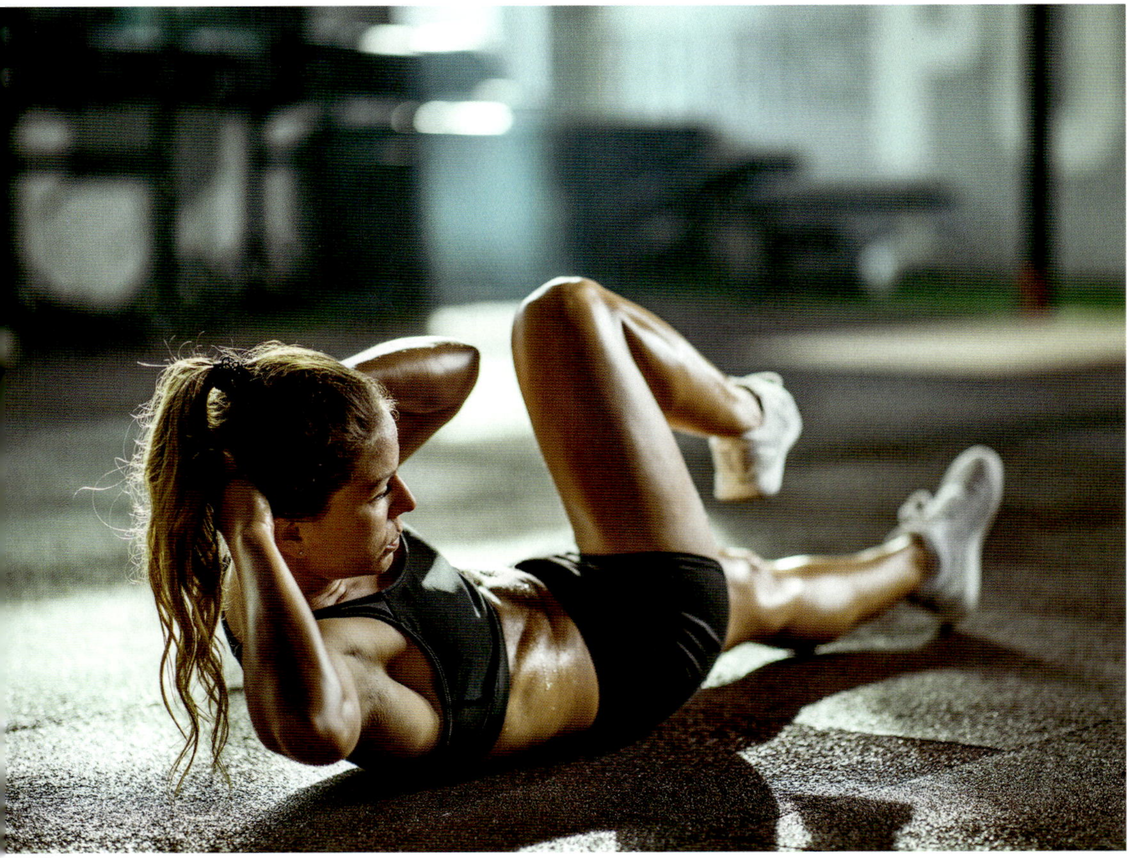

Trainiere intensiv, aber vermeide Fehlstellung und Schmerzen beim Training.

• Korrekte Technik

Konzentriere dich auf das Training und achte auf korrekte Ausführung entsprechend der Übungsbeschreibung. Vermeide Ausweichbewegungen wie Verdrehen des Körpers und Schwung holen, denn dies führt nicht zu einem besseren Trainingsergebnis, sondern erhöht nur die Verletzungsgefahr. Du kannst beispielsweise bei »K 18: Klimmzug« durch ruckartige Bewegungen, Verdrehen der Schulter und Anheben des Nackens vielleicht eine Wiederholung mehr auszuführen, dadurch wird die Muskulatur aber nicht besser trainiert, sondern die Übung mit Körperfehlstellungen bewältigt.
Wenn du Ausweichbewegungen benötigst, um die geplante Intervalldauer oder Wiederholungszahl zu erreichen, dann nutze eine einfachere Übungsvariante.

• Aktivierung der Zielmuskulatur

Die Zielmuskulatur muss während der gesamten Übungsdurchführung aktiviert bleiben. Du sollst z.B. bei »K 41: Crunch« den Oberkörper beim Senken nach hinten nicht ablegen, sondern kurz vor Erreichen des Bodens, hebst du ihn wieder an.
Die Muskelaktivität nimmt während der Bewegung zu und ist in der Endposition am stärksten, deshalb kann die Übung auch durch Halten der Endposition und Teilbewegungen intensiviert werden.

• Ausgeglichenes Training

Führe dein Krafttraining ausgeglichen aus, d.h. trainiere die rechte und die linke Körperseite mit der gleichen Intensität. Kräftige eine Bewegungsrichtung (Muskelgruppe) mit der gleichen Satzzahl wie die Gegenbewegung (Gegenspieler), z.B. die Bewegung »Zug von vorn « ebenso wie die Bewegung »Druck nach vorn«.
Wenn du dein Training in unterschiedliche Work-outs aufteilst, dann achte darauf, dass die Bewegungen im Wochenplan ausgeglichen vorhanden sind. Grundlegend ist es, dass du alle im Buch als wichtig vorgestellten 8 Bewegungsrichtungen regelmäßig trainierst.
Einseitiges Training sowie Verletzungen können dazu führen, dass sich Muskelungleichgewichte bilden und sich daraus eine schlechte Körperhaltung entwickelt. Solche Schwachstellen musst du beseitigen, da diese zu verringerter Leistungsfähigkeit führen, generell die Verletzungsgefahr erhöhen und die Gelenke belasten. Mache zuerst den Satz für die schwächere Körperseite. Übe mehr oder sogar die doppelte Anzahl an Sätzen für die schwächere Muskulatur einige Wochen lang, bis sich wieder ein ähnliches Kraftverhältnis eingestellt hat.

• Intensives, schmerzfreies Training

Trainiere intensiv, aber ohne Schmerzen. Falls eine Übungsbewegung schmerzt, dann musst du abstoppen. Lässt der Schmerz umgehend nach, dann mache dir deine Körperhaltung bewusst und versuche die Übung erneut. Tritt der Schmerz wieder auf, dann wähle eine andere Übung für dieselbe Bewegungsrichtung oder beginne mit der nächsten Übung im Trainingsplan. Lässt der Schmerz jedoch auch im Ruhezustand nicht nach, dann beende das Training und besprich dich mit einem Arzt.

Training nach Bewegungsrichtungen

Das Bodyweight-Training lässt sich durch eine Einteilung in Bewegungsrichtungen gut organisieren. Dieses Buch bietet ein Konzept, das sicherstellt, dass du deinen Körper effektiv und ausgewogen kräftigst.

Unterkörper

Im funktionellen Training, wie es das Bodyweight-Training zum Ziel hat, soll die Muskulatur gleichmäßig trainiert und zudem Stabilisatoren gekräftigt werden. Die vorrangig auf den Unterkörper abzielenden Übungen können zum besseren Verständnis eingeteilt werden in: kniedominante Bewegungen (beidbeinig und einbeinig ausgeführt) und hüftdominante Bewegungen (mit angezogenen und fast gestreckten Beinen). Es ist wichtig, dass du diese **4 Bewegungen** trainierst. So entwickelst du eine gute Bein- und Gesäßmuskulatur.

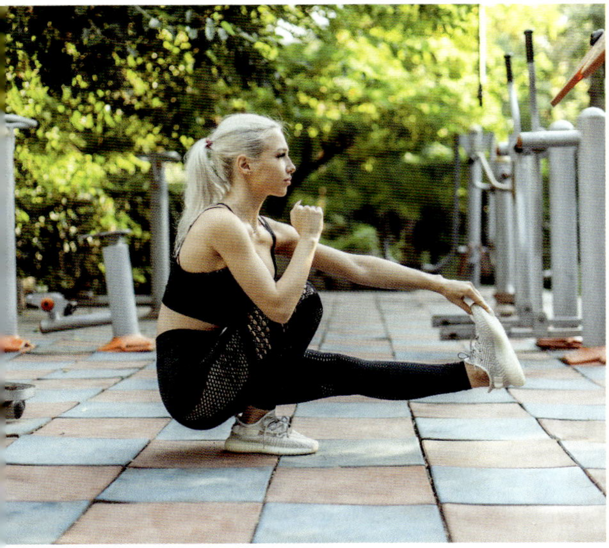

»K 24: Einbeinige Kniebeuge«.

Einige Fitnesssportler trainieren jedoch die hüftdominanten Bewegungen zu wenig und als Folge davon sind die Gesäß- und/oder die hintere Oberschenkelmuskulatur schlechter ausgebildet als die vordere Oberschenkelmuskulatur. Besteht ein solches Ungleichgewicht, dann veranlasst dies den Körper zu Ausgleichsbewegungen, woraus sich Knie- und Rückenschmerzen entwickeln können. Außerdem erhöht sich die Verletzungsgefahr (z. B. für einen Kreuzbandriss).

- Als **kniedominante beidbeinige Bewegung** findest du in diesem Buch die Progression der beidbeinigen Kniebeuge. Diese Bewegung trainiert nicht nur die vordere Oberschenkelmuskulatur, sondern viele Muskeln des Unterkörpers und bei tiefer Ausführung auch die Gesäß- und untere Rückenmuskulatur.
- Um die **kniedominante Bewegung einbeinig** zu üben, eignet sich die Progression der einbeinig ausgeführten Kniebeuge. Bei diesen Übungen werden auch die innere und äußeren Oberschenkelmuskeln mit gekräftigt, da sie die einbeinige Kniebeugung stabilisieren müssen.
- Als **hüftdominante Bewegung mit angewinkelten Beinen** eignet sich die Progression der »Schulterbrücke«, auch als »Beckenlift« bekannt. Mit dieser Übung wird die Gesäßmuskulatur sehr gut aktiviert. Wichtig ist, dass die Bewegung aus der Gesäßmuskulatur erfolgt, und nicht durch Ausweichbewegungen wie Überstrecken des Rückens. Alternativ erreichst du die Muskulatur im Vierfüßlerstand mit rückwärtigem Anheben des gebeugten Beines.

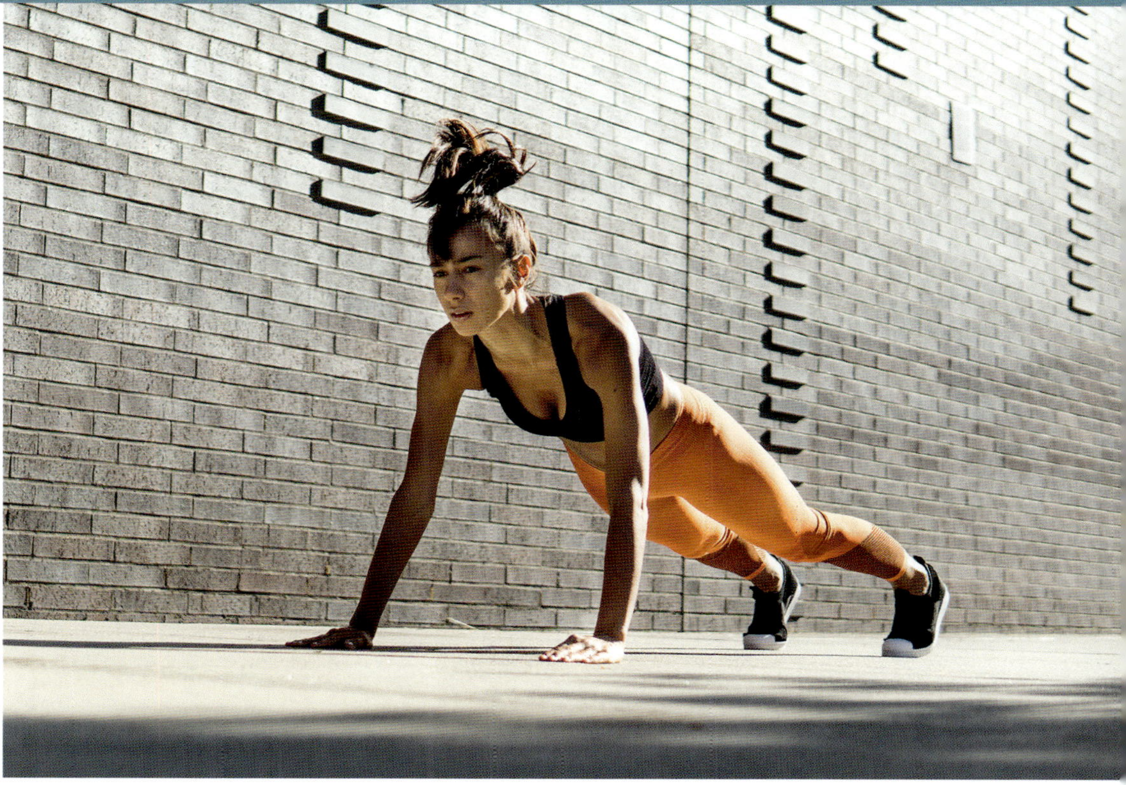

Wähle solche Übungen aus den Bewegungskategorie, die dir technisch korrekt gelingen.

- **Hüftdominante Bewegung mit fast gestreckten Beinen** aktivieren insbesondere die hintere Beinmuskulatur. In diesem Buch wird dies mit der Progression des »Standwaage« geübt, auch bekannt als »T-Stand«. Als Alternative bietet sich die »Brücke mit fast gestreckten Beinen« an, die dazu auf den Fersen ausgeführt wird.

Oberkörper

Für Fitnesssportler können die Oberkörperübungen unter funktioneller Betrachtungsweise in die Bewegungen eingeteilt werden: »Druck nach vorn«, »Druck nach oben«, »Zug von vorn nach hinten« und »Zug von oben nach unten«. Trainiere alle **4 Bewegungen**, damit du die Entwicklung einer guten Oberkörpermuskulatur sicherstellst und vor Verletzungen geschützt bist.

Einige Fitnesssportler trainieren jedoch die Bewegung »Druck nach vorn« (z. B. mit »Bankdrücken«) deutlich intensiver als die Bewegung »Zug von vorn nach hinten«. Aus einem solchen Ungleichgewicht können sich Körperfehlstellungen entwickeln (z. B. hoch und vorgezogene Schultern). Als Folge davon wird der Körper zu Ausweichbewegungen veranlasst, welche Schulterschmerzen verursachen können, sowie die Verletzungsanfälligkeit und Gelenkabnutzung erhöhen.

- Als **Druckbewegung nach vorn** wird die Liegestütz-Progression durchgeführt. Damit trainierst du vorrangig die Brust-, den vorderen Anteil der Schulter- und die hintere Oberarmmuskulatur. Auch der Rumpf wird aktiviert, da er stabilisieren muss.

- Für die **Zugbewegung von vorn nach hinten** wird die Progression »Körpergewichts-Rudern« genutzt. Das ist die Gegenbewegung zum »Druck nach vorn«. Mit dieser Zugbewegung trainierst du vorrangig die obere Rücken-, vordere Oberarm- und die hintere Schultermuskulatur.
- Die **Druckbewegung nach oben** trainieren wir mit der Progression »Handstand-Liegestütz«. Dabei werden vorrangig die Schultermuskeln angesprochen, insbesondere der seitliche Anteil. Zahlreiche Muskeln werden mitaktiviert wie die vordere Schulter-, hintere Oberarm-, Brust- und Rumpfmuskulatur.
- Mit der **Zugbewegung von oben nach unten** trainierst du den Gegenspieler zur Druckbewegung nach oben. Die »Klimmzug«-Progression ist die optimale Bewegung. Dabei werden nicht nur die obere Rücken- und die vordere Oberarmmuskulatur trainiert, sondern auch die Unterarm-, hintere Schulter- und Rumpfmuskulatur gekräftigt.

Trainingsreihenfolge

Im Folgenden sind die Übungsbewegungen so aufgelistet, dass du sie gut hintereinander als Zirkel trainieren kannst.
Alternativ kannst du sie als Zweier-Paare üben, d. h. du machst abwechselnd Sätze für je eine Übung aus Bewegung 1 und 2, bis du alle Sätze zu diesem Übungspaar ausgeführt hast. Dann beginnst du entsprechend mit dem Zweier-Paar aus je einer Übung für die Bewegung 3 und 4; fahre entsprechend fort. In dieser Reihenfolge lässt sich effektiv trainieren, du kannst die Reihenfolge aber auch anders wählen, wenn es für dein Training passender sein sollte. Zudem kannst du Übungen ergänzen und variieren. Jeder muss sein Training auf seine persönlichen Bedürfnisse abstimmen – umso erfahrener du im Körpergewichtstraining wirst, desto individueller wirst du dein Training gestalten.

	Bewegung	Vorrangig aktivierte Muskelbereiche	Progression	Übungen
1	Kniebeugung mit beiden Beinen	Oberschenkel vorn	Beidbeinige Kniebeuge-Progression	K 1–5
2	Hüftbewegung mit gebeugten Beinen	Gesäß und Beine	Schulterbrücke-Progression	K 6–10
3	Druck nach oben	Schultern	Handstand-Liegestütz-Progression	K 11–15
4	Zug von oben nach unten	Rücken	Klimmzug-Progression	K 16–20
5	Kniebeugung mit einem Bein	Oberschenkel vorn und seitlich	Einbeinige Kniebeuge-Progression	K 21–25
6	Hüftbewegung mit fast gestreckten Beinen	Oberschenkel hinten	Standwaage-Progression	K 26–30
7	Druck nach vorn	Brust	Liegestütz-Progression	K 31–35
8	Zug von vorn nach hinten	Rücken	Körpergewichts-Rudern-Progression	K 36–40

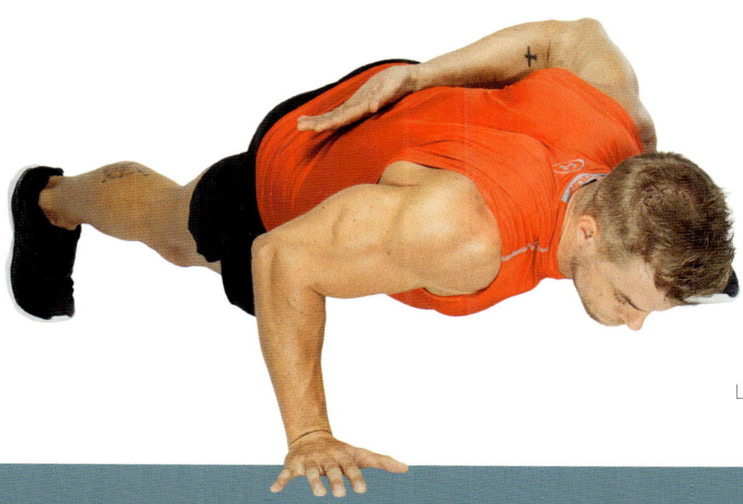

Liegestütz-Progression

Die Hauptübungen

In diesem Buch werden Bodyweight-Übungen (bezeichnet mit dem Buchstaben »K i«) für 8 Bewegungsrichtungen vorgestellt, mit denen du deinen Körper effektiv und ausgewogen trainierst. Nutze solche Übungsvarianten, die du technisch korrekt ausführen kannst und mit denen du die beabsichtige Trainingsintensität erreichst.
Bei Übungen aus dem Level 1 ist die Ausführungstechnik am wenigsten intensiv. Sie eignen sich deshalb für Einsteiger in das Bodyweight-Training. Wenn du für eine Übung die Obergrenze der beabsichtigen Wiederholungszahl (Zeitintervall) erreichst, dann kannst du eine intensivere Variante wählen oder zu einer Übung in Level 2 übergehen, welche die gleiche Bewegung trainiert. So fährst du entsprechend fort, bis du ein hohes Leistungsvermögen entwickelt hast.
Im Level 4–5 findest du die anspruchsvollsten Übungen, die das Muskelzusammenspiel intensiv fördern. Führe Übungen aus den höheren Levels nicht zu früh aus, da sie nur sinnvoll sind, wenn du sie technisch korrekt durchführst.
Wenn du eine Übung in deinem Work-out austauschen willst, dann achte darauf, dass sie die gleiche Bewegung trainiert und das Prinzip

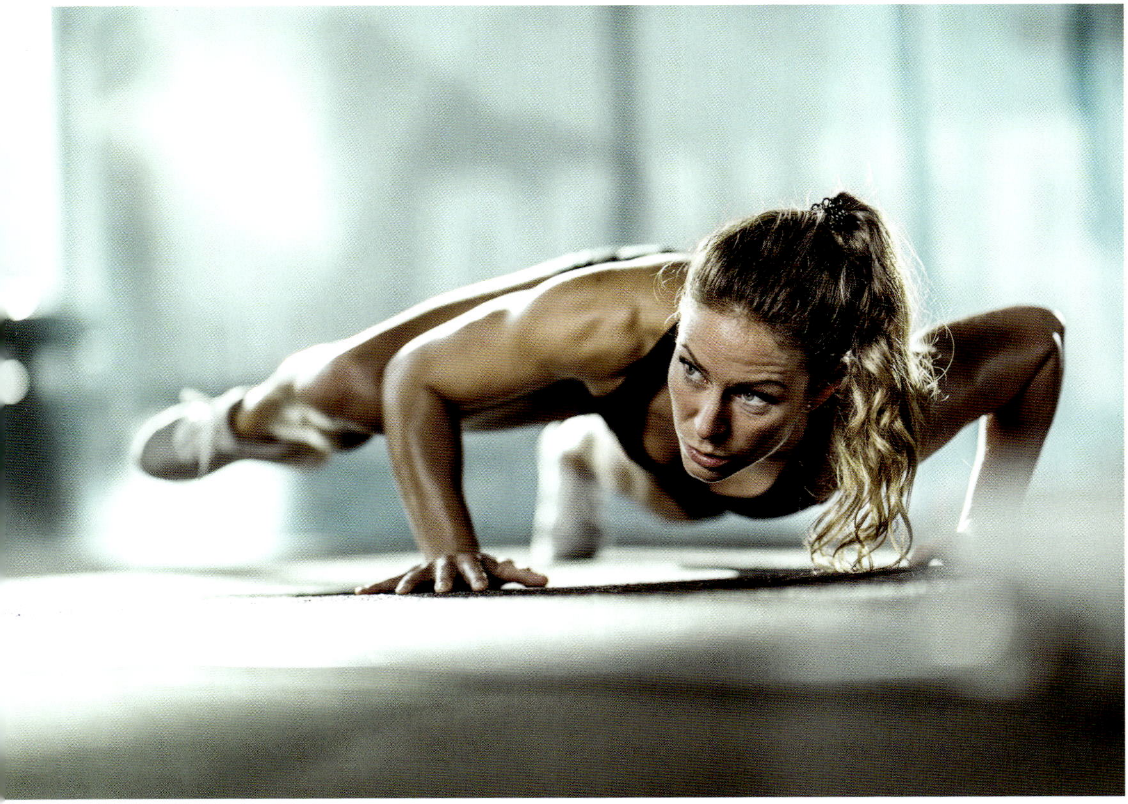

Der »Spiderman«-Liegestütz (Seite 141).

des ausgewogenen Trainings mit progressiven Steigerungen beibehalten wird. Umso länger du Bodyweight-Training machst, desto mehr wirst du auf Intensivierungen zurückgreifen und zudem Übungen nutzen, die du dir selbst ausdenkst oder von denen du erzählt bekommst.

Bedenke bei dem Einsatz von extremen Übungen, dass sie mit hohem Verletzungsrisiko verbunden sind. Es ist beispielsweise für dein Training nicht notwendig, dass du »Handstand auf beweglichem Untergrund« ausführst. Ebenso empfehle ich kein »Human Flag«, denn wenn du dich dabei an der Schulter verletzt, wird dich das langfristig in deinem Training einschränken. Das Verletzungsrisiko darf nicht den möglichen Nutzen übersteigen – die erste Trainingspriorität lautet sicher zu trainieren.

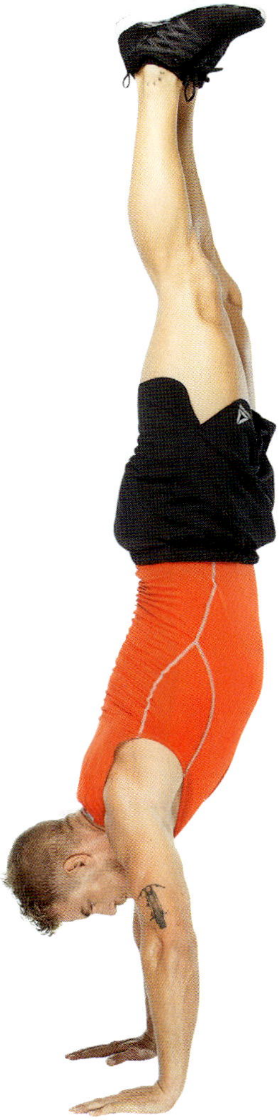

Hier wird der Übersichtlichkeit wegen in folgende Trainingslevel unterschieden:

Level 1: Starter
Level 2: Leicht-Geübter
Level 3: Sportler
Level 4: Profi
Level 5: Star

INFO: Übungsdurchführung

Nimm die Anfangsposition ein und stabilisiere die Position, indem du deine Körperspannung aufbaust. Führe die Übung entsprechend der Beschreibung durch, ohne Ausweichbewegungen und Fehlstellungen. Wiederhole die Übung so lange beziehungsweise so oft, wie es deinem Leistungsniveau entspricht und im Trainingsplan vorgesehen ist.

Du musst immer beide Körperseiten kräftigen, auch wenn eine Übung nur zu einer Seite beschrieben ist. Beginne in Level 1 und gehe zum nächsten Level erst dann über, wenn du mehr als die geplante Wiederholungszahl (beziehungsweise Übungszeit) technisch perfekt in passender Geschwindigkeit ausführen kannst. Du kannst aber auch im bisherigen Level weiterüben und die Intensität erhöhen.

Die Zeichen (++) und (+) verdeutlichen, ob eine Übung einen Muskel vorrangig kräftigt oder mitkräftigt.

K1 Beidbeinige Kniebeuge vereinfacht

BEWEGUNG 1: Beidbeinige Kniebeuge-Progression

KRÄFTIGUNG

++ Oberschenkelmuskulatur, insbesondere vorderer Anteil

+ untere Rücken- und Wadenmuskulatur

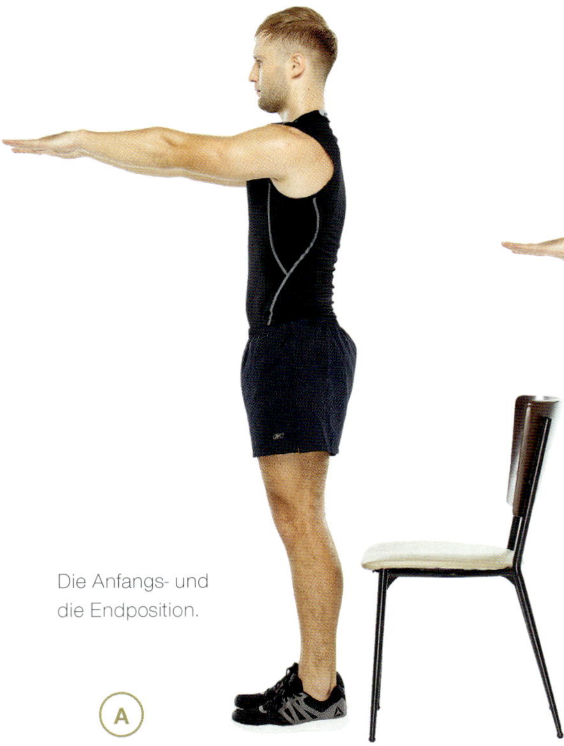

Die Anfangs- und die Endposition.

A

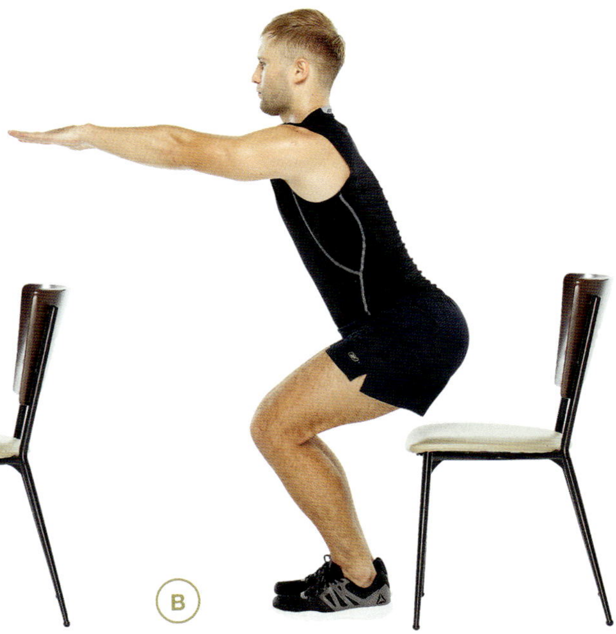

B

SO GEHT'S

- Du stehst mit dem Rücken vor einem Stuhl. Der Oberkörper ist aufrecht und der Stand ist hüft- bis schulterbreit. Die Füße sind parallel oder etwas nach außen gedreht. Die Arme kannst du vorstrecken (A), hängen lassen oder in die Hüften stützen.
- Spanne die Bauch- und Gesäßmuskulatur an und ziehe die Schulterblätter nach hinten unten.
- Beuge die Beine (B), indem du die Hüften nach hinten schiebst, bis du mit dem Gesäß die Sitzfläche des Stuhls berührst. Gleichzeitig atmest du ein. Das Gewicht verlagerst du auf die Fersen. Halte kurz die Position, ohne dich abzusetzen.
- Drücke dich mit Ausatmung nach oben. Dann wiederholst du die Übung.
- Achte durchgehend auf Rumpfspannung und geraden Rücken, sowie darauf, dass die Knie nicht nach vorn oder innen ausweichen.

VEREINFACHUNG

Gelingt dir die Übung noch nicht wie zuvor beschrieben, dann lege ein Polster auf den Stuhl, um den Bewegungsumfang zu verringern. Beuge die Beine so weit, bis du mit dem Gesäß das Kissen berührst (C)–(D). Wenn dir so die geplante Wiederholungszahl gelingt, da du mehr Kraft entwickelt hast, dann nimmst du das Kissen weg.

INTENSIVIERUNG

Du kannst die Hände überkreuz vor der Brust oder im Nacken halten, was die Übung erschwert. Zudem kannst du den Fußabstand verändern, mit engen Füßen wird es etwas schwerer.

VARIANTE

Du kannst den »Wandsitz« ausführen. Hierzu stellst du dich mit dem Rücken an eine Wand und gehst mit den Füßen vor, bis du die gewünschte Position erreichst. Der Rücken ist gerade an der Wand. Du bleibst statisch in dieser Position bei gleichmäßiger Atmung. Achte darauf, dass die Knie stabil bleiben und nicht nach vorn oder seitlich ausweichen. Übe das Halten der Position, bis es dir für mindestens 60 Sekunden gelingt. Als Einsteiger beginnst du mit einem großen Kniegelenkswinkel (E), mit fortschreitender Kraftentwicklung gehst du tiefer in die Kniebeuge (F).

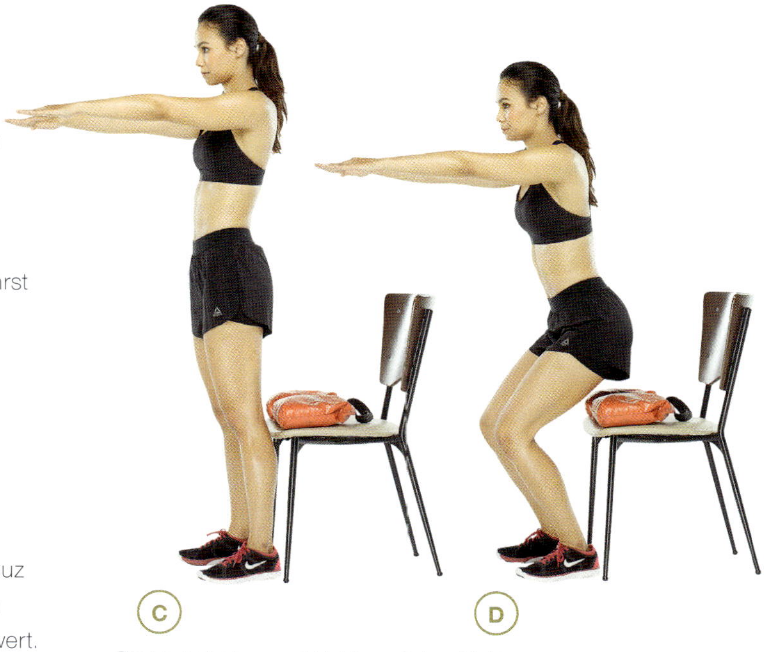

Die Vereinfachung mit Polster auf dem Stuhl.

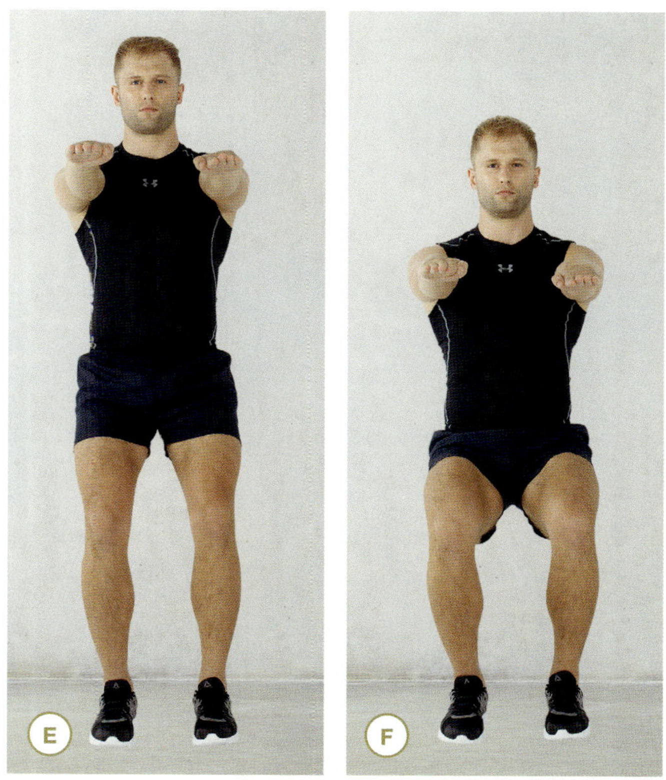

Der »Wandsitz« in leichter Position und in mittlerer Position.

K2 Beidbeinige Kniebeuge

BEWEGUNG 1: Beidbeinige Kniebeuge-Progression

KRÄFTIGUNG

++ Oberschenkelmuskulatur, insbesondere vorderer Anteil

+ untere Rücken-, Gesäß- und Wadenmuskulatur

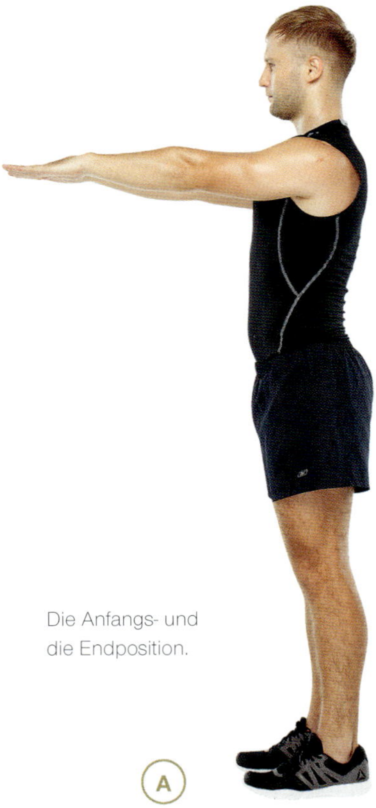

Die Anfangs- und die Endposition.

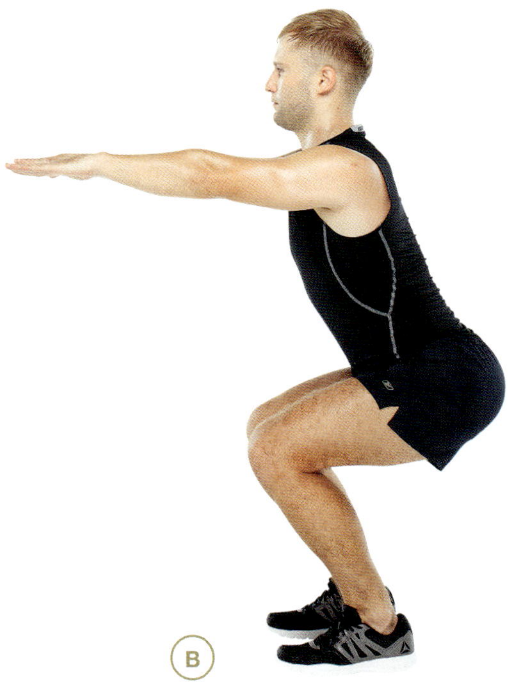

SO GEHT'S

- Du stehst im aufrechten Stand, die Beine sind hüft- bis schulterbreit auseinander und die Füße zeigen vor oder leicht nach außen. Die Arme hast du gerade nach vorn gestreckt (A). Optional lässt du sie hängen oder stützt sie in die Hüften.
- Spanne die Bauch- und Gesäßmuskulatur an und aktiviere die Schulterblätter nach hinten unten.
- Beuge die Beine, indem du die Hüften nach hinten schiebst, bis die Oberschenkelknochen mindestens die senkrechte Position erreichen (B). Gleichzeitig atmest du ein. Das Gewicht wird auf die Fersen verlagert. Halte kurz die Position.
- Drücke dich mit Ausatmung nach oben. Dann wiederholst du die Übung.
- Achte darauf, dass der Rücken durchgehend gerade ist und darauf, dass die Knie in der Beinachse bleiben und nicht nach vorn oder innen ausweichen.

INTENSIVIERUNG

Du kannst die Hände vor der Brust überkreuzen oder im Nacken verschränken, um die Übung etwas zu erschweren. Mit Zusatzgewicht (z. B. gefülltem Rucksack) lässt sich intensivieren (C)–(D). Mit fortschreitender Kraftentwicklung erhöhst du das Gewicht. Du kannst auch Gewichte in den Händen halten.

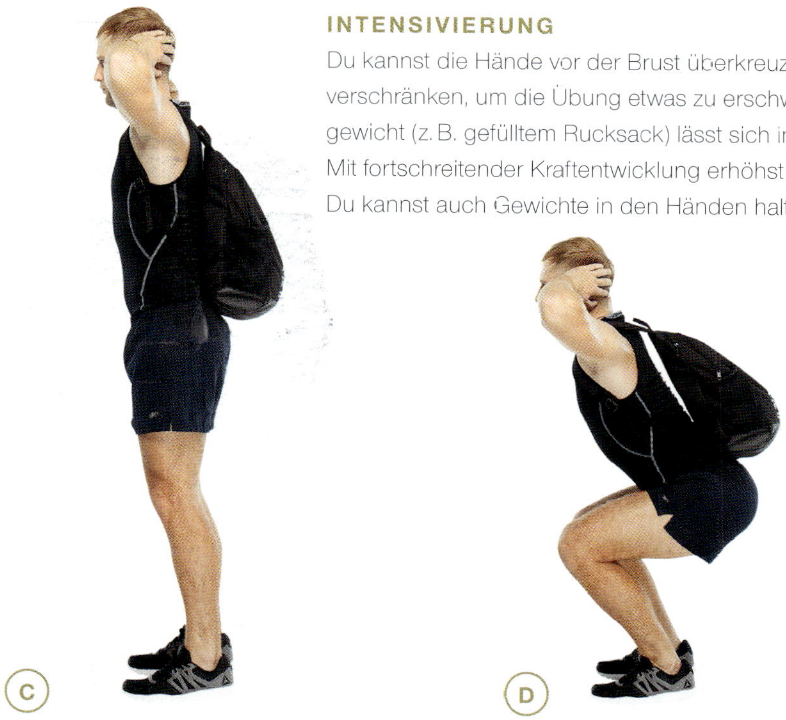

Die Intensivierung mit Rucksack.

VARIANTEN

Du kannst bei der Beinstreckung die Fersen anheben und diese Position kurzhalten. Mit dieser Variante intensivierst du die Aktivität der Wadenmuskulatur.

Die beidbeinige Kniebeuge lässt sich gut mit unterschiedlich tiefen Positionen im »Wandsitz« üben. Du kannst die Hände hängen lassen (E)–(F) oder vorstecken. Das Gewicht ist mehr auf den Fersen als auf dem Vorderfuß. Übe so lange, bis es dir gelingt, die Position mit waagrechten Oberschenkeln für mindestens 60 Sekunden zu halten.

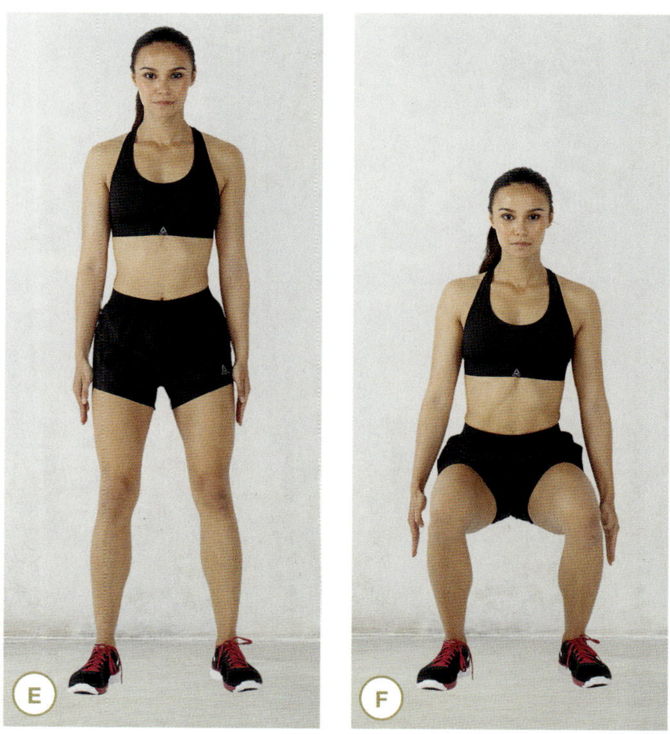

Der »Wandsitz« mit waagrechter Oberschenkelposition.

K3 Beidbeinige Kniebeuge tief

BEWEGUNG 1: Beidbeinige Kniebeuge-Progression

KRÄFTIGUNG

++ Oberschenkel- und Gesäßmuskulatur

\+ Rumpf- und Wadenmuskulatur

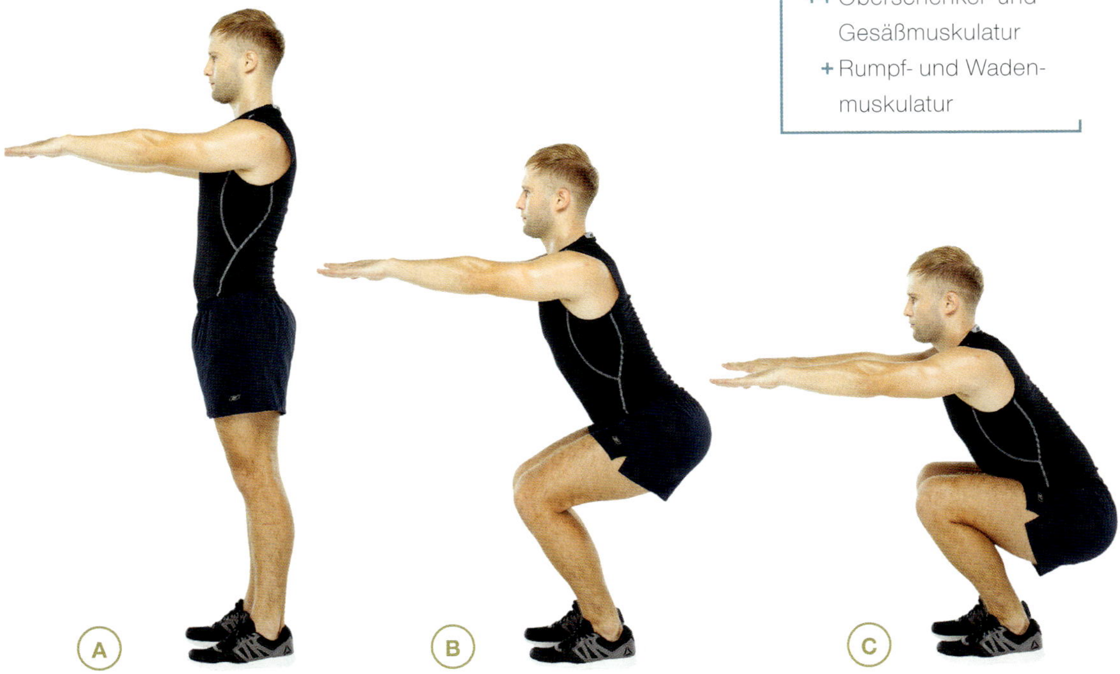

Der Bewegungsablauf.

SO GEHT'S

- Du stehst hüft- bis schulterbreit mit aufrechtem Oberkörper. Die Füße sind parallel oder etwas nach außen gedreht. Die Arme hast du gerade nach vorn gestreckt (A) oder in die Hüften gestemmt.
- Spanne die Bauch- und Gesäßmuskulatur an und ziehe die Schulterblätter nach hinten unten.
- Beuge die Beine, indem du die Hüften nach hinten schiebst, bis du die tiefe Position erreichst (B)–(C). Gleichzeitig atmest du ein. Halte kurz die Position, wobei du die Beinmuskulatur in Spannung hast – du darfst die Muskelspannung nicht lösen.
- Drücke dich mit Ausatmung nach oben. Dann wiederholst du die Übung.
- Achte durchgehend auf Rumpfspannung und geraden Rücken, sowie darauf, dass die Knie nicht aus der Beinachse ausweichen.

VEREINFACHUNG

Du kannst die Übung vereinfachen, indem du dich vor einen tiefen Stepper oder Bücherstapel stellst. Senke dein Gesäß, bis du den Gegenstand berührst, ohne dich darauf abzusetzen. Gelingt dir dies für mindestens 12 tief ausgeführte Wiederholungen, dann kannst du den Gegenstand wegnehmen und so tief üben, wie es dir kontrolliert und schmerzfrei möglich ist. Auch hier gilt, dass die Muskulatur durchgehend in Spannung bleiben muss.

INTENSIVIERUNG

Du kannst die Hände überkreuz vor der Brust oder am Hinterkopf halten, was die Übung erschwert. Eine weitere Intensivierung erreichst du mit Zusatzgewicht wie einem gefüllten Rucksack auf dem Rücken (D)–(E) oder Gewichten in den Händen.

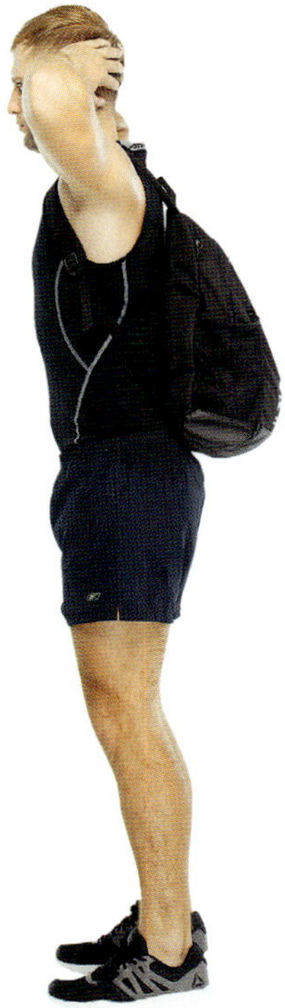
(D)

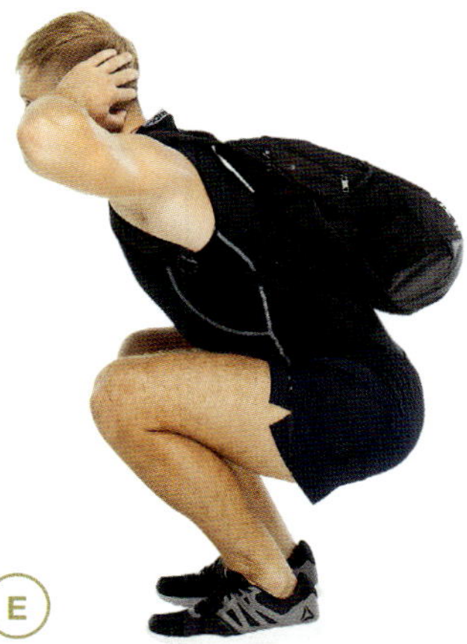
(E)

Die Ausführung mit Rucksack als Zusatzgewicht.

VARIANTE

Du kannst die Muskulatur für die tiefe Kniebeuge in der statischen »Wandsitz«-Position entwickeln (F)–(G), bis du die tiefe Position für 60 Sekunden halten kannst.

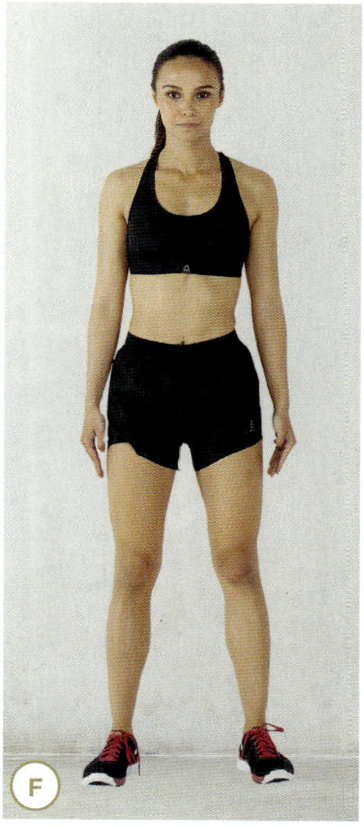
(F)

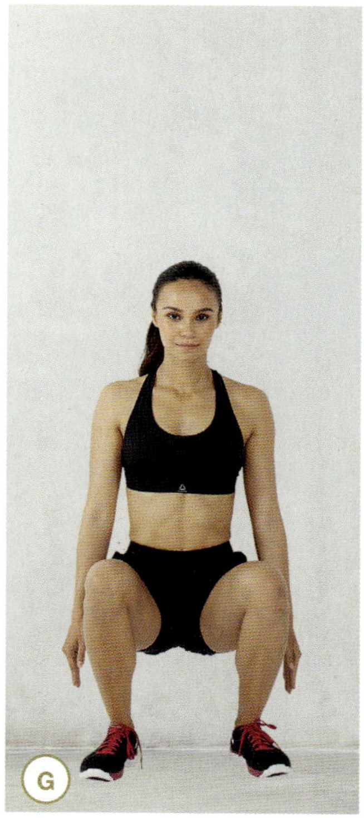
(G)

Der tiefe »Wandsitz«.

K4 Sprung aus der beidbeinigen Kniebeuge

BEWEGUNG 1: Beidbeinige Kniebeuge-Progression

KRÄFTIGUNG

++ Oberschenkelmuskulatur, insbesondere vorderer Anteil, und Wadenmuskulatur

+ Rumpf- und Gesäßmuskulatur

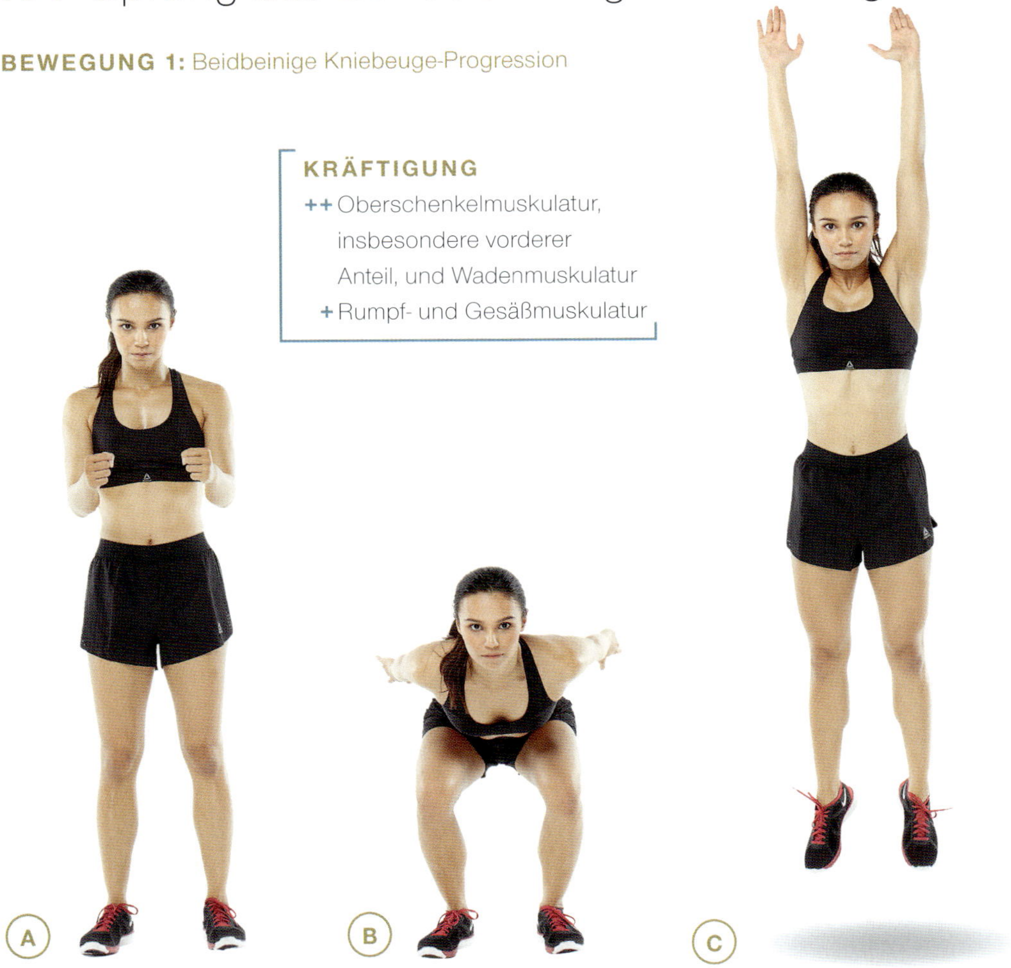

Der Bewegungsablauf beim Strecksprung.

SO GEHT'S

- Du bist im aufrechten Stand, mit den Füßen vorzeigend und etwa hüftbreit auseinander. Die gebeugten Unterarme hast du vor dem Körper (A).
- Beuge die Beine, indem du die Hüften nach hinten schiebst, und atme ein. Gleichzeitig schwingst du die Arme nach unten hinten (B). Achte darauf, dass die Knie in der Beinachse bleiben.
- Springe explosiv gerade nach oben, so hoch wie dir möglich, und schwinge dabei die Arme mit (C). Dabei atmest du aus.
- Komme kontrolliert, möglichst sanft auf der Absprungstelle auf. Dann wiederholst du die Übung.

INFO

Mit dieser Übung trainierst du die Explosivkraft der Beinmuskulatur. Die Sprung-Kniebeuge kannst du auch mit einem niedrigeren Trainingslevel üben. Bewege dich dann weniger tief in die Kniebeuge.

INTENSIVIERUNG

Du kannst einen Medizinball in den Händen halten und diesen bei der Kniebeuge auf den Boden auftippen. Im Sprung reißt du den Ball hoch (D)–(F).

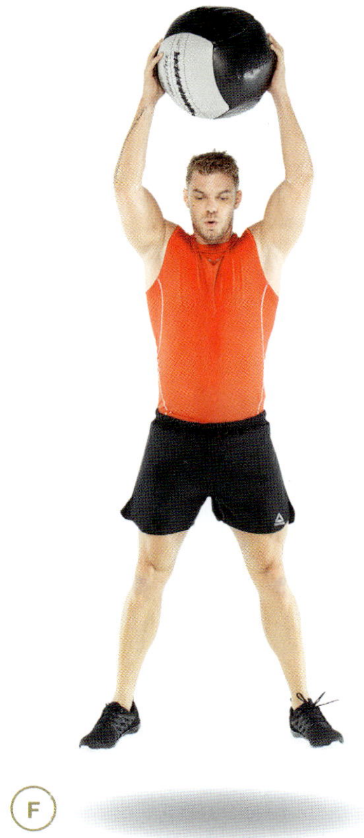

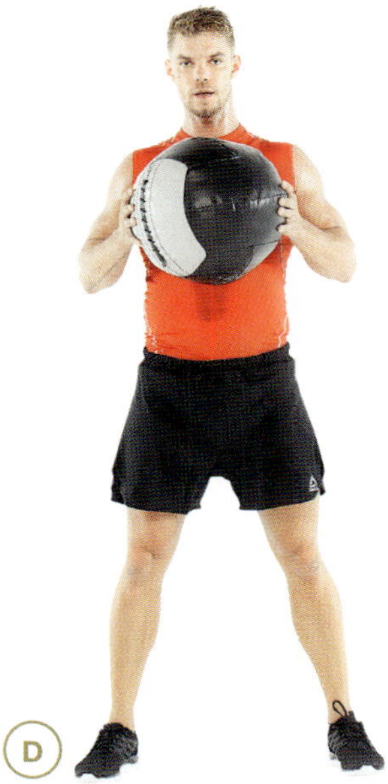

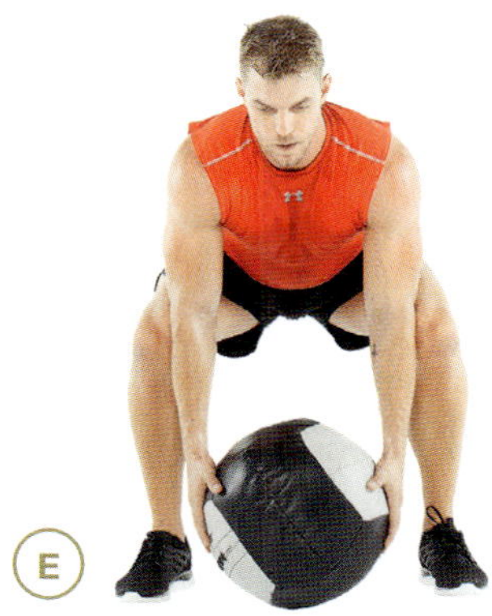

Der mit Medizinball intensivierte Strecksprung.

VARIANTEN

Als Trainingsvariante kannst du weite Sprünge nach vorn machen, ebenso kannst du auf einen Stepper (G)–(H) oder eine Box springen.
Alternativ kannst du seitliche Sprünge in deinem Training ergänzen.

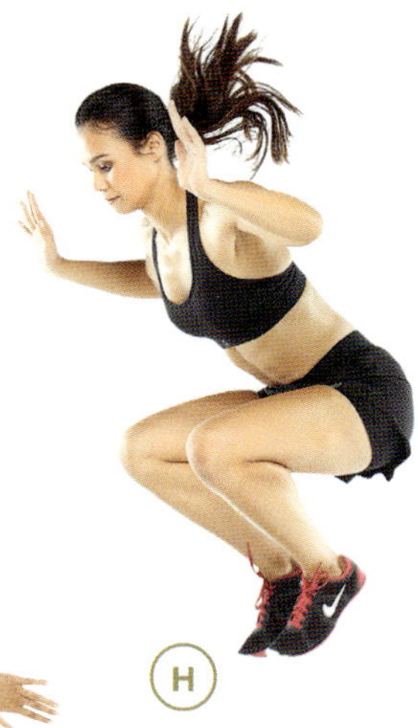

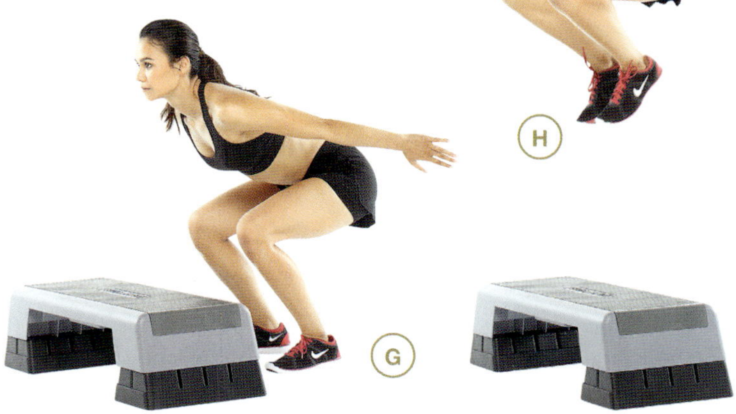

Die hohe Sprung-Kniebeuge auf den Stepper.

K5 Beidbeinige Kniebeuge intensiv

BEWEGUNG 1: Beidbeinige Kniebeuge-Progression

KRÄFTIGUNG
++ Oberschenkel- und Gesäßmuskulatur
+ Rumpf-, Schulter- und Wadenmuskulatur

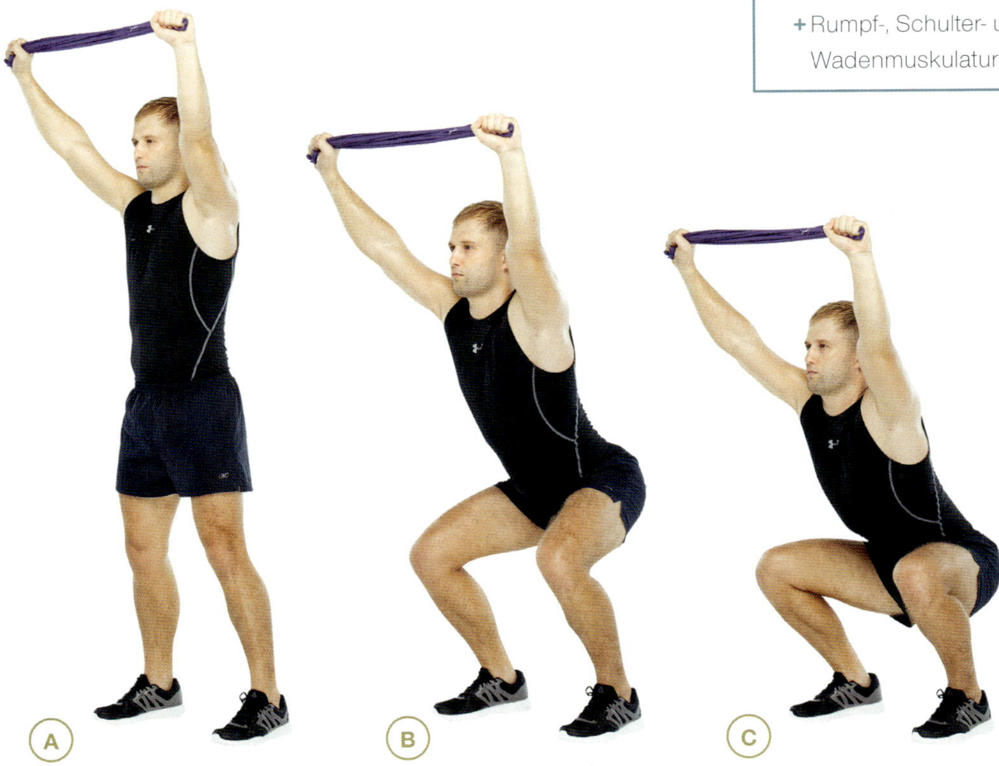

Der Bewegungsablauf.

SO GEHT'S

- Du stehst mit aufrechtem Oberkörper in schulterbreitem Stand. Die Füße sind parallel oder etwas nach außen gedreht. Die Arme sind etwa schulterbreit und gerade hoch gestreckt. In den Händen kannst du ein gespanntes Handtuch (A) oder einen Stab halten; du kannst ebenso ohne Gegenstand üben.
- Spanne die Bauch- und die Gesäßmuskulatur an und die Schultern nach hinten unten.
- Beuge die Beine, indem du die Hüften nach hinten schiebst, bis die Oberschenkelknochen mindestens die senkrechte Position erreichen (B)–(C). Das Gewicht verlagert sich auf die Fersen. Gleichzeitig atmest du ein. Der Oberkörper bleibt gerade und soweit wie möglich aufrecht. Halte kurz die Position.
- Drücke dich mit Ausatmung nach oben, um schließlich die Übung zu wiederholen.
- Achte darauf, dass der Rücken durchgehend gerade ist und darauf, dass die Knie in der Beinachse bleiben und nicht nach vorn oder innen ausweichen. Vermeide es, mit den Armen nach vorn zu »fallen«.

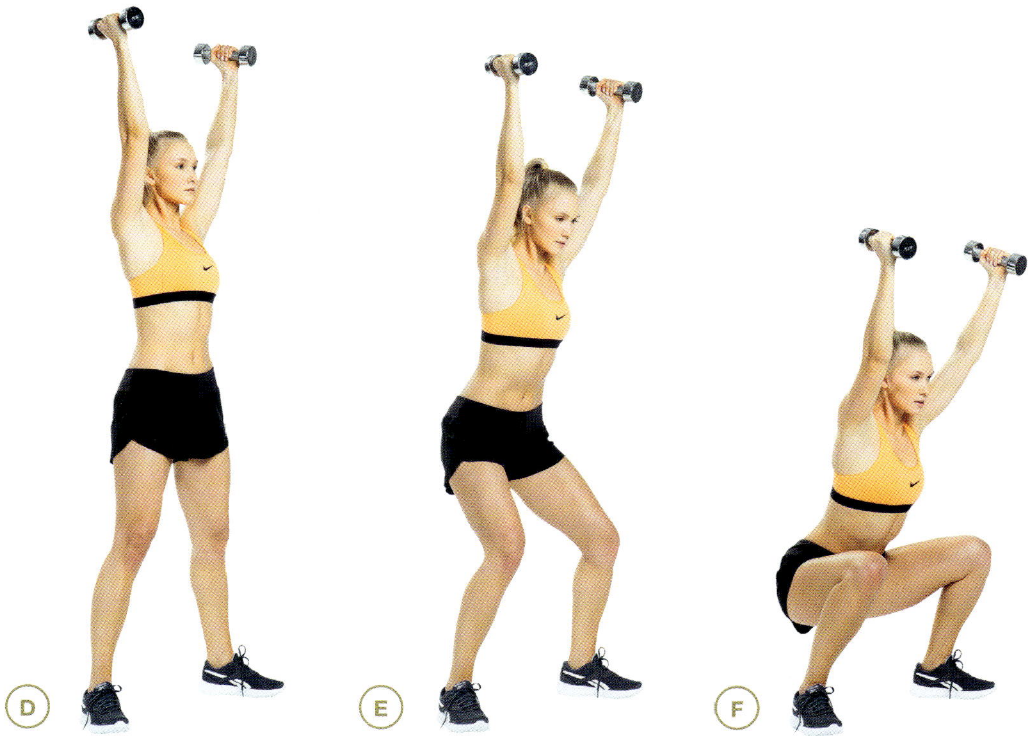

Die Übung mit Zusatzgewicht.

INTENSIVIERUNG

Du intensivierst die Übung, indem du tiefer in die Kniebeuge gehst. Auch wird die Übung schwerer, wenn du die Arme enger zusammen hast und/oder mit engem Beinabstand übst.
Als Option kannst du ein Zusatzgewicht in den hochgestreckten Händen halten, beispielsweise ein schweres Buch, Medizinball, Kurzhanteln (D)–(F) oder einen gefüllten Rucksack.

VARIANTEN

Du kannst die Kniebeugen intensivieren, indem du auf instabilem Untergrund übst. Dies ist z. B. auf Therapiekreisel oder Balance-Kissen möglich.

Du kannst auch im »Wandsitz« mit hochgestreckten Armen üben (G).

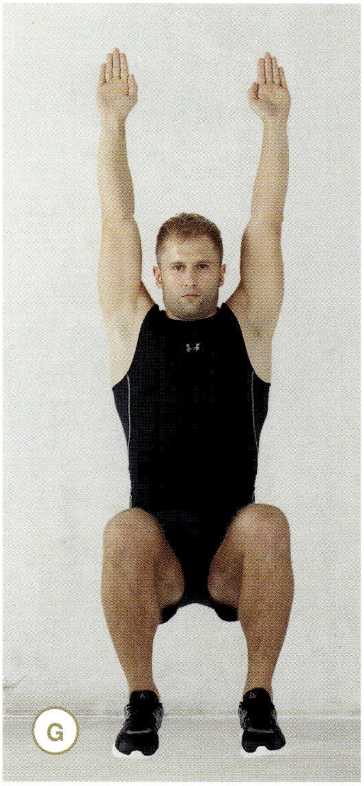

Die Übung im »Wandsitz«.

K6 Beidbeinige Schulterbrücke

BEWEGUNG 2: Schulterbrücke-Progression

KRÄFTIGUNG

++ Gesäß- und hintere Oberschenkelmuskulatur

+ Rumpf-, Waden-, vordere und seitliche Oberschenkelmuskulatur

A
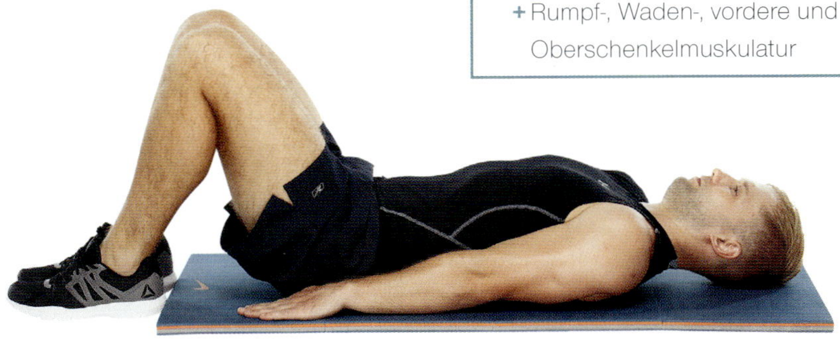

B
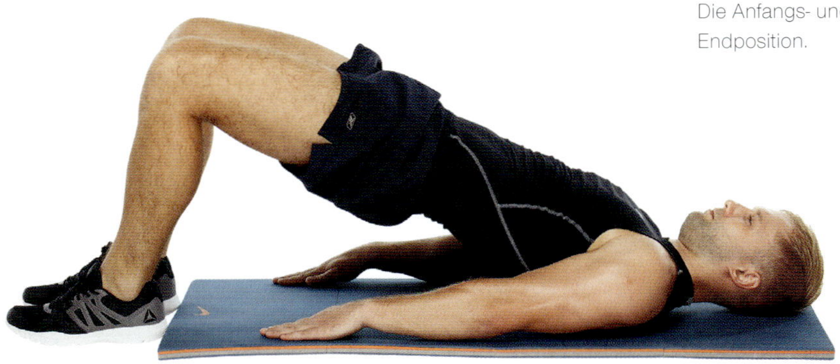

Die Anfangs- und die Endposition.

SO GEHT'S

- Du befindest dich in Rückenlage und hast die Handflächen abgelegt. Die Beine sind angezogen und die Fußsohlen sind aufgestellt.
- Belaste die Fußsohlen gleichmäßig und drücke sie leicht auf den Boden. Spanne die Bauch- und Gesäßmuskulatur an, atme ein und hebe das Gesäß etwas an (A).
- Drücke die Füße fest auf und hebe das Becken so weit hoch, bis sich die Oberschenkel und der Rücken in einer Linie befinden (B). Gleichzeitig atmest du aus. Die Bewegung erfolgt aus der Gesäßmuskulatur, ohne den unteren Rücken zu überstrecken. Die Hände sollen möglichst wenig unterstützen. Halte kurz die Position und spanne die Gesäßmuskulatur maximal zusammen.
- Senke langsam das Becken, ohne es abzulegen, und atme ein. Dann wiederholst du die Bewegung.
- Achte darauf, dass die Knie nicht zur Seite ausweichen und darauf, dass der Rumpf durchgehend in Spannung ist.

INFO

Mit dieser Übung trainierst du die Gesäßmuskulatur, die bei vielen Menschen durch häufiges Sitzen vernachlässigt ist, woraus zahlreiche Problematiken (z.B. Hüftschmerzen) resultieren können.

VEREINFACHUNG

Einsteiger können das Beckenheben durch Druck mit den Händen auf den Boden unterstützen.

INTENSIVIERUNG

Lege die Handflächen auf den Bauch, um jeglichen Armeinsatz zu verhindern. Du kannst mit Zusatzgewicht (C)–(D) üben. Positioniere es auf dem unteren Bauch und sichere es mit den Händen.

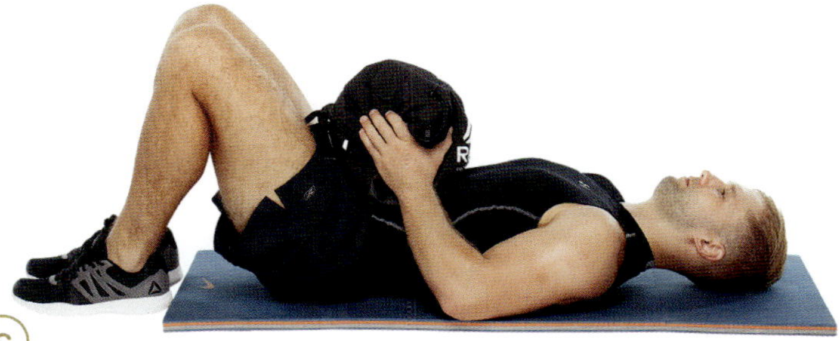

(C)

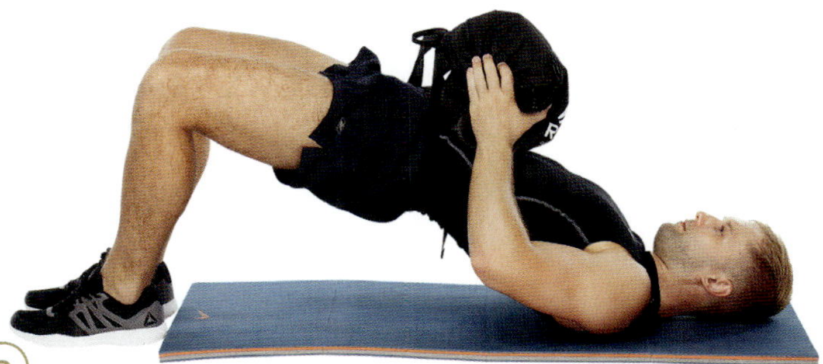

(D)

Die Intensivierung mit Zusatzgewicht.

VARIANTEN

Du kannst die obere Position über die Übungsdauer hinweg statisch halten.

Nach einem Übungssatz veränderst du den Kniegelenkswinkel, um unterschiedliche Muskelanteile stärker zu aktivieren.

Du kannst die Fersen anheben und durchgehend oben halten, um die Wadenmuskulatur intensiver zu aktivieren (E)–(F).

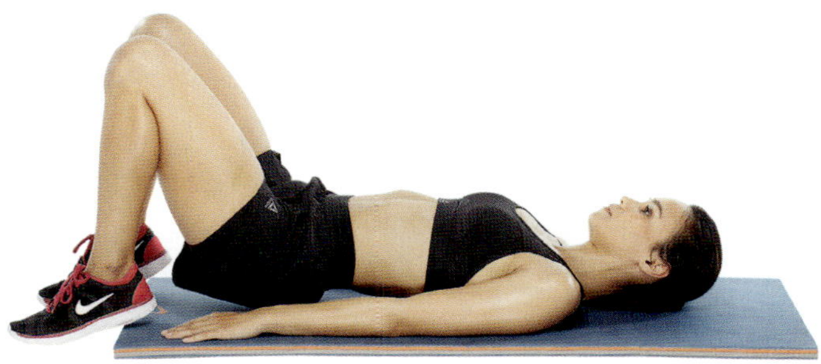

(E)

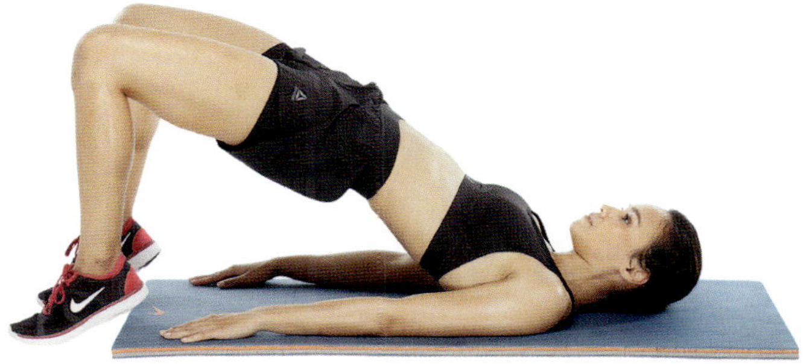

(F)

Die Übung auf den Fußballen.

K7 Beidbeinig Schulterbrücke intensiv

BEWEGUNG 2: Schulterbrücke-Progression

KRÄFTIGUNG

++ Gesäß- und hintere Oberschenkelmuskulatur

+ Rumpf-, Waden-, vordere und seitliche Oberschenkelmuskulatur

A

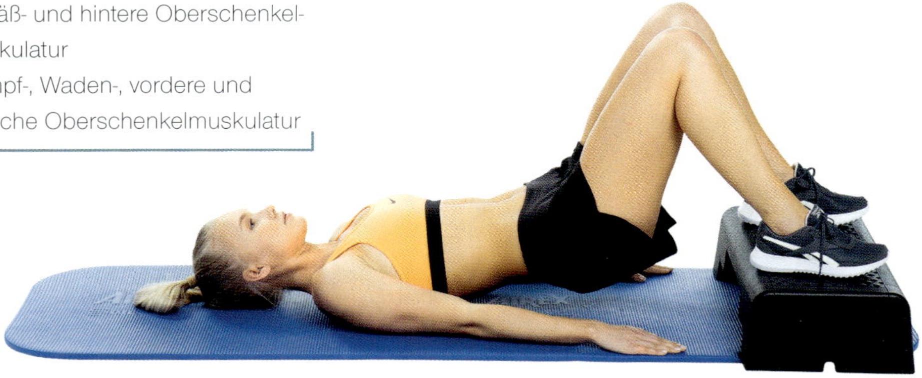

B

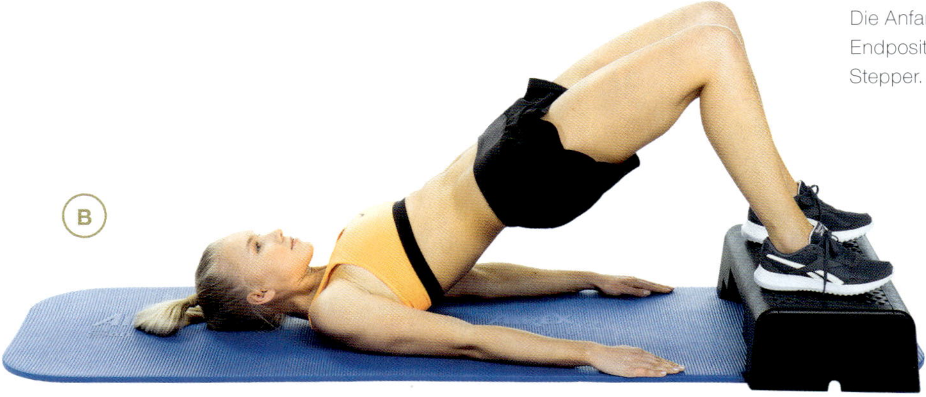

Die Anfangs- und die Endposition auf dem Stepper.

SO GEHT'S

- Du befindest dich in Rückenlage. Die Beine sind angezogen und die Fußsohlen sind auf einem Kasten oder Stepper aufgestellt. Die Arme sind ablegt oder überkreuz vor der Brust.
- Belaste die Fußsohlen gleichmäßig und drücke sie leicht auf den Boden. Spanne die Bauch- und Gesäßmuskulatur an, atme ein und hebe das Gesäß etwas an (A).
- Drücke die Füße fest auf und hebe das Becken so weit hoch, bis sich die Oberschenkel und der Rücken in einer Linie befinden (B). Dabei atmest du aus. Die Bewegung erfolgt aus der Gesäßmuskulatur, ohne den unteren Rücken zu überstrecken. Spanne die Gesäßmuskulatur maximal zusammen und halte kurz die Position.
- Senke langsam das Becken, ohne es abzulegen und atme ein. Dann wiederholst du die Bewegung.
- Achte darauf, dass die Knie nicht zur Seite ausweichen und darauf, dass der Rumpf durchgehend in Spannung ist.

VEREINFACHUNG

Du vereinfachst die Übung, indem du die Höhe des Gegenstandes reduzierst, oder indem du mit den Händen leichten Druck auf den Boden ausübst.

INTENSIVIERUNG

Du intensivierst die Übung, indem du ein Zusatzgewicht (z. B. gefüllter Rucksack) mit den Händen auf dem unteren Bauch hebst (C)–(D).

VARIANTEN

Nutze unterschiedliche Kniegelenkswinkel für die Übungssätze. Du kannst die Fersen anheben, um die Wadenmuskulatur intensiver zu aktivieren.

Eine effektive Option ist das Training mit den Füßen auf einem instabilen Untergrund (z. B. Therapiekreisel oder Medizinball) (E)–(F).

Du kannst die äußeren Oberschenkelseiten stärker trainieren, wenn du ein Fitnessband um die Oberschenkel gespannt hast und beim Senken und Heben die Spannung bewahrst.

Die innere Oberschenkelmuskulatur aktivierst du intensiver, indem du durchgehend einen kleinen Gummiball zwischen die Oberschenkel gepresst hast.

C

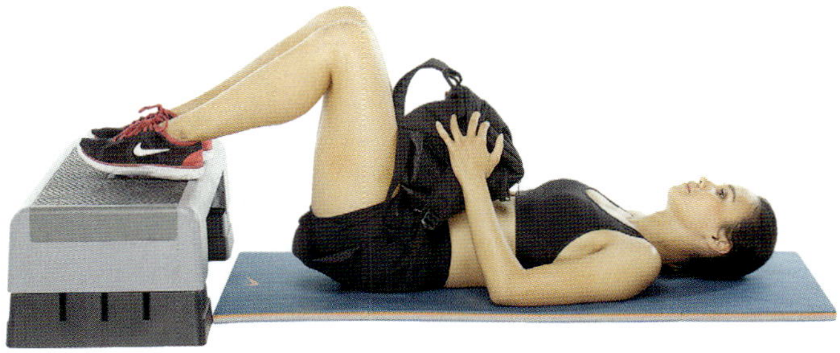

D

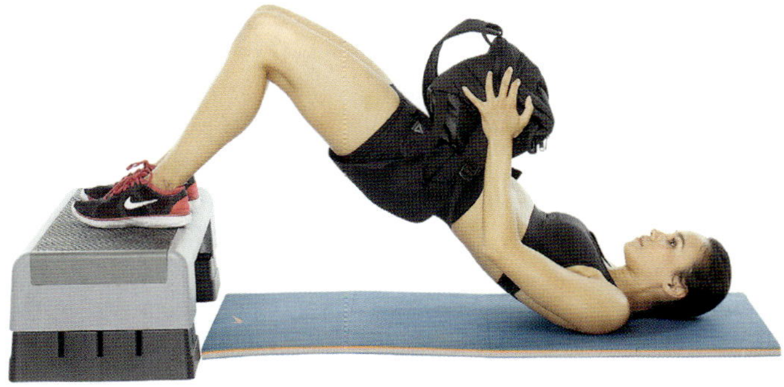

Die Intensivierung mit Zusatzgewicht.

E

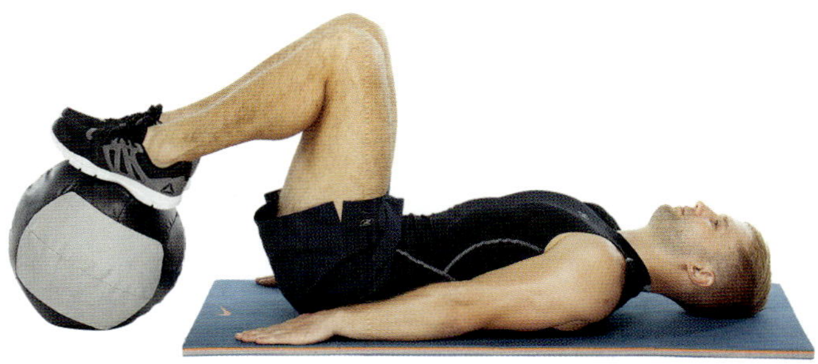

F

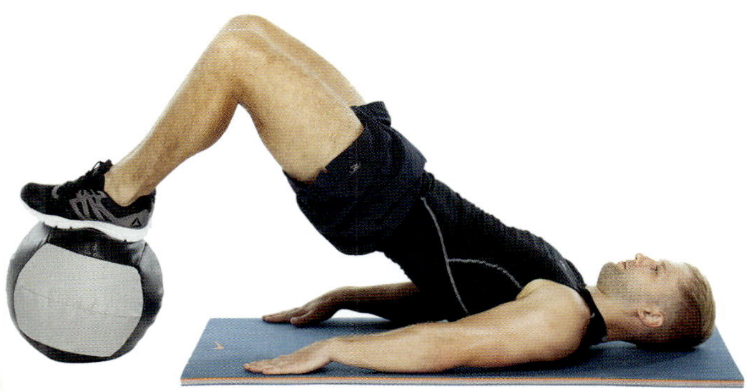

Die Variante auf dem großen Medizinball.

K8 Einbeinige Schulterbrücke vereinfacht

BEWEGUNG 2: Schulterbrücke-Progression

KRÄFTIGUNG

++ Gesäß- und hintere Oberschenkelmuskulatur

+ Rumpf-, Waden-, vordere und seitliche Oberschenkelmuskulatur

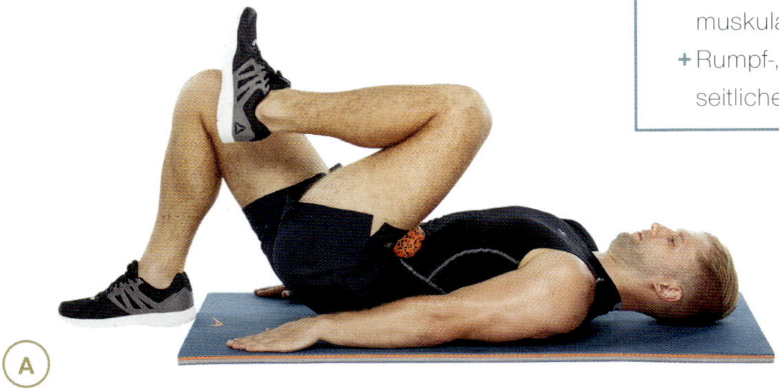

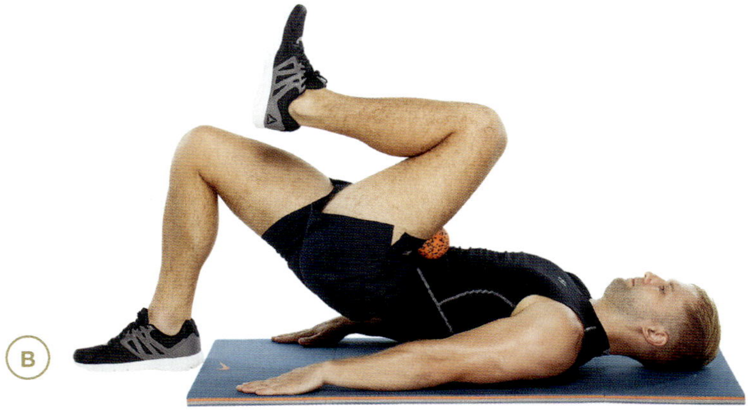

Der Bewegunsgablauf.

SO GEHT'S

- Du befindest dich in Rückenlage. Ein Bein ist angezogen und mit der Fußsohle aufgestellt. Die Arme sind ablegt. Hebe das andere Bein an und ziehe es zum Brustkorb.
- Du kannst einen kleinen Ball mit deinem angezogenen Knie an den Körper pressen, um Ausweichbewegungen zu vermeiden, was aber nicht zwingend ist.
- Belaste den Fuß gleichmäßig und drücke ihn leicht auf den Boden (A). Spanne die Bauch- und Gesäßmuskulatur an, atme ein und hebe das Gesäß etwas an.
- Drücke den Fuß fest auf und hebe das Becken so weit hoch, bis sich der Oberschenkel und der Rücken in einer Linie befinden (B). Die Bewegung erfolgt aus der Gesäßmuskulatur. Gleichzeitig atmest du aus. Halte kurz die Position und spanne das Gesäß fest an.
- Senke und hebe das Becken mehrfach, ohne es abzulegen.
- Achte darauf, dass das Knie in der Beinachse bleibt und der Rumpf durchgehend aktiviert ist.

VEREINFACHUNG

Du vereinfachst die Übung, indem du mit den Händen leichten Druck auf den Boden ausübst.

VARIANTEN

Als Option kannst du die Muskulatur mit der Übung »Eseltritt« kräftigen. Für größere Muskelaktivität wird sie hier mit Miniband ausgeführt. Einsteiger können auf das Band verzichten. Du kannst auch auf den Unterarmen üben.
Du nimmst die Bankstellung ein. Das Miniband wird hinten um den Oberschenkel gelegt und wird mit dem Knie auf dem Boden stabilisiert. Atme ein und hebe das Übungsbein leicht vom Boden ab (C). Strecke das Bein mit Ausatmung senkrecht hoch, und zwar so, dass die Fußsohle gerade nach oben zeigt (D). Halte kurz die Position. Senke es dann wieder, ohne das Knie abzulegen, und wiederhole die Übung.
Als Option kannst du ein Fußgewicht nutzen (E)–(F).

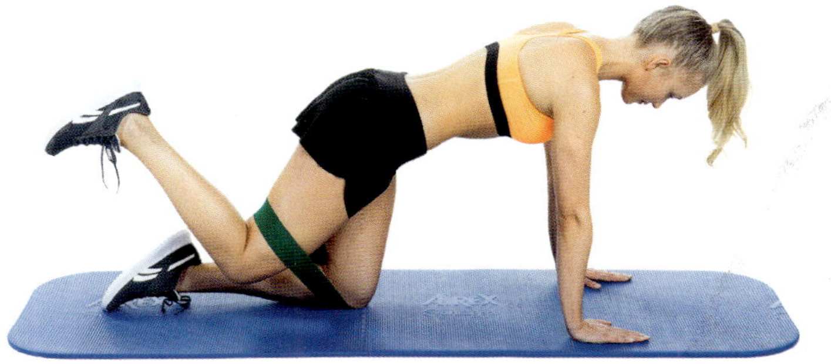

C

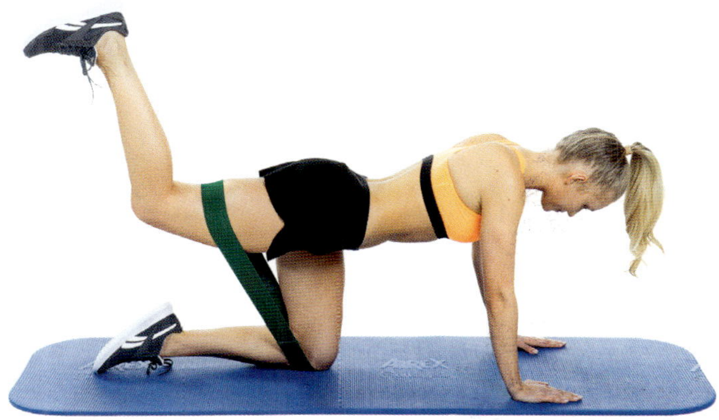

D

Die Variante im Vierfüßlerstand mit Miniband.

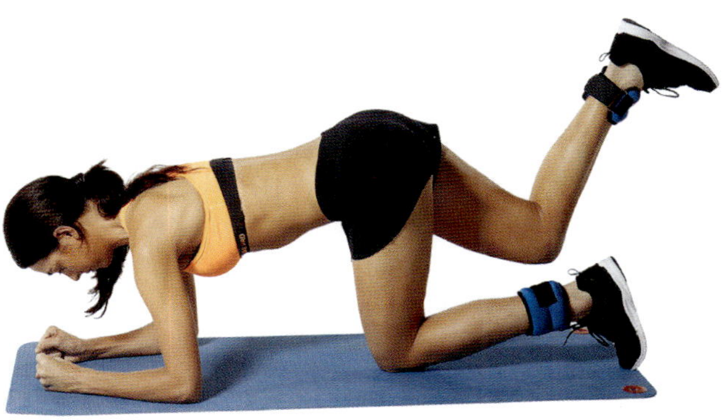

E

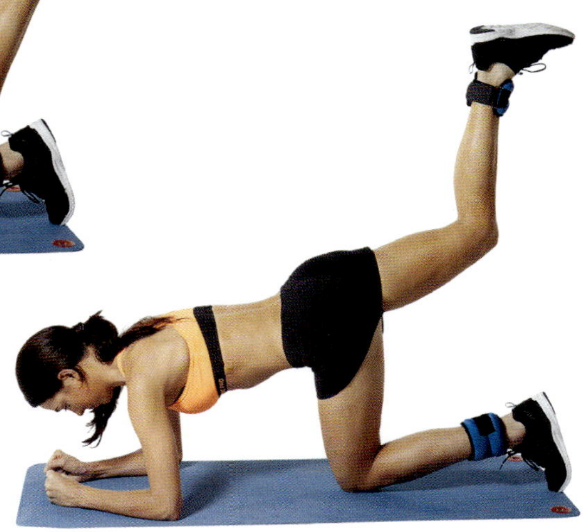

Die Variante im Unterarmstütz mit Fußgewicht.

F

K9 Einbeinige Schulterbrücke

BEWEGUNG 2: Schulterbrücke-Progression

KRÄFTIGUNG

++ Gesäß- und hintere Oberschenkelmuskulatur

+ Rumpf-, Waden-, vordere und seitliche Oberschenkelmuskulatur

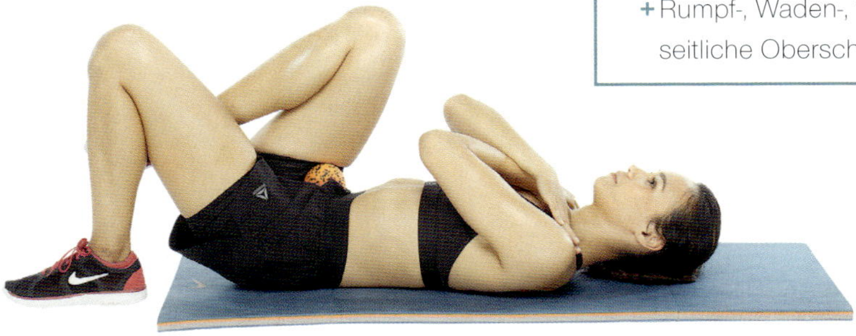

(A)

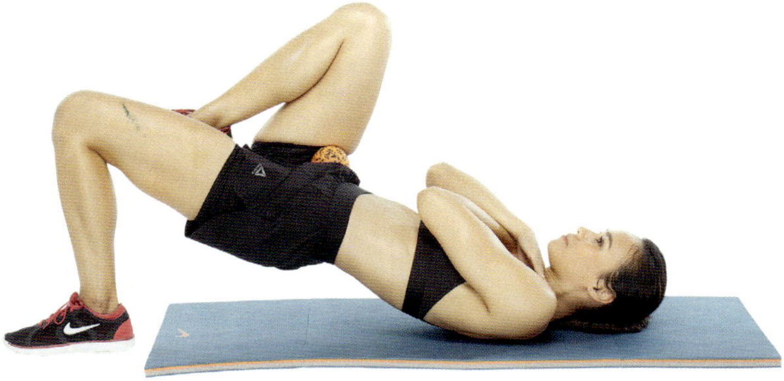

(B)

Die Anfangs- und die Endposition.

SO GEHT'S

- Du befindest dich in Rückenlage. Ein Bein ist angezogen und mit der Fußsohle aufgestellt. Die Arme sind überkreuz vor der Brust. Hebe das andere Bein an und ziehe es zum Brustkorb.
- Du kannst einen kleinen Ball mit deinem angezogenen Knie an den Körper pressen, was aber nicht zwingend ist.
- Belaste den Fuß gleichmäßig und drücke ihn leicht auf den Boden (A). Spanne die Bauch- und Gesäßmuskulatur an, atme ein und hebe das Gesäß etwas an.
- Drücke den Fuß fest auf den Boden und hebe das Becken so weit hoch, bis sich der Oberschenkel und der Rücken in einer Linie befinden (B). Die Bewegung erfolgt aus der Gesäßmuskulatur. Halte kurz die Position und spanne das Gesäß fest an.
- Senke und hebe das Becken mehrfach, ohne es abzulegen.
- Achte darauf, dass das Knie in der Beinachse bleibt und der Rumpf durchgehend aktiviert ist. Du sollst den unteren Rücken nicht überstrecken.
- Nutze unterschiedliche Kniegelenkswinkel für die Übungssätze.

(C)

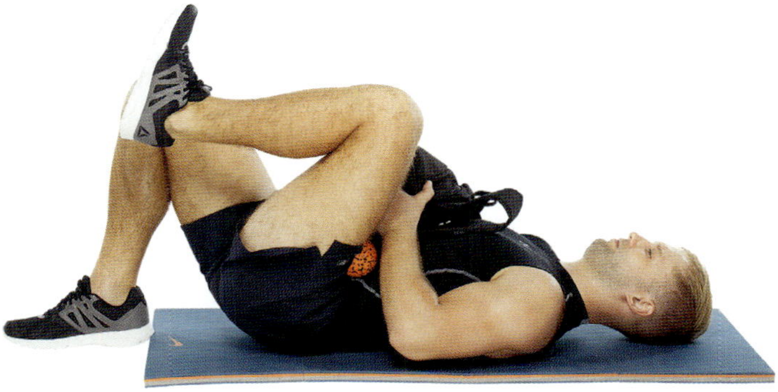

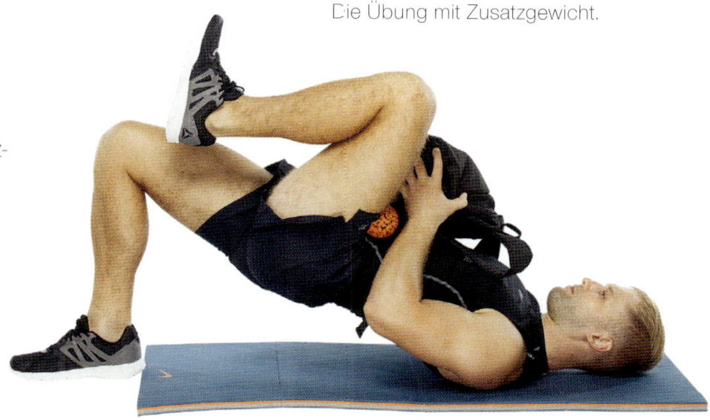

Die Übung mit Zusatzgewicht.

(D)

INTENSIVIERUNG

Du intensivierst, indem du ein Zusatzgewicht auf dem unteren Bauchbereich positionierst (C)–(D).

(E)

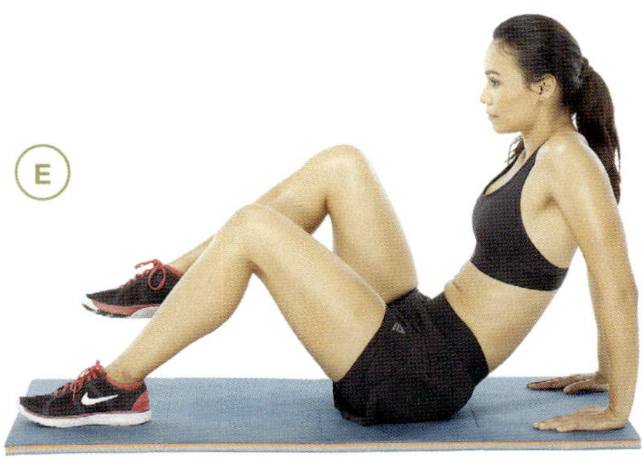

(F)

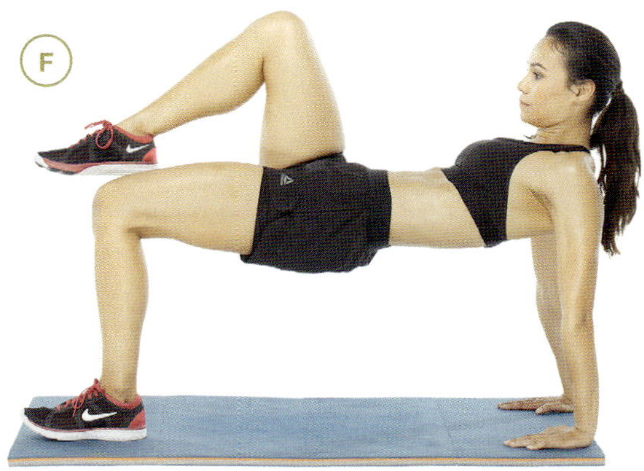

Die Variante in rückwärtiger Bankstellung.

VARIANTE

Du kannst die Muskulatur auch in der rückwärtigen Bandstellung kräftigen (E)–(F). Dazu sitzt du auf dem Boden, die Hände sind unter den Schultergelenken. Du hast einen Fuß aufgestellt und den anderen Fuß leicht angehoben. Hebe das Gesäß hoch, sodass Oberschenkel und Oberkörper waagrecht sind und ziehe gleichzeitig das freie Knie an. Senke und hebe mehrfach dein Gesäß, ohne es abzulegen. Anschließend trainierst du die andere Körperseite. Diese Übung kräftigt auch die stützenden Arme sowie den Rumpf.

K10 Einbeinige Schulterbrücke intensiv

BEWEGUNG 2: Schulterbrücke-Progression

KRÄFTIGUNG

++ Gesäß- und hintere Oberschenkelmuskulatur
+ Rumpf-, Waden-, vordere und seitliche Oberschenkelmuskulatur

A

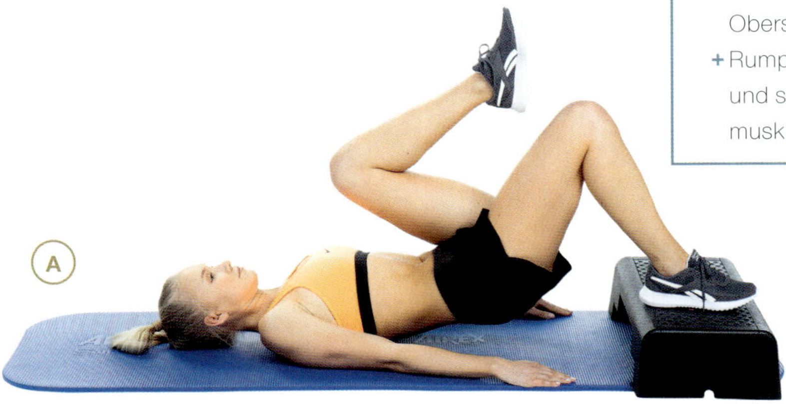

Die Anfangs- und die Endposition auf dem Stepper.

B

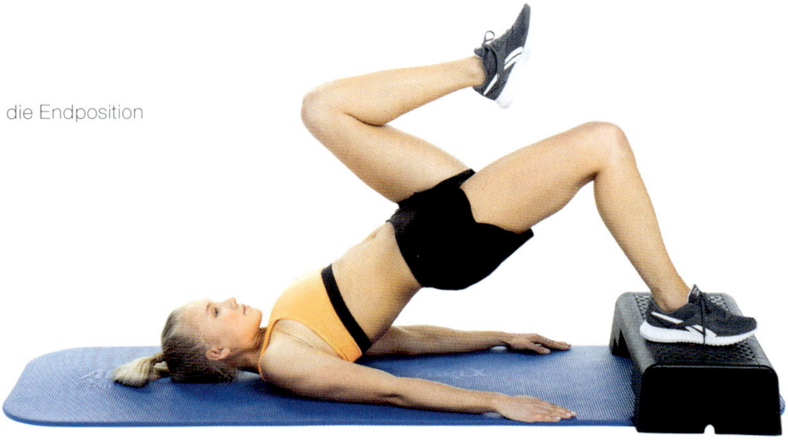

SO GEHT'S

- Du befindest dich in Rückenlage, mit abgelegten Armen. Ein Bein ist angezogen und mit der Fußsohle auf einem Stepper oder tiefen Kasten aufgestellt. Hebe das andere Bein an und ziehe es zum Brustkorb.
- Belaste den Fuß gleichmäßig und drücke ihn leicht auf den Gegenstand. Spanne die Bauch- und Gesäßmuskulatur an, atme ein und hebe das Gesäß etwas an (A).
- Drücke den Fuß fest auf und hebe das Becken so weit hoch, bis sich der Oberschenkel und der Rücken in einer Linie befinden (B). Dabei atmest du aus. Die Bewegung erfolgt mit der Kraft der Gesäßmuskulatur, ohne den unteren Rücken zu überstrecken. Halte kurz die Position und spanne das Gesäß fest an.
- Senke und hebe das Becken mehrfach, ohne es abzulegen.
- Achte darauf, dass das Knie nicht zur Seite ausweicht und darauf, dass der Rumpf durchgehend in Spannung ist.

INTENSIVIERUNG

Du intensivierst die Übung, wenn du die Arme über Kreuz auf den Brustkorb legst und indem du einen höheren Gegenstand nutzt (C)–(D). Du kannst zudem einen kleinen Ball mit dem angezogenen Knie an den Körper pressen.

Du kannst mit Zusatzgewicht üben und es auf dem unteren Bauch positionieren.
Die Übung wird deutlich intensiver, wenn du den Fuß auf einem instabilen Untergrund (z. B. Therapiekreisel, Medizinball oder Gymnastikball) aufstellst (E)–(F).

(C)

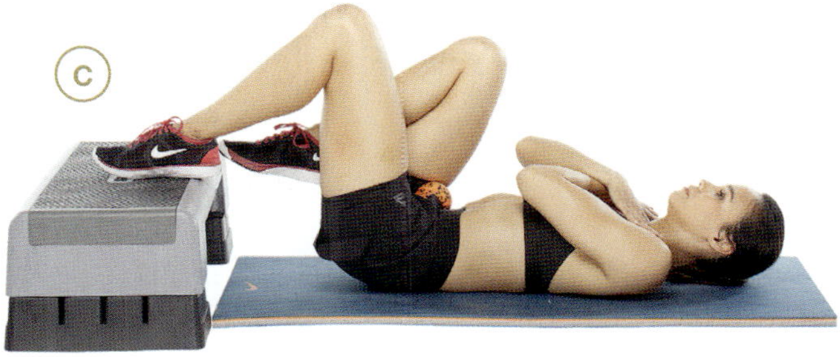

(D)

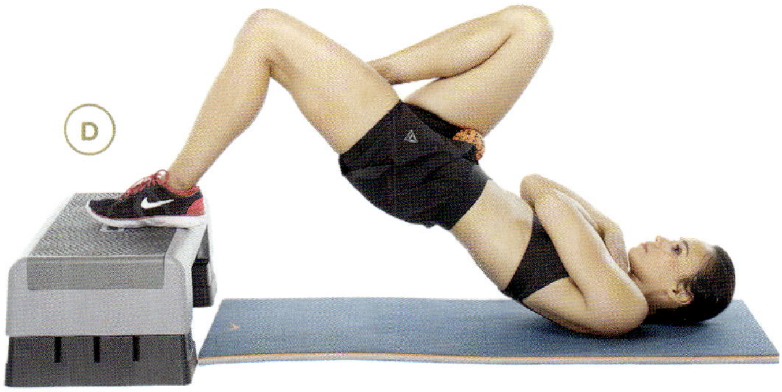

Die Intensivierung mit den Armen auf dem Brustkorb.

(E)

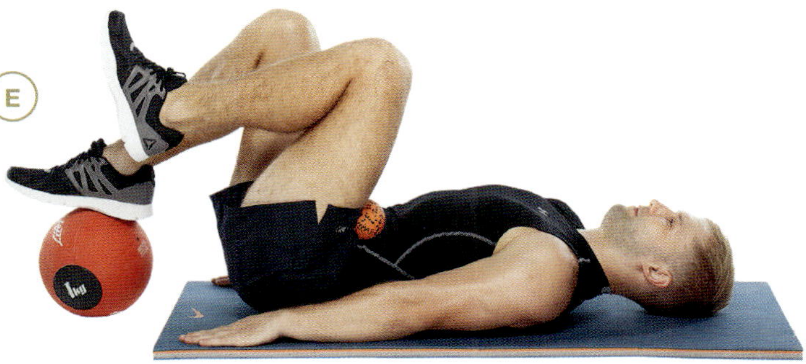

Die Variante mit Medizinball. Wenn du die Arme anhebst, wird es noch schwieriger.

(F)

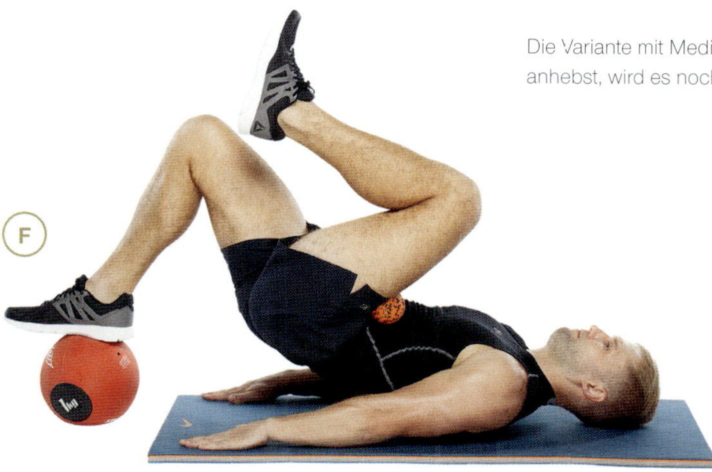

VARIANTEN

Nutze unterschiedliche Kniegelenkswinkel für die Übung.
Du kannst die Ferse anheben, um die Wadenmuskulatur intensiver zu aktivieren.

K11 Schulterpresse vereinfacht

BEWEGUNG 3: Handstand-Liegestütz-Progression

KRÄFTIGUNG

++ Schultermuskulatur, insbesondere mittlerer Anteil

+ Nacken-, Brust-, hintere Oberarm- und Rumpfmuskulatur

A

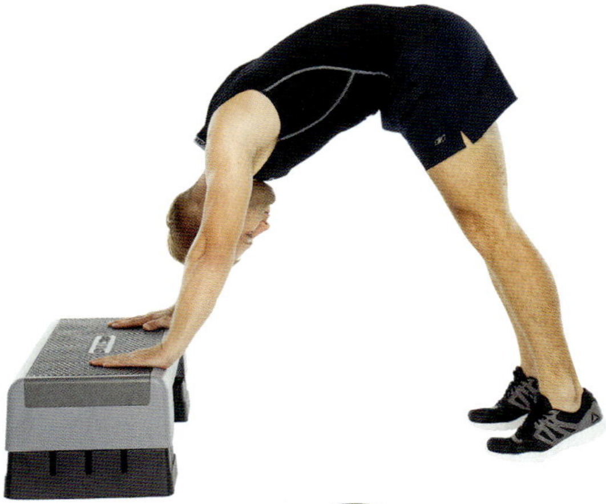

B

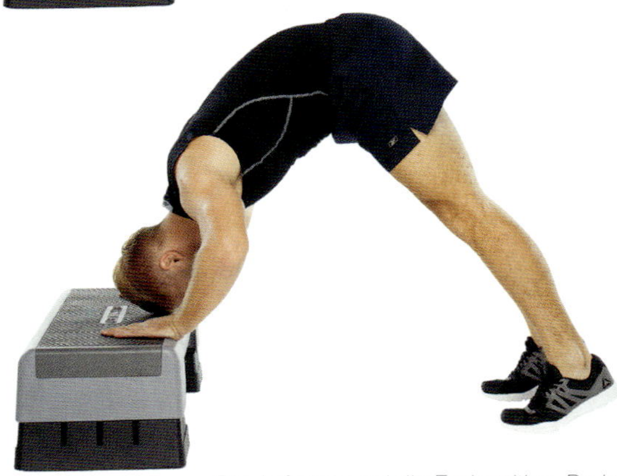

Die Anfangs- und die Endposition. Du kannst die Ellbogen beim Senken etwas tiefer lassen – mehr in Richtung Füße zeigend.

INFO

Du senkst dich so ab, dass der Kopf zwischen den Armen ist. Wenn hingegen du dich so absenkst, dass deine Brust den Gegenstand berührt, dann würdest du die Bewegung »Druck nach vorn« trainieren. Je enger du die Hände aufstellst und die Ellbogen nah an den Rippen bewegst, desto intensiver wird die Übung für die hintere Oberarmmuskulatur.

SO GEHT'S

- Du stützt dich mit den Händen auf einen tiefen Gegenstand wie einen Stepper. Die Finger kannst du spreizen, wobei die Mittelfinger gerade nach vorn zeigen.
- Spanne die Bauch- und die Gesäßmuskulatur an, hebe die Fersen an und verlagere das Gewicht vor (A).
- Beuge langsam die Arme, bis dein Kopf fast den Gegenstand berührt, ohne dich mit dem Kopf abzustützen (B). Gleichzeitig atmest du ein. Die Beine sind gestreckt oder minimal gebeugt.
- Halte kurz die Position und achte darauf, wie die aktivierte Muskulatur arbeitet.
- Strecke die Arme mit Ausatmung und bewege dich in die Anfangsposition zurück. Dann wiederholst du die Übung.
- Achte auf Rumpfspannung und darauf, dass das Gesäß durchgehend hochgehoben ist. Bewege die Ellbogen beim Senken diagonal nach außen, weniger als schulterhoch.

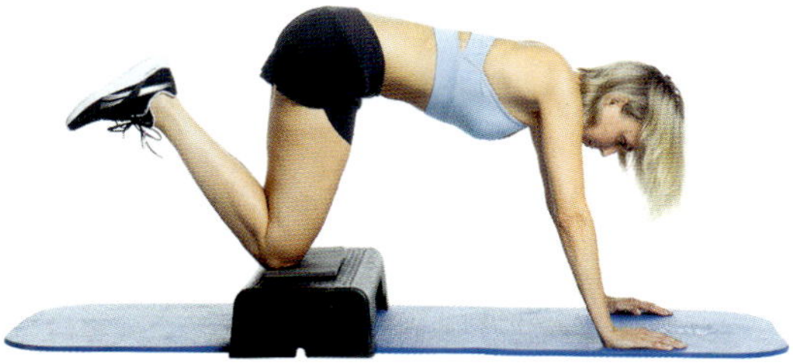

(C)

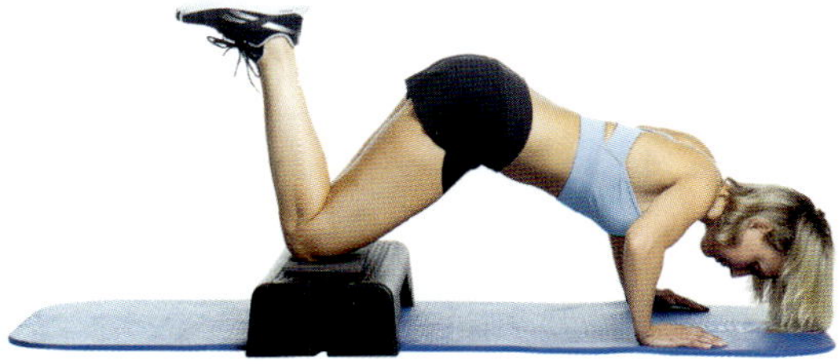

(D)

Die Vereinfachungen.

VEREINFACHUNG

Um die Intensität zu verringern, wählst du einen etwas höheren Gegenstand (z. B. Stuhl) zum Aufstellen der Hände.
Eine Option zur Vereinfachung ist es mit gebeugten Knien zu üben. Dazu positionierst du die Knie auf Hantelbank oder Stepper (C)–(D). Du kannst etwas unterlegen, um den Druck auf die Knie zu verringern.

INTENSIVIERUNG

Du intensivierst, indem du dich auf einen tieferen Gegenstand aufstützt.

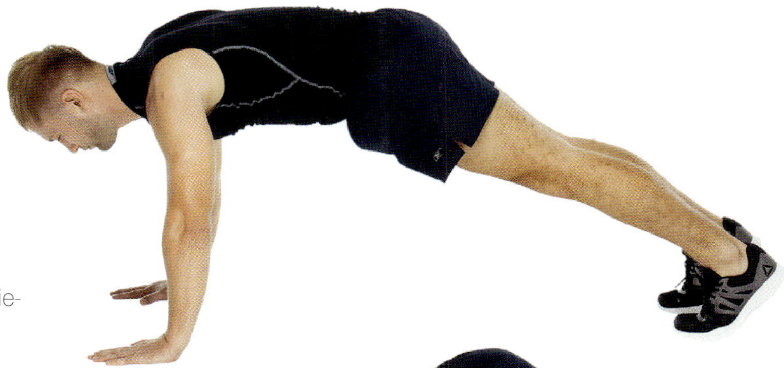

(E)

VARIANTEN

Als Variante nimmst du die Liegestütz-Position ein. Schiebe das Gesäß bei gestreckten Beinen nach hinten und bringe die Fersen in Richtung Boden (E)–(F). Du wirst dabei wahrscheinlich eine Dehnung spüren, gehe jedoch nicht über eine leichte Dehnspannung hinaus. Halte diese Position für einige Sekunden, bewege dich dann wieder vor und wiederhole schließlich die Übung. Du kannst alternativ die hintere Position statisch für 40–60 Sekunden halten.

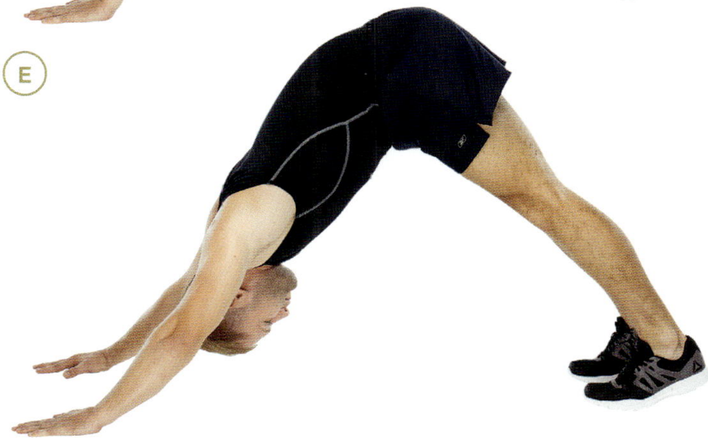

(F)

Die Variante: Nach hinten bewegen aus der Liegestütz-Position.

K12 Schulterpresse

BEWEGUNG 3: Handstand-Liegestütz-Progression

KRÄFTIGUNG

++ seitlicher Schulter- und hintere Oberarmmuskulatur

+ Nacken-, Brust-, vordere Schulter- und Rumpfmuskulatur

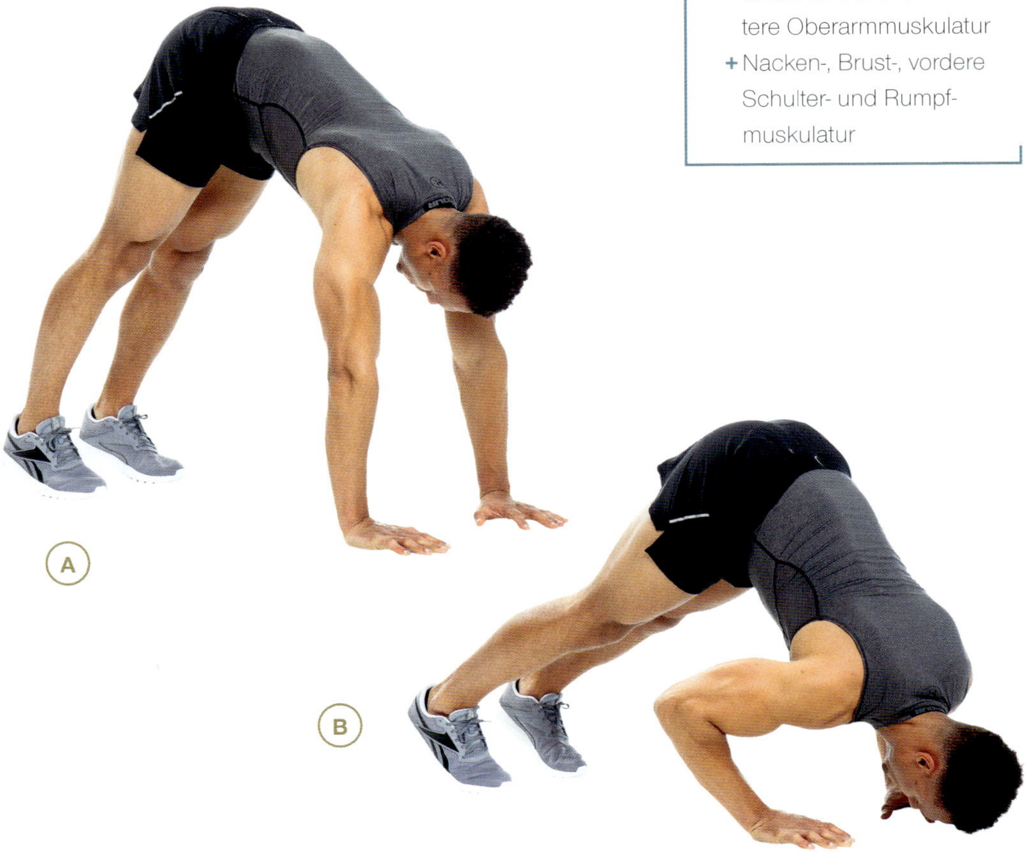

Die Anfangs- und die Endposition.

SO GEHT'S

- Du befindest dich im Vierfüßlerstand, die Hände sind schulterbreit, die Finger sind gespreizt und die Mittelfinger zeigen gerade nach vorn.
- Schiebe das Gesäß so weit wie möglich nach oben hinten und strecke dabei möglichst weit die Beine, die Fersen bleiben angehoben (A).
- Spanne die Bauch- und die Gesäßmuskulatur an.
- Beuge langsam die Arme, bis der Kopf fast den Boden berührt (B), ohne dich mit dem Kopf abzustützen. Gleichzeitig atmest du ein. Die Ellbogen werden etwa 45 Grad am Körper entlang bewegt, schiebe sie nicht auf Schulterhöhe nach außen.
- Halte kurz die Position und achte darauf, wie die aktivierte Muskulatur arbeitet.
- Strecke die Arme mit Ausatmung und bewege dich so in die Anfangsposition zurück. Dann wiederholst du die Übung.
- Achte auf Rumpfspannung und darauf, dass das Gesäß durchgehend hochgehoben ist.

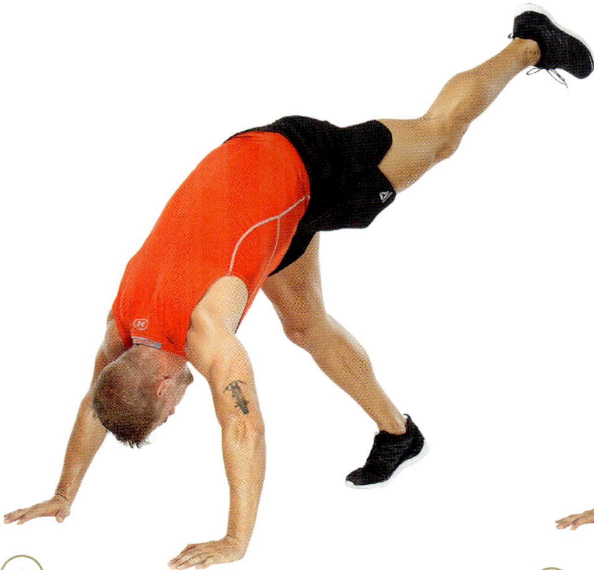

C

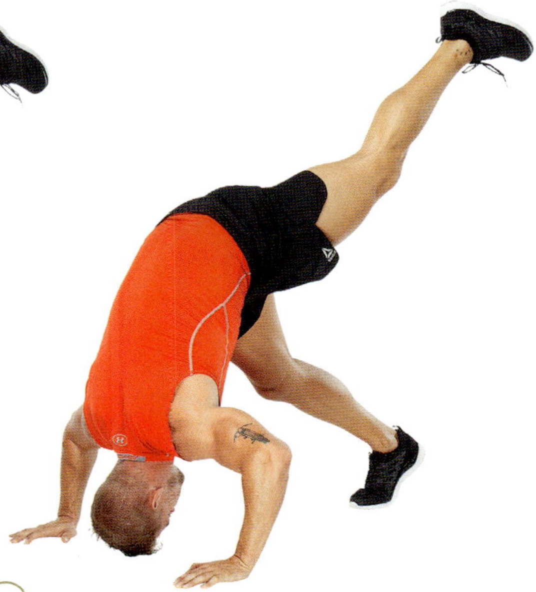

D

Die Intensivierung mit angehobenem Fuß. Wenn du den Fuß weniger hochhebst, wird es einfacher.

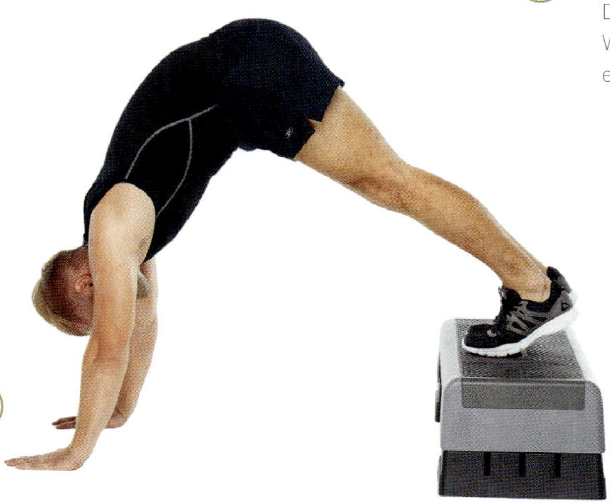

E

INTENSIVIERUNG

Du kannst durchgehend einen Fuß angehoben in der Luft halten (C)–(D).
Du kannst intensivieren, indem du die Füße auf einen Gegenstand wie Stepper (E)–(F) oder Hantelbank positionierst.

Fortgeschrittene können sich mit den Händen auf einen Medizinball stützen, während die Füße auf einem höheren Gegenstand positioniert sind.

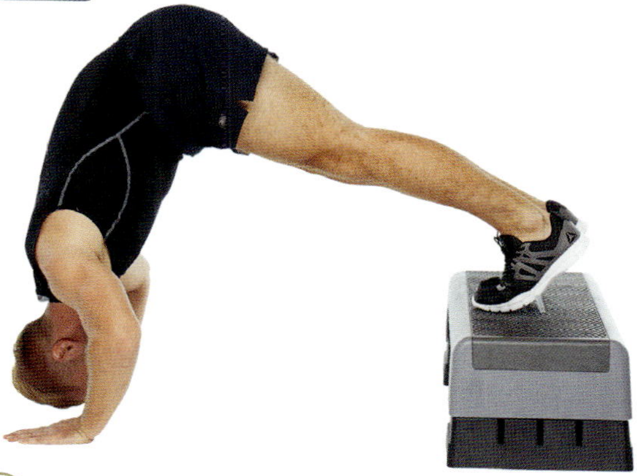

F

Die Intensivierung mit erhöhter Fußposition.

K13 Handstand-Liegestütz vereinfacht

BEWEGUNG 3: Handstand-Liegestütz-Progression

KRÄFTIGUNG

++ seitliche Schulter-, Nacken-, Unterarm- und hintere Oberarmmuskulatur

\+ Brust-, Rumpf-, vordere und hintere Schultermuskulatur

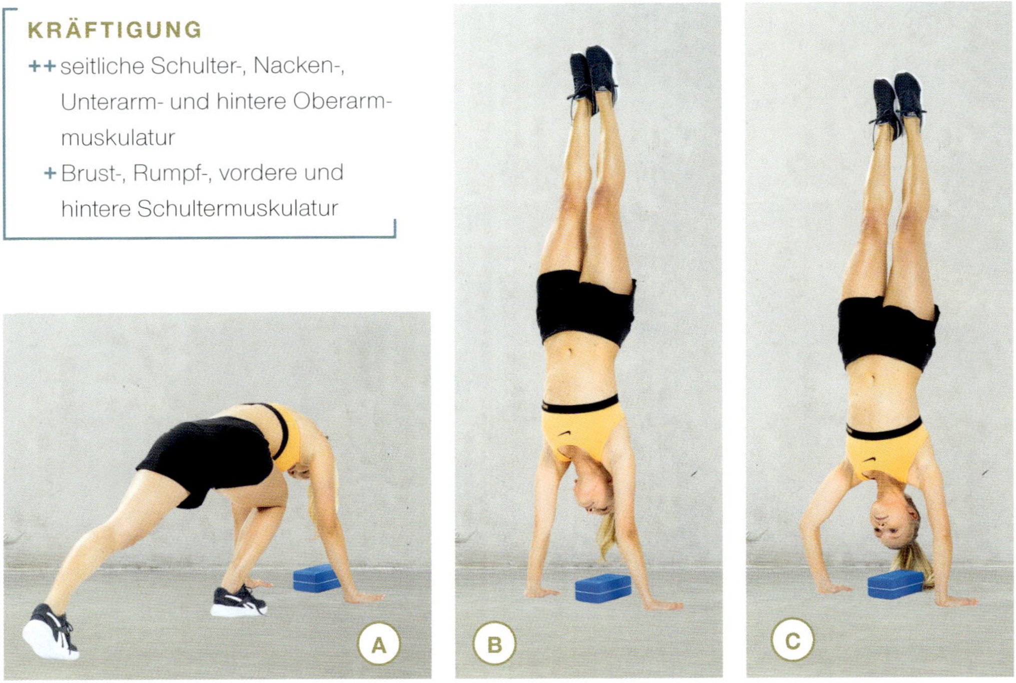

Der Bewegungsablauf.

SO GEHT'S

- Lege einen kleinen Gegenstand (z. B. Yoga-Block) mit etwas Abstand vor eine Wand. Stütze dich mit den Händen neben dem Gegenstand ab, sodass sie etwa 20–30 cm von der Wand entfernt sind. Die Hände sind mindestens schulterbreit auseinander, die Finger zeigen zur Wand und sind gespreizt. Ein Bein ist etwas angezogen und das andere Bein ist nach hinten gestreckt (A).
- Hole Schwung und bringe die Beine an die Wand, das gestreckte Bein zuerst.
- Balanciere die Position aus (B). Während dem Ausbalancieren atmest du gleichmäßig. Drücke die Hände in den Boden und die Schultern weg von den Ohren. Aktiviere die Bauch- und die Gesäßmuskulatur.
- Beuge langsam die Arme, bis der Kopf den Gegenstand berührt (C). Stütze dich jedoch nicht mit dem Kopf ab. Gleichzeitig atmest du ein.
- Drücke die Hände fest auf den Boden, strecke die Arme und atme dabei aus, um dich in die Anfangsposition zurückzubewegen. Dann wiederholst du die Übung.
- Halte den ganzen Körper in Spannung und achte auf einen geraden Rücken.

INFO

Du benötigst eine Wand, an der du keine Fußabdrücke hinterlässt. Helle Schuhsohlen oder helle Socken reduzieren diese Problematik.
Du kannst an einer Tür üben, wenn nicht die Gefahr besteht, dass jemand diese von außen öffnet.

VEREINFACHUNG

Gelingt dir das kontrollierte Beugen der Arme noch nicht, dann bleibe statisch in der gestreckten Position. Übe dies in einigen Trainingseinheiten, bis du die Position 60 Sekunden lang halten kannst.

VARIANTEN

Du kannst mit Partner das statische Halten der Position üben (D).

Wenn dir das Schwungholen und kontrollierte Aufkommen mit den Fersen an der Wand noch schwerfällt, dann bietet sich der »Wand-Walk« an. Dazu beginnst du in der Liegestützposition; der Kopf zeigt weg von der Wand und die Füße sind an der Wand. Aus dieser Position gehst du mit den Füßen an der Wand hoch, während du die Hände näher zur Wand stellst, bis du den Handstand erreichst mit dem Gesicht in Richtung Wand (E)–(H).

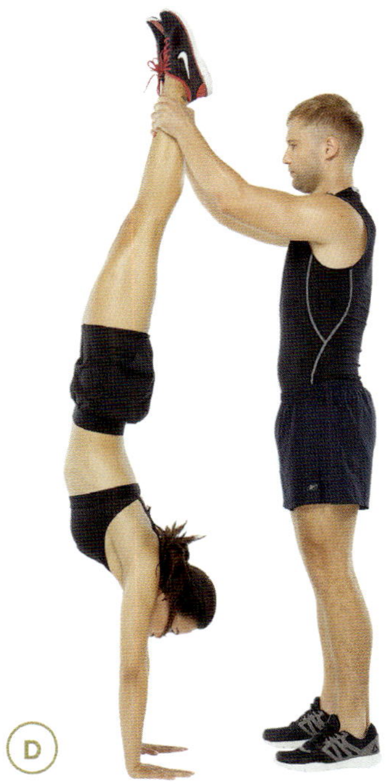

Das statische Halten der Position mit Partner.

INTENSIVIERUNG

Wenn du die geplante Wiederholungszahl beziehungsweise Übungszeitdauer erreichst, dann nutze einen tieferen Gegenstand und gehe so fortlaufend vor, bis du mit dem Kopf den Boden berührst und du somit das nächste Übungslevel erreichst. Du kannst das gut mit einem Bücherstapel üben und mit fortschreitender Kraftentwicklung den Stapel reduzieren.

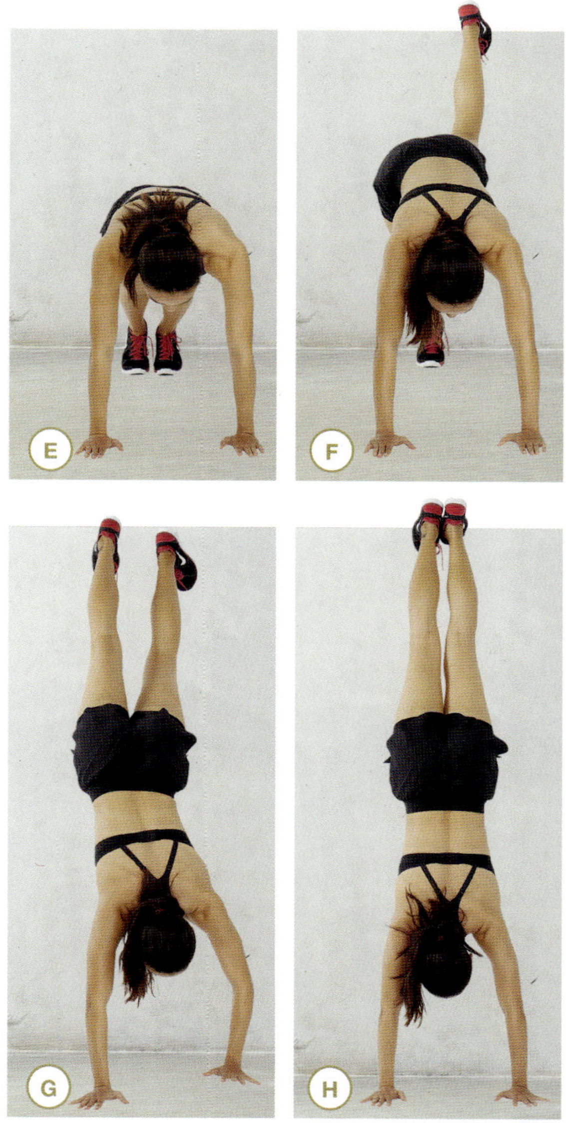

Der Bewegungsablauf beim »Wand-Walk«. Die Hände werden näher und die Füße höher gestellt.

K14 Handstand-Liegestütz

BEWEGUNG 3: Handstand-Liegestütz-Progression

KRÄFTIGUNG

++ seitliche Schulter-, Nacken-, Unterarm- und hintere Oberarmmuskulatur

+ Brust-, Rumpf-, vordere und hintere Schultermuskulatur

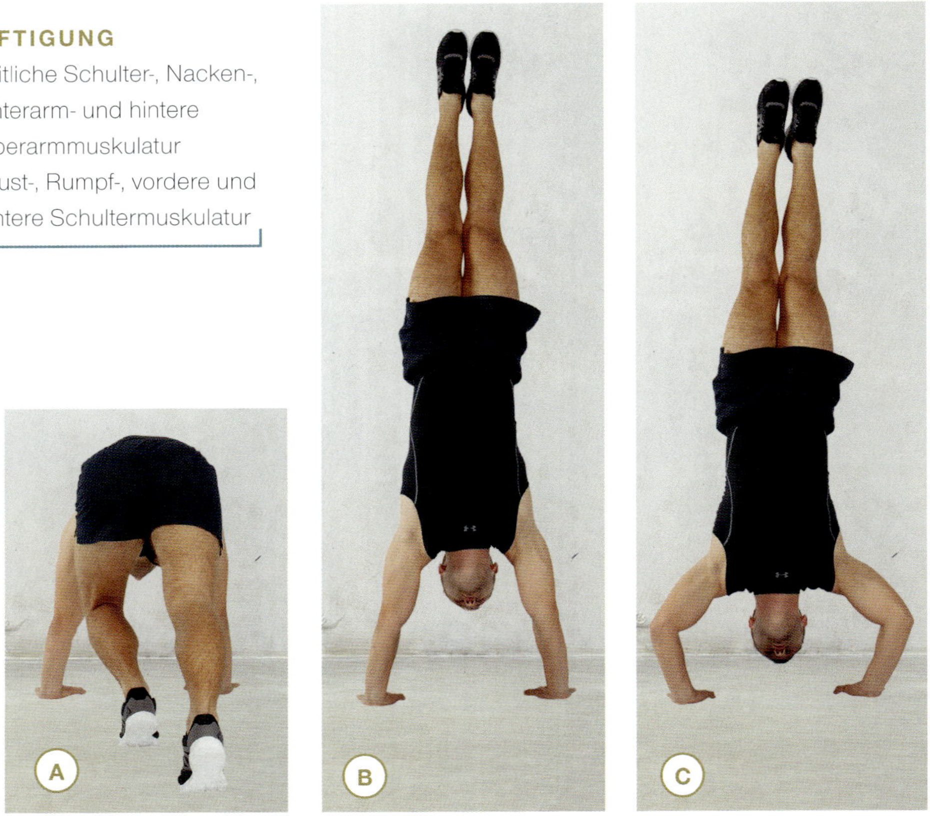

Der Bewegungsablauf.

SO GEHT'S

- Stütze dich mit den Händen etwa 20–30 cm vor einer Wand auf dem Boden ab. Die Hände sind mindestens schulterbreit auseinander, die Finger zeigen zur Wand und sind gespreizt. Ein Bein ist angezogen und das andere Bein ist nach hinten gestreckt (A).
- Hole Schwung und bringe die Beine an die Wand, das gestreckte Bein zuerst.
- Balanciere die Position aus (B) und atme gleichmäßig. Drücke die Hände in den Boden und die Schultern weg von den Ohren. Aktiviere die Bauch- und die Gesäßmuskulatur.
- Beuge langsam die Arme, bis der Kopf den Boden berührt (C). Stütze dich jedoch nicht mit dem Kopf ab. Gleichzeitig atmest du ein.
- Drücke die Hände fest auf den Boden, strecke die Arme und atme dabei aus, um dich in die Anfangsposition zurückzubewegen. Dann wiederholst du die Übung.
- Halte den ganzen Körper in Spannung und achte auf geraden Rücken.

INTENSIVIERUNG

Zur Intensivierung hebst du einen Fuß weg von der Wand und bewahrst diese Position über die Satzdauer hinweg. Für den nächsten Satz wechselst du den Fuß.

VARIANTEN

Du kannst mit Partner üben (D)–(E).

Als intensive Variante kannst du dich abwechselnd zu einem Arm senken. Dazu musst du in der Anfangsposition die Hände recht weit auseinander positionieren (F)–(H).

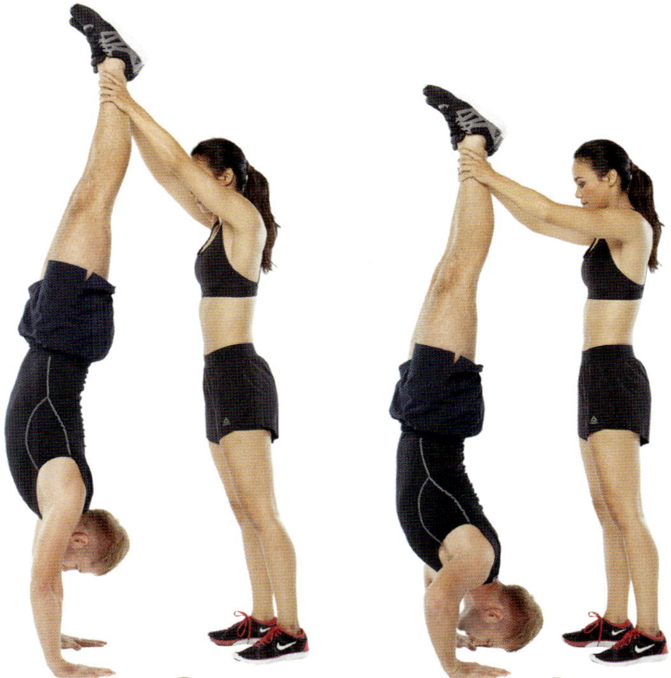

D E

Die Variante mit Partner.

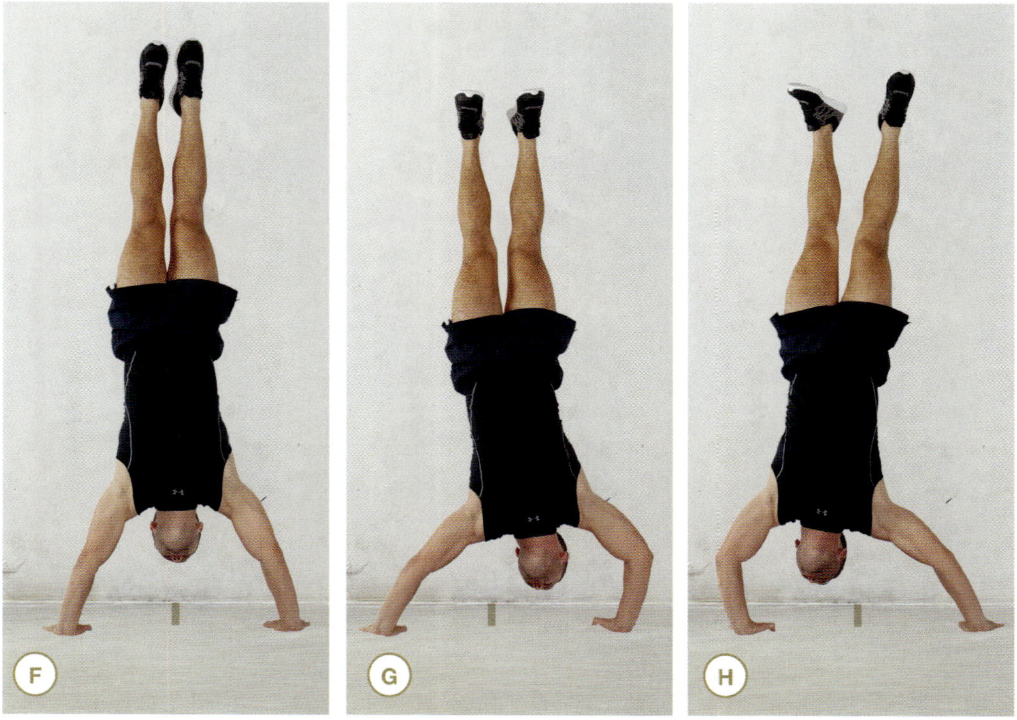

Das Absenken nach rechts und links mit größerem Handabstand.

K15 Handstand-Liegestütz intensiv

BEWEGUNG 3: Handstand-Liegestütz-Progression

KRÄFTIGUNG

++ seitliche Schulter-, Nacken-, Unterarm- und hintere Oberarmmuskulatur

\+ Brust-, Rumpf-, vordere und hintere Schultermuskulatur

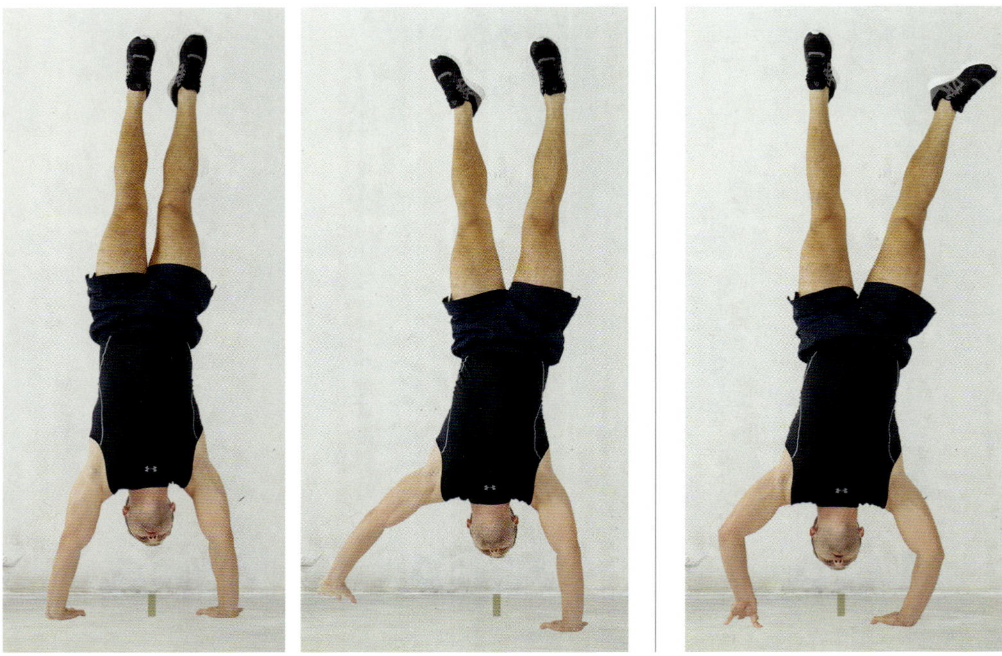

(A) (B) Die Anfangsposition und Anheben einer Hand.

(C) Die Intensivierung: Senken mit einer Hand auf den Fingerspitzen.

SO GEHT'S

- Stütze dich mit den Händen etwa 20–30 cm vor einer Wand auf dem Boden ab. Die Hände sind mindestens schulterbreit auseinander, die Finger zeigen zur Wand und sind gespreizt. Ein Bein ist etwas angezogen und das andere Bein ist nach hinten gestreckt.
- Hole Schwung und bringe die Beine an die Wand, das gestreckte Bein zuerst (A).
- Verlagere das Gewicht auf die rechte Hand und hebe die linke Hand an (B). Balanciere die Position aus und aktiviere die Bauch- und die Gesäßmuskulatur. Halte die Position für 40–60 Sekunden und atme gleichmäßig. Gelingt das noch nicht, dann stelle die Hand zwischendrin ab und hebe sie dann wieder an.
- Stelle die Hand wieder auf. Nun verlagere das Gewicht auf die linke Hand und hebe die rechte Hand ab. Halte die Position für 40–60 Sekunden.
- Bewahre durchgehend Körperspannung und achte auf einen geraden Rücken.

INTENSIVIERUNG

Weit-Fortgeschrittene können eine Hand mit den Fingerspitzen aufstellen und die Position ausbalancieren. Dann führst du Beugen und Strecken der Arme aus, und zwar soweit du es kontrolliert ausführen kannst (C). Im nächsten Satz wechselst du die Hände.

ERLERNEN DES FREIEN BEIDHÄNDIGEN HANDSTAND-LIEGESTÜTZ

Lege Matten in Fallrichtung oder übe im Freien auf weichem Untergrund (z. B. Rasen oder Wiese), da die Gefahr besteht, dass du umfällst. Beginne die Handstand-Liegestütz-Position mit beiden Fersen an der Wand. Versuche erst eine Ferse und dann die andere Ferse von der Wand zu lösen und halte die freie Handstandposition immer wieder für einige Sekunden.

Als nächsten Schritt kannst du den »Handstand-Walk« üben, indem du dich über die gewünschte Zeitdauer hinweg fortbewegst (D)–(F). Übe das nur als Fortgeschrittener und übe auch dies nur auf einem weichen Untergrund, bei dem wenig Verletzungsgefahr besteht, wenn du umfällst.

Weit-Fortgeschrittene können den Handstand-Liegestütz frei, d. h. ohne Abstützen, ausführen (G)–(H).

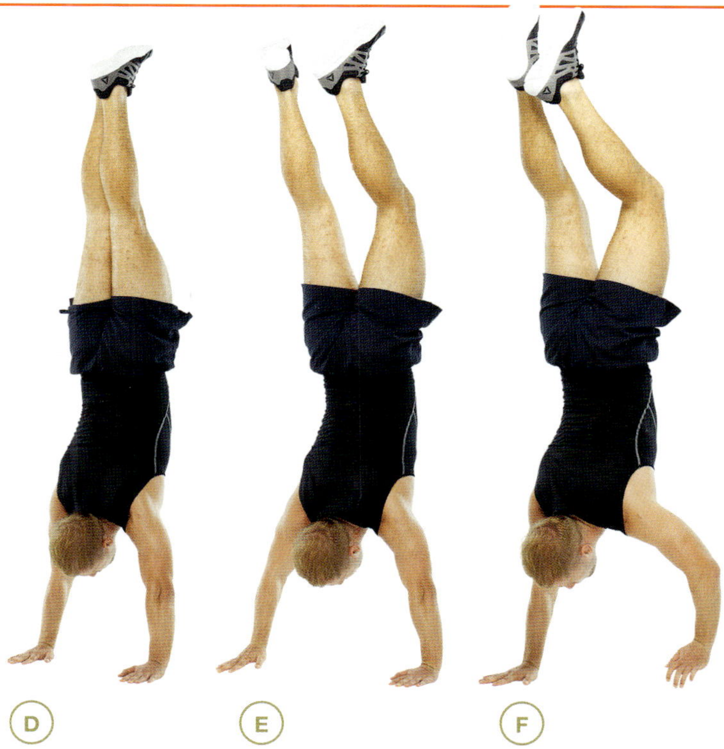

Der »Handstand-Walk«.

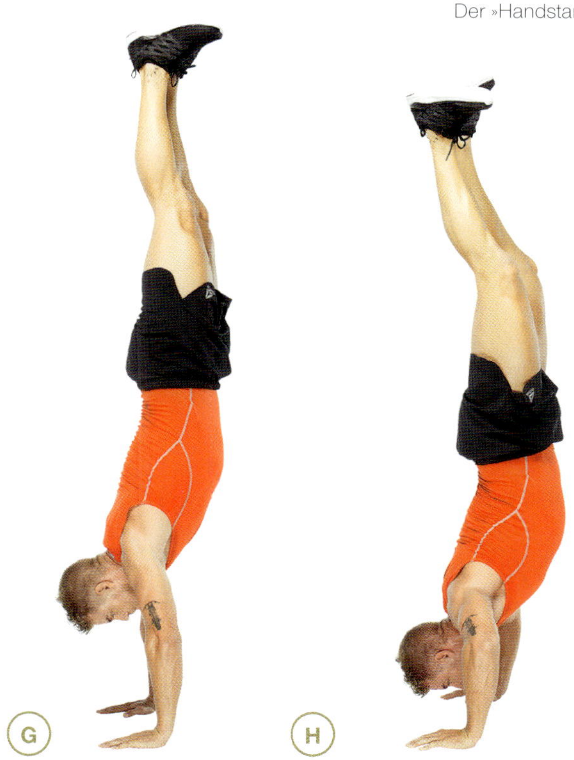

Der freie Handstand-Liegestütz.

K16 Hängen

BEWEGUNG 4: Klimmzug-Progression

KRÄFTIGUNG

++ obere Rücken- und Unterarmmuskulatur

\+ vordere Oberarm-, Schulter- und Rumpfmuskulatur

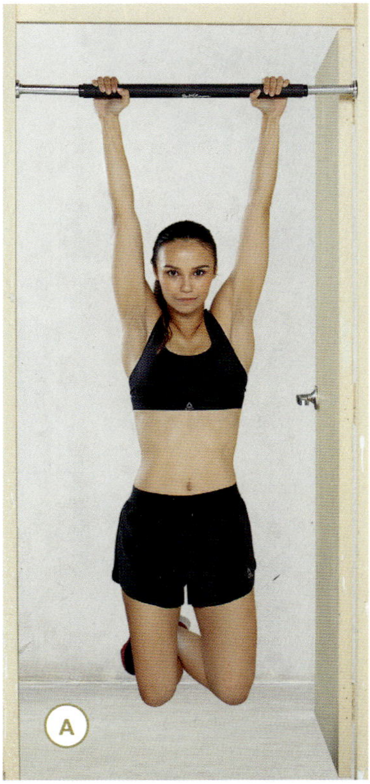

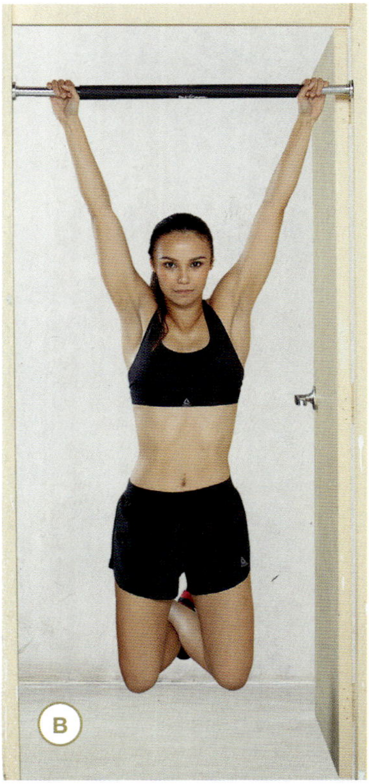

Das freie Hängen.

SO GEHT'S

- Du hängst frei an einer Klimmzug-Stange. Die Arme sind schulterbreit (A) oder weiter (B) auseinander, mit den Handflächen nach vorn gerichtet und festem Griff.
- Spanne die Bauch- und die Gesäßmuskulatur an. Ziehe die Schulterblätter zusammen und nach unten.
- Halte die Position für 40–60 Sekunden, was einem Übungssatz entspricht. Atme dabei gleichmäßig.
- Führe weitere Übungssätze mit unterschiedlichen Handpositionen aus.
- Vermeide Ausweichbewegungen wie Hochziehen der Schultern. Achte darauf, dass die Schulterblätter zusammengespannt sind.

VEREINFACHUNG

Ist dir das freie Hängen noch nicht möglich, dann kannst du einen Fuß auf einen Gegenstand aufstellen und etwas Gewicht darauf verlagern. Entwickle so deine Kraft, bis du ohne Vereinfachung hängen kannst. Ebenso kannst du ein Pull-up Band einsetzen und ein Knie oder Fuß reinstellen.

Kannst du die Schulterblattspannung noch nicht so lange halten, dann übe dieses Anspannen bewusst. Aus dem Hang aktivierst du die Schulterblattmuskulatur, indem du die Schulterblätter zusammen und nach unten ziehst – als würdest du sie in »Richtung der Hosentaschen schieben«. Halte die Muskelspannung für einige Sekunden aufrecht. Dann löst du sie kontrolliert auf und lässt dich für einige Sekunden hängen. Schließlich aktivierst du die Schulterblattmuskulatur erneut (C)–(D).

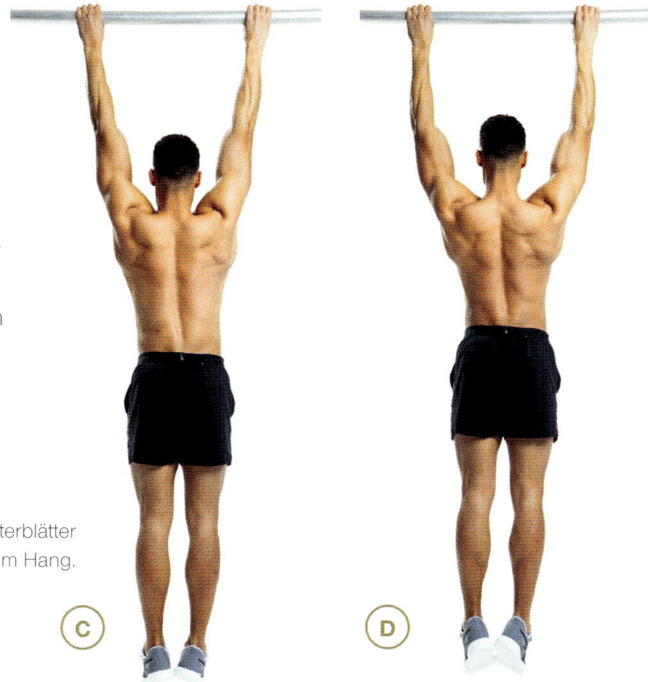

Das Aktivieren der Schulterblätter im Hang.

VARIANTEN

Du kannst »Standziehen« machen. Dazu stehst du vor einer hohen Stange auf einem Stepper oder einer stabilen Box. Du kannst auch vor einer etwas tieferen Stange am Boden stehend üben.

Greife die Stange fest mit beiden Händen, die Arme sind gebeugt und die Handflächen zeigen vor. Spanne den Rumpf an und die Schulterblätter nach hinten unten. Bewege dich in die beidbeinige Kniebeuge, wozu du die Hüften zurückschiebst. Dabei strecken sich deine Arme. Halte kurz die tiefe Position – das ist die Anfangsposition (E).

Dann ziehst du dich nach oben, wobei die Beinmuskulatur möglichst wenig unterstützt (F)–(G). Gleichzeitig atmest du aus. Visualisiere dir, dass du die Stange nach unten ziehst und die Ellbogen sich dabei zu den Rippen bewegen.

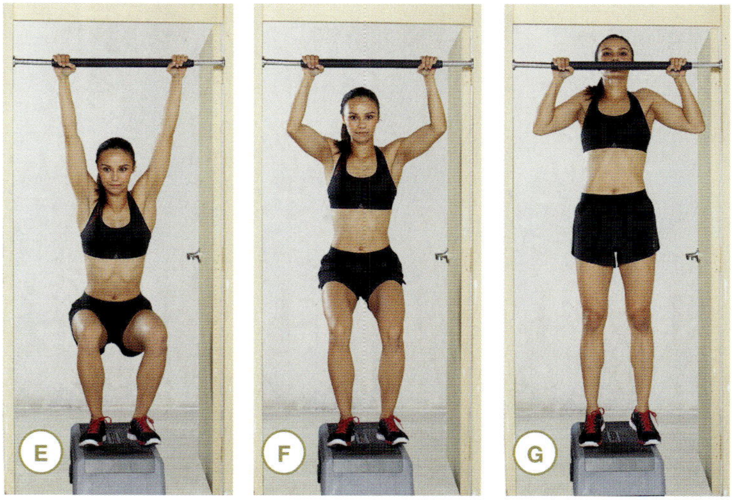

Das Hochziehen beim Standziehen.

Als Alternative kannst du die Muskulatur mit Fitnessband trainieren und dich so auf den »Klimmzug« vorbereiten. Befestige das Band in hoher Position, und ziehe es von oben gerade nach unten. Bewege die Ellbogen über außen zu den Rippen.

K17 Klimmzug vereinfacht

BEWEGUNG 4: Klimmzug-Progression

KRÄFTIGUNG

++ obere Rücken- und Unterarmmuskulatur

\+ vordere Oberarm-, Schulter- und Rumpfmuskulatur

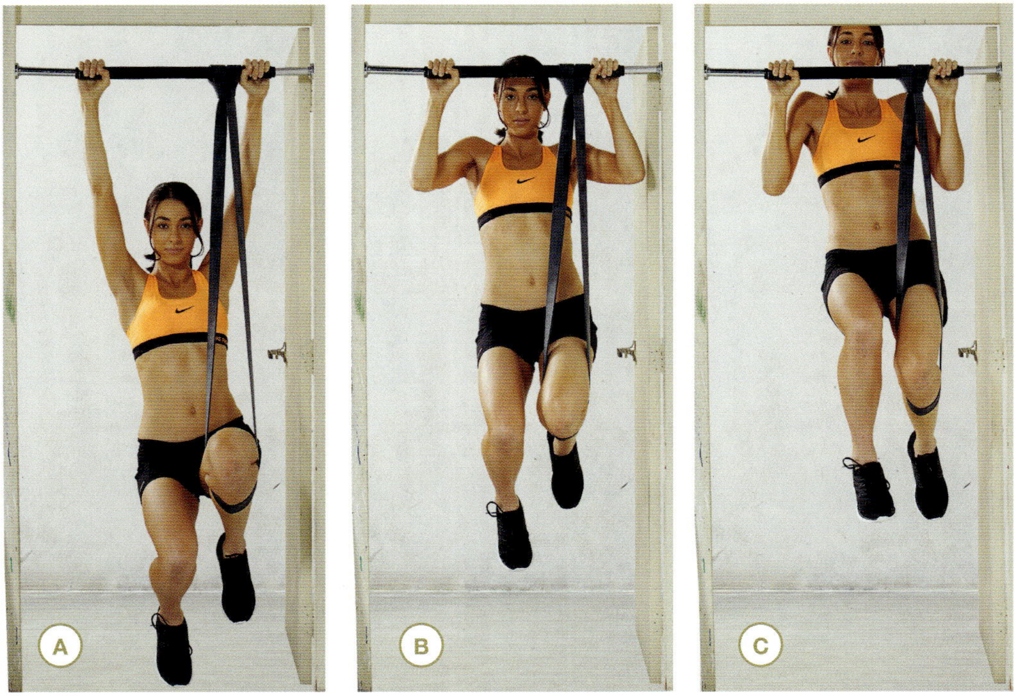

Der Bewegungsablauf.

SO GEHT'S

- Befestige ein dickes Pull-up Band (Seite 18) um die Klimmzug-Stange. Hänge dich an die Stange und bringe ein Knie (A) oder einen Fuß in die Bandschlaufe, um weniger Körpergewicht ziehen zu müssen. Die Arme sind mindestens schulterbreit auseinander, mit den Handflächen nach vorn gerichtet und festem Griff.
- Spanne die Bauch- und die Gesäßmuskulatur an und atme ein. Im ersten Schritt aktivierst du die Schulterblätter, indem du sie nach hinten unten ziehst.
- Ziehe die Ellbogen nach unten zu den Rippen und dich so in einer gleichmäßigen Bewegung nach oben, bis die Brust nahe der Stange ist (B)–(C). Gleichzeitig atmest du aus. Visualisiere dir, dass du die Stange nach unten ziehst; versuche dich hingegen nicht nach oben zu bringen, denn sonst nimmt du leicht Ausweichbewegungen vor.
- Halte kurz die Position und achte darauf, dass die Schultern unten und die Schulterblätter zusammengespannt sind.

- Senke dich langsam ab und atme ein. Dann wiederholst du die Übung.
- Vermeide Ausweichbewegungen wie Schwungholen und Anheben der Schultern.

VARIANTEN

Wenn du kein Pull-up Band verfügbar hast, dann kannst du einen Fuß auf einen Stepper oder Kasten positionieren (D)–(E) und etwas Gewicht darauf abzustützen. Mit fortschreitender Kraftentwicklung verlagerst du darauf immer weniger Gewicht, bis du den Klimmzug frei hängend (Level 3) üben kannst.

Als Variante kannst du beim Üben mit Stepper oder Kasten wie folgt vorgehen. Beginne in der hohen Position frei hängend (F). Lass dich bewusst langsam ohne Abstützen sinken (G), dabei atmest du gleichmäßig. Halte kurz die tiefe Position. Dann stellst du einen Fuß auf und verlagerst etwas Gewicht darauf, um das Hochziehen zu vereinfachen. Halte erst kurz die hohe Position, bevor du den Fuß anhebst und dich wieder frei in der Luft sinken lässt.

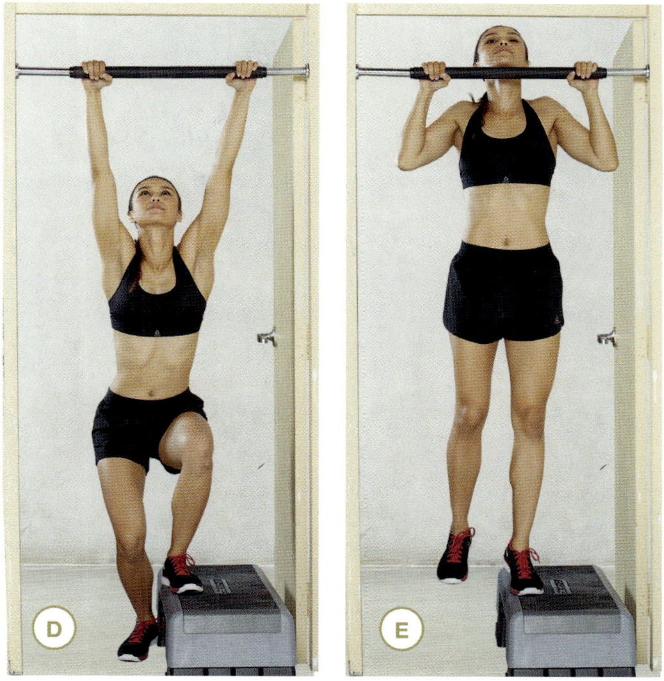

Die Übung mit einbeinigem Abstützen auf einem Stepper.

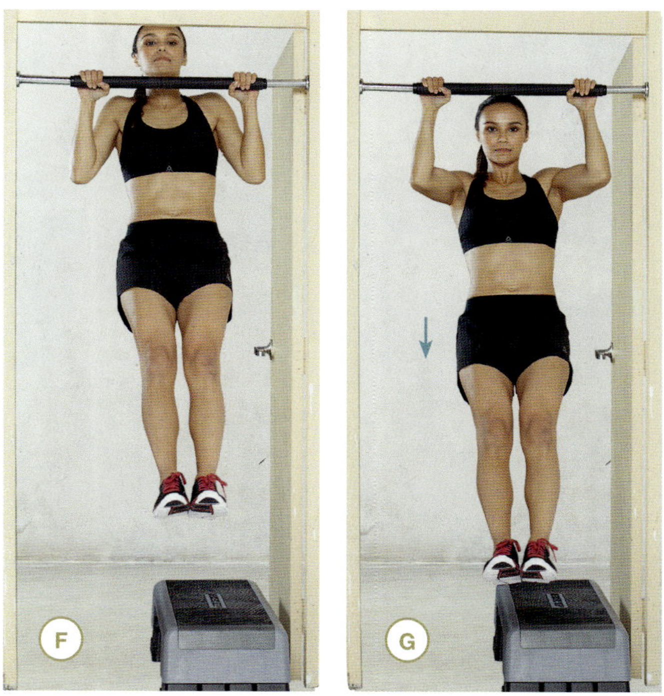

Das freihängende Absenken. Danach stellst du einen Fuß auf, um das Hochziehen zu vereinfachen.

K18 Klimmzug

BEWEGUNG 4: Klimmzug-Progression

KRÄFTIGUNG

++ obere Rücken- und Unterarmmuskulatur

\+ vordere Oberarm-, Schulter- und Rumpfmuskulatur

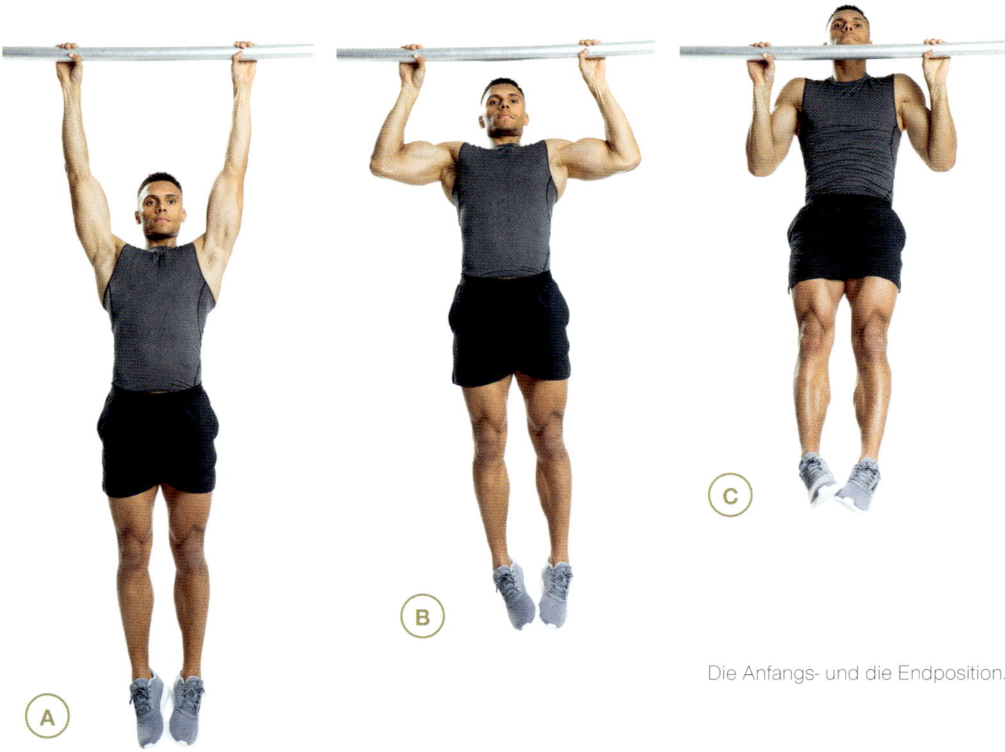

Die Anfangs- und die Endposition.

SO GEHT'S

- Du hängst frei an einer Klimmzug-Stange. Die Arme sind schulterbreit oder etwas weiter auseinander, mit den Handflächen nach vorn gerichtet und festem Griff.
- Spanne die Bauch- und die Gesäßmuskulatur an und atme ein. Im ersten Schritt aktivierst du die Schulterblätter, indem du sie nach hinten unten ziehst (A).
- Ziehe die Ellbogen nach unten zu den Rippen und dich so in einer gleichmäßigen Bewegung nach oben, bis die Brust nahe der Stange ist (B)–(C). Gleichzeitig atmest du aus. Visualisiere dir, dass du die Stange nach unten ziehst; versuche dich hingegen nicht nach oben zu bringen, um Ausweichbewegungen zu vermeiden.
- Halte kurz die Position und achte darauf, dass die Schultern unten und die Schulterblätter zusammengespannt sind.
- Senke dich langsam ab und atme ein. Dann wiederholst du die Übung.
- Vermeide Ausweichbewegungen wie Schwungholen und Anheben der Schultern.

INTENSIVIERUNG

Du kannst die Hände weiter auseinandernehmen, was die Übung intensiviert.

Du kannst ein Zusatzgewicht nutzen, beispielsweise einen Medizinball oder eine Kurzhantel zwischen den Füßen halten oder einen gefüllten Rucksack tragen.

VARIANTEN

Du kannst dich seitlich mit zueinander zeigenden Handflächen hochziehen, der Kopf kommt so abwechselnd links und rechts an der Stange vorbei hoch (D)–(F).

Alternativ kannst du mit nach vorn zeigenden Handrücken üben (G)–(I), um die Kraft der vorderen Oberarmmuskulatur mehr zu fördern.

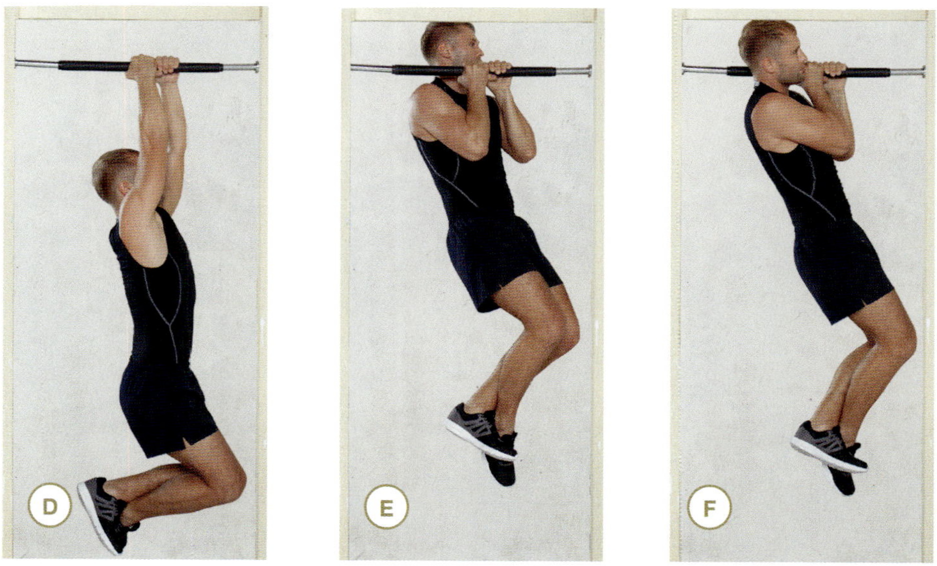

Das seitliche Hochziehen.

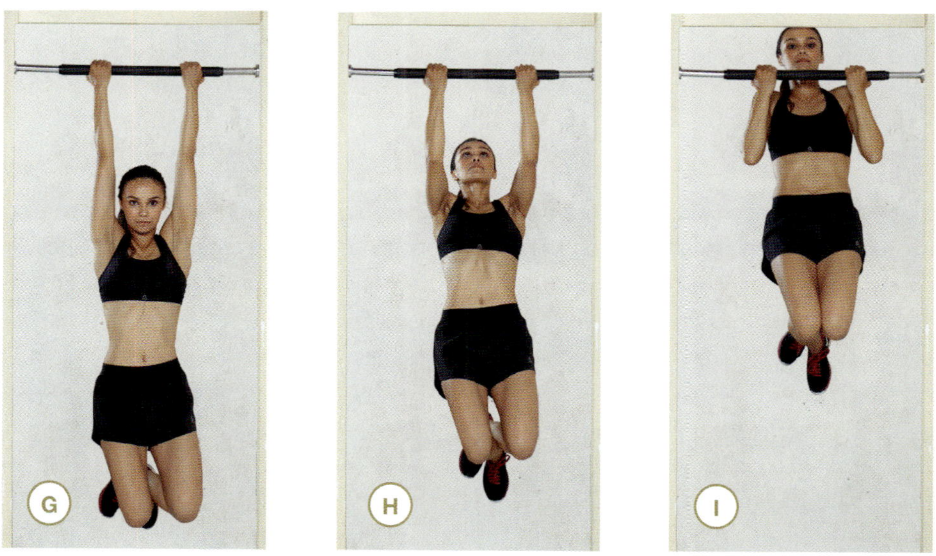

Der Klimmzug mit vorzeigenden Handflächen für mehr Bizeps-Aktivierung.

K19 Klimmzug intensiv

BEWEGUNG 4: Klimmzug-Progression

KRÄFTIGUNG

++ obere Rücken-, vordere Oberarm-, Unterarm-, Schulter- und Rumpfmuskulatur

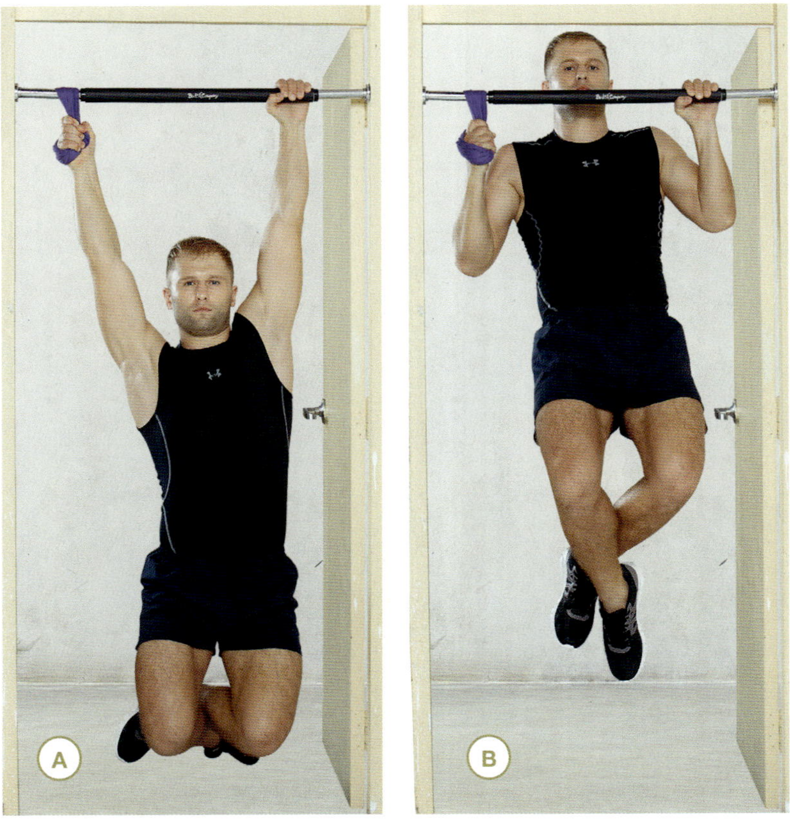

Die Anfangs- und die Endposition.

SO GEHT'S

- Befestige ein Handtuch oder ein Pull-up Band (Seite 18) um die Stange. Hänge dich an die Stange. Mit der Übungshand greifst du fest die Stange, sodass die Handfläche vorzeigt, und mit der anderen Hand greifst du das Tuch oder Band.
- Spanne die Bauch- und die Gesäßmuskulatur an und atme ein. Im ersten Schritt aktivierst du die Schulterblätter, indem du sie nach hinten unten ziehst (A).
- Ziehe die Ellbogen nach unten zu den Rippen und dich so in einer gleichmäßigen Bewegung nach oben, bis die Brust nahe der Stange ist (B). Dabei atmest du aus.
- Halte kurz die Position und achte darauf, dass die Schultern unten und die Schulterblätter aktiviert sind.
- Senke dich langsam ab und atme ein. Dann wiederholst du die Übung.
- Vermeide Ausweichbewegungen wie Schwungholen und Anheben der Schultern.

INTENSIVIERUNG

Du intensivierst die Übung, indem du einen breiten Griff wählst. Zudem kannst du das Hilfsband tiefer greifen, was die Möglichkeit zur Unterstützung verringert (C)–(D).

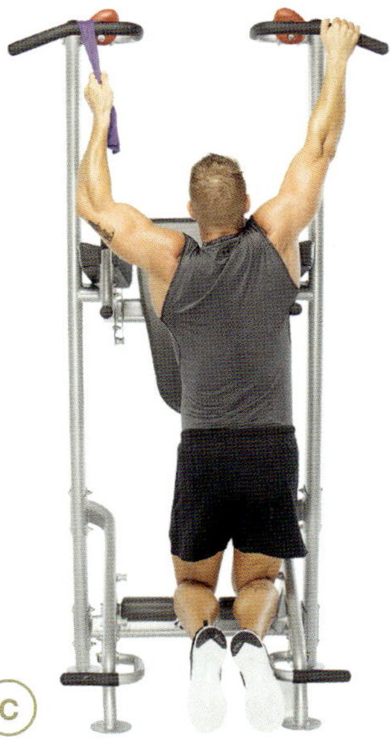
C

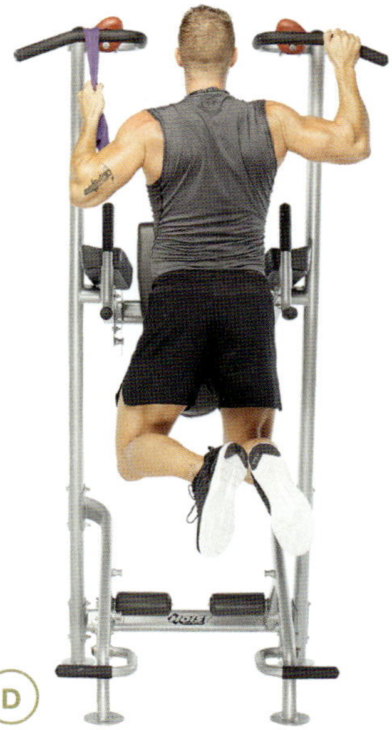
D

Die Variante mit breitem Griff.

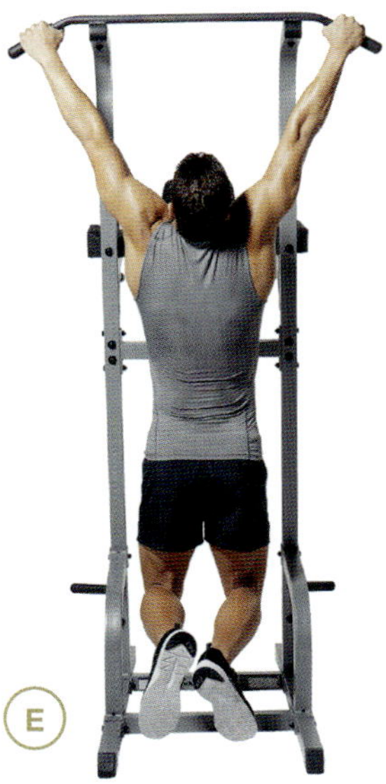
E

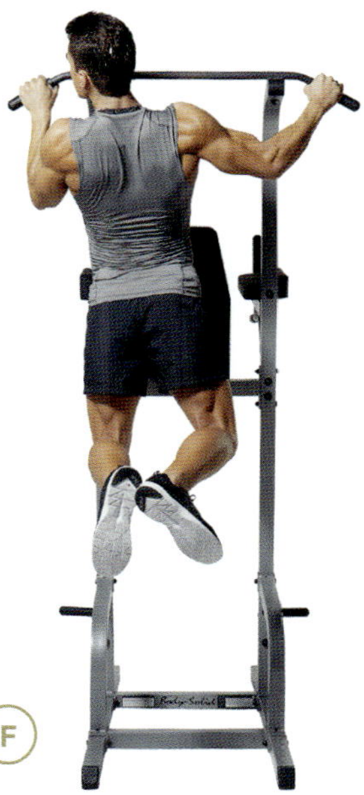
F

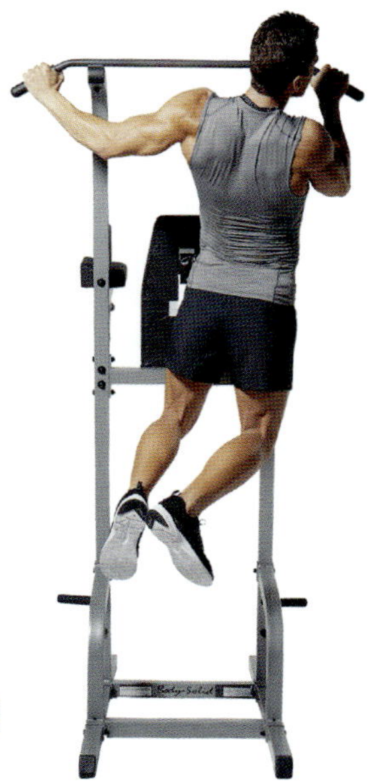
G

Die Variante mit Ziehen nach links, Absenken und Ziehen nach rechts.

VARIANTEN

Du kannst mit vorgerichtetem Handrücken üben und somit die Beanspruchung der vorderen Oberarmmuskulatur vergrößern.
Alternativ kannst du ohne Band üben und die Stange breit greifen. Ziehe dich abwechselnd nach links und rechts hoch (E)–(G). Halte jeweils die hohe Position kurz, bevor du dich absenkst. Als Option kannst du dich zu einer Seite hochziehen und dann in hoher Position zur anderen Seite bewegen. Von dort senkst du dich ab.

K20 Einarmiger Klimmzug

BEWEGUNG 4: Klimmzug-Progression

KRÄFTIGUNG

++ obere Rücken-, vordere Oberarm-, Unterarm-, Schulter- und Rumpfmuskulatur

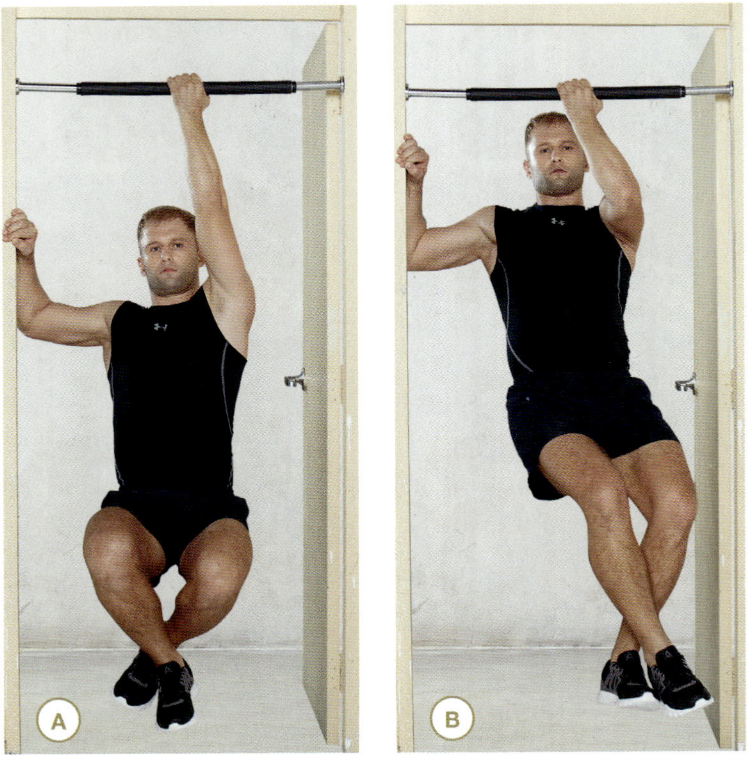

Die Anfangs- und die Endposition.

SO GEHT'S

- Hänge dich an eine Stange, mit vorzeigendem Handrücken. Achte auf einen möglichst festen Griff. Die freie Hand kannst du am Körper halten oder dich seitlich an etwas leicht stützen, um deine Position besser zu stabilisieren (A).
- Spanne die Bauch- und die Gesäßmuskulatur an und die Schultern nach hinten unten und atme ein. Der Rumpf und die Schultern sind in einer stabilen Position.
- Ziehe dich mit Ausatmung nach oben, bis die Brust nahe der Stange ist (B).
- Halte kurz die Position und achte darauf, dass die Schultern unten und die Schulterblätter zusammengespannt sind.
- Senke dich langsam ab und atme ein. Dann wiederholst du die Übung.
- Vermeide Ausweichbewegungen wie Schwungholen und Anheben der Schultern.

VARIANTE

Du kannst mit rückzeigender Handfläche trainieren, wodurch den vorderen Oberarmmuskel etwas weniger intensiv trainierst, dafür den Rückenmuskel intensiver.

VEREINFACHUNG

Als einfachere Variante kannst du einen Fuß in ein Fitnessband stellen, dass du um die Stange befestigt hast, oder du stellst einen Fuß auf einen Stepper (C)–(D) oder Kasten leicht auf.

Mit fortschreitender Kraftentwicklung verringerst du immer weiter das abgestützte Gewicht. Du kannst auch die Kraft für den einarmigen Klimmzug entwickeln, indem du dich mit beiden Armen hochziehst und dann eine Hand löst und dich langsam einarmig absenkst. Danach ziehst du dich wieder mit beiden Händen an der Stange hoch. Beim Absenken kannst du kurz mehrere Positionen halten.

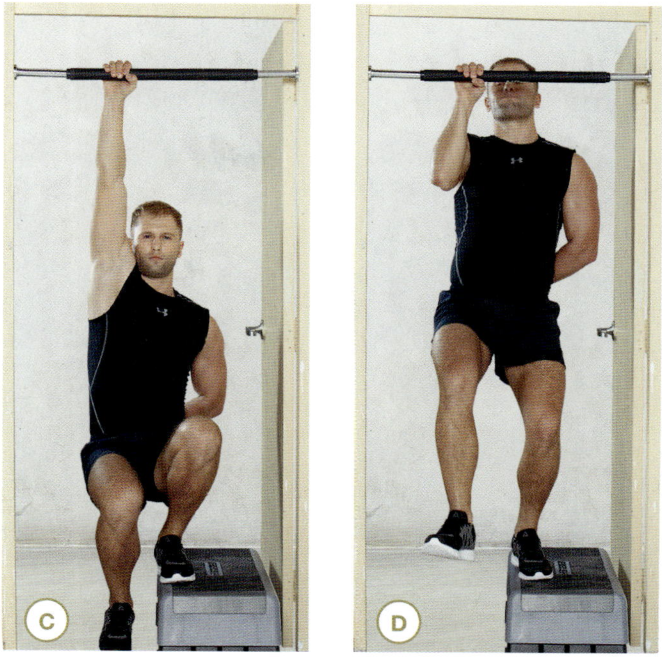

Das vereinfachte einarmige Hochziehen mit Gewichtsverlagerung auf Stepper.

Du kannst dich einarmig unterstützt hochziehen, was bedeutet, dass die andere Hand das Handgelenk des Übungsarmes greift.

Als Option kannst du einarmiges Hängen in der Anfangsposition über 40–60 Sekunden üben, wobei durchgehend eine stabilisierte Position mit Rumpfspannung bewahrst.

Du kannst mit der Handfläche nach innen, vor- oder zurückgerichtet greifen. Mit nach innen gerichteter Handfläche kannst du dich abwechselnd nach links und rechts hochziehen (E)–(F).

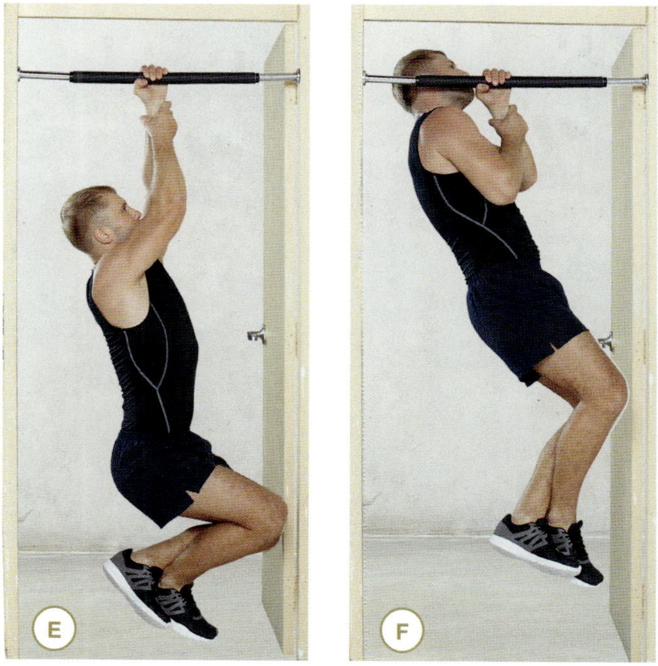

Die Vereinfachung mit zusätzlichem Hilfsgriff am Handgelenk.

K21 Kniebeuge im Ausfallschritt

BEWEGUNG 5: Einbeinige Kniebeuge-Progression

KRÄFTIGUNG

++ Oberschenkelmuskulatur, insbesondere vorderer Anteil, Gesäß- und Wadenmuskulatur

+ Rumpfmuskulatur

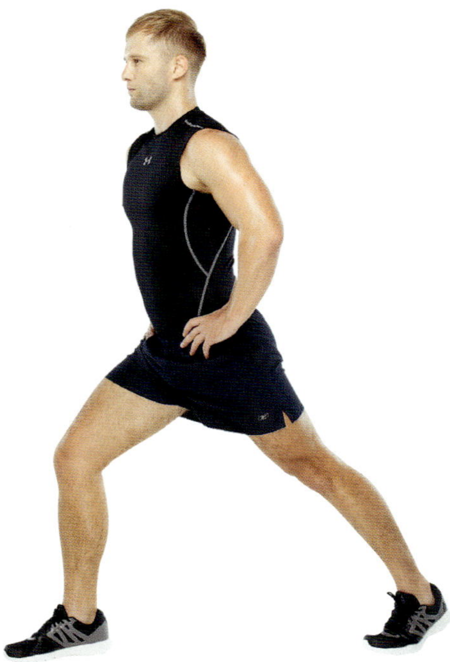

(A)

Dies ist die Anfangsposition.

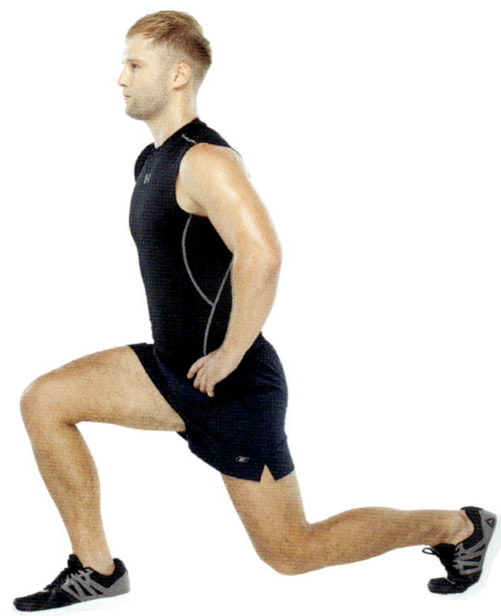

(B)

SO GEHT'S

- Aus dem aufrechten Stand machst du einen großen Schritt nach vorn. Die Füße zeigen nach vorn. Die Hände hast du in die Hüften gestemmt.
- Spanne die Bauch- und die Gesäßmuskulatur an und ziehe die Schultern nach hinten unten. Die hohe Position im Ausfallschritt ist die Anfangsposition (A).
- Beuge langsam die Beine, ohne jedoch das hintere Knie abzulegen (B). Dabei atmest du ein. Halte kurz die Position.
- Drücke dich mit Ausatmung nach oben. Dann wiederholst du die Übung.
- Halte den Oberkörper durchgehend gerade und achte darauf, dass das vordere Knie nicht nach vorn oder zur Seite ausweicht. Die Hüften bewegen sich gerade hoch und runter.
- Nachdem du alle Wiederholungen mit einer Seite gemacht hast, trainierst du die andere Seite.

VEREINFACHUNG

Du vereinfachst die Übung, indem du die Beine weniger tief beugst. Zudem kannst du dich seitlich an einer Wand oder an einer Stuhllehne etwas abstützen.

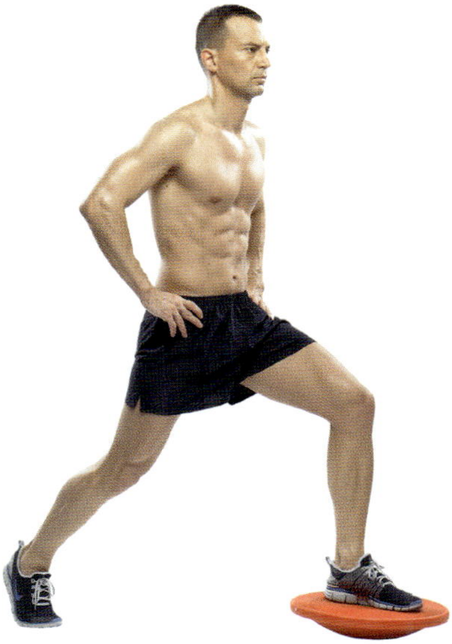

C

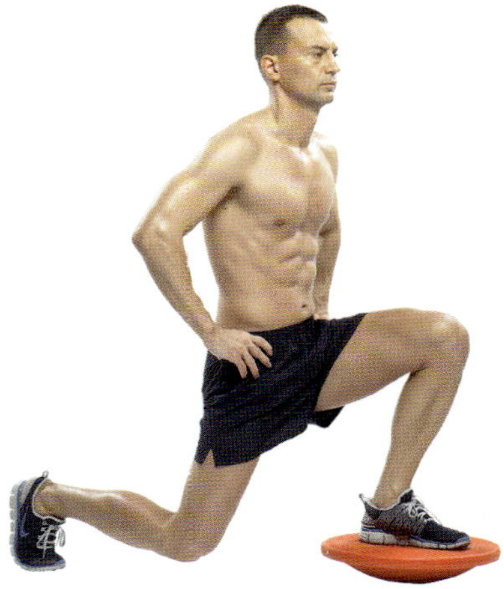

D

Die Intensivierung auf dem Therapiekreisel.

INTENSIVIERUNG

Du kannst die Übung intensivieren, indem du Zusatzgewicht nutzt. Du kannst einen gefüllten Rucksack auf dem Rücken tragen oder Kurzhanteln in den Händen halten.
Du machst die Übung anspruchsvoller, wenn du die Arme gerade in die Luft hebst.

Die Übung wird bereits recht anspruchsvoll, wenn du ein Zusatzgewicht mit gestreckten Armen hochhebst.
Als weitere Intensivierung kannst du den vorderen Fuß auf einem instabilen Untergrund (z. B. Therapiekreisel) aufstellen (C)–(D).

VARIANTEN

Du kannst die Muskulatur alternativ trainieren, indem du »Step-up« machst. Du kannst dies auf einem Stepper (E)–(F) oder einer Treppenstufe üben. Wähle ein höheres Gerät, um den »Step-up« zu intensivieren. Zudem kannst du Zusatzgewicht nutzen, allerdings nur dann, wenn du die Übung durchgehend kontrollieren kannst und nicht mit dem Knie des Übungsbeins ausweichst.

Der »Step-up«.

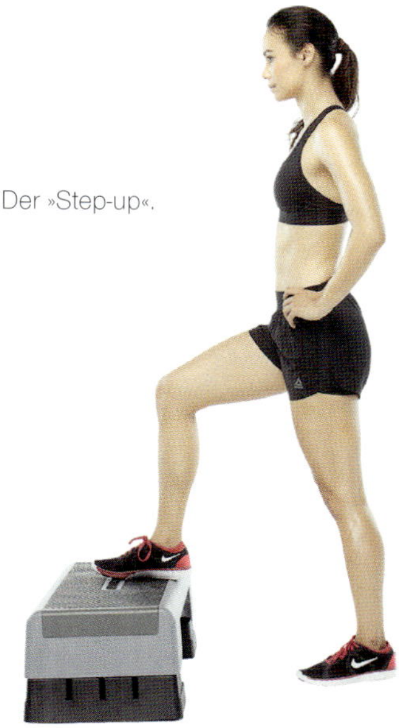

E

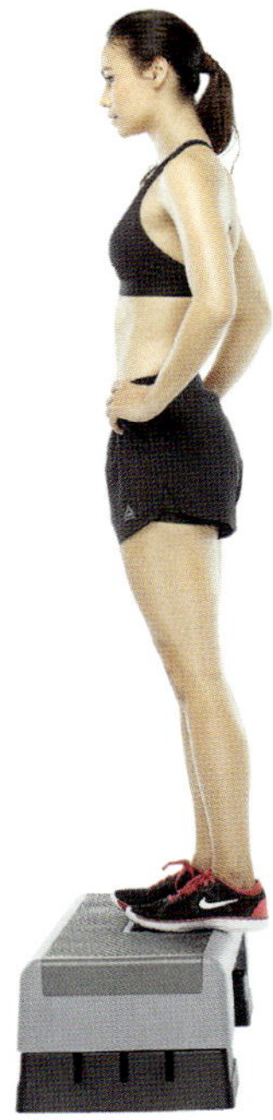

F

K22 Ausfallschritt

BEWEGUNG 5: Einbeinige Kniebeuge-Progression

KRÄFTIGUNG

++ Oberschenkelmuskulatur, insbesondere vorderer Anteil, Gesäß- und Wadenmuskulatur

\+ Rumpfmuskulatur

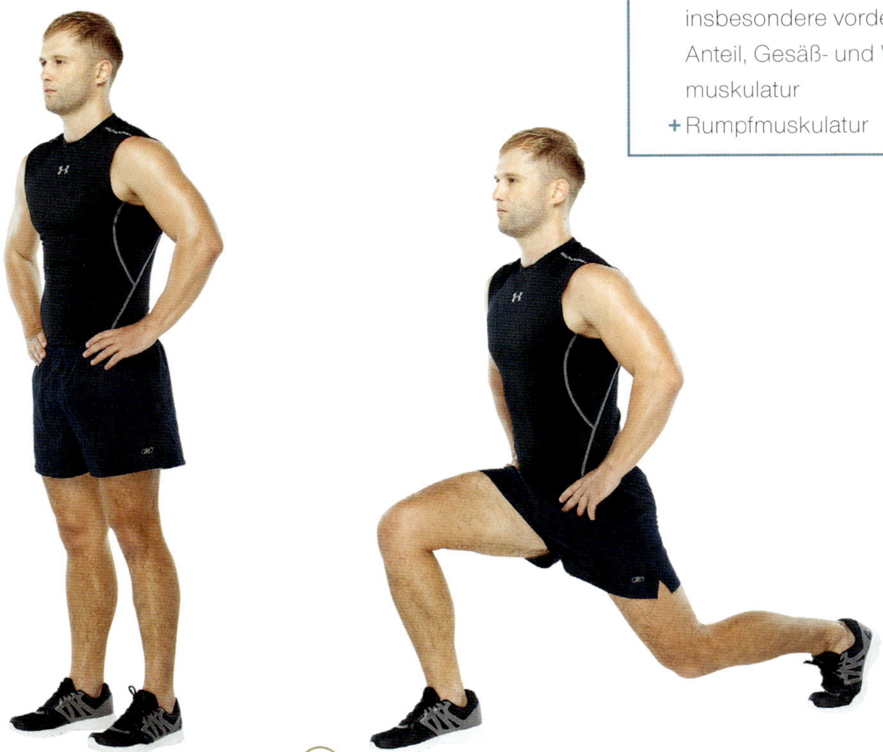

A B

Die Anfangs- und die Endposition.

SO GEHT'S

- Du stehst aufrecht, die Füße sind hüftbreit auseinander und nach vorn gerichtet. Die Hände kannst du in die Hüften stemmen.
- Bringe die Rumpfmuskulatur in Spannung und ziehe die Schulterblätter nach hinten unten (A).
- Mache einen großen Schritt mit dem rechten Bein nach vorn und beuge die Beine, ohne das hintere Knie abzulegen (B). Gleichzeitig atmest du ein. Senke die Hüften möglichst gerade nach unten, weiche nicht mit dem vorderen Knie nach vorn aus. Halte kurz die tiefe Position.
- Drücke dich mit Ausatmung zurück, wobei du vorrangig die Ferse des vorderen Fußes belastest. Du kommst wieder in die Anfangsposition mit den Füßen nebeneinander zurück. Wiederhole mehrfach den Ausfallschritt.
- Halte den Oberkörper aufrecht, achte auf dein Gleichgewicht und vermeide Ausweichbewegungen zur Vereinfachung.
- Wenn du alle Wiederholungen mit einem Bein gemacht hast, trainierst du das andere Bein. Du kannst alternativ die Schritte abwechselnd nach vorn machen.

VEREINFACHUNG

Einsteiger können den Bewegungsspielraum der Kniebeuge verringern.

INTENSIVIERUNG

Du intensivierst die Übung, indem du die Arme gestreckt nach oben hebst.
Als Option kannst du jeweils beim Schritt nach vorn den vorderen Fuß auf einen instabilen Untergrund aufstellen.
Jede Variante kannst du mit Zusatzgewicht in den Händen (C)–(D) oder einem Rucksack auf dem Rücken intensivieren.

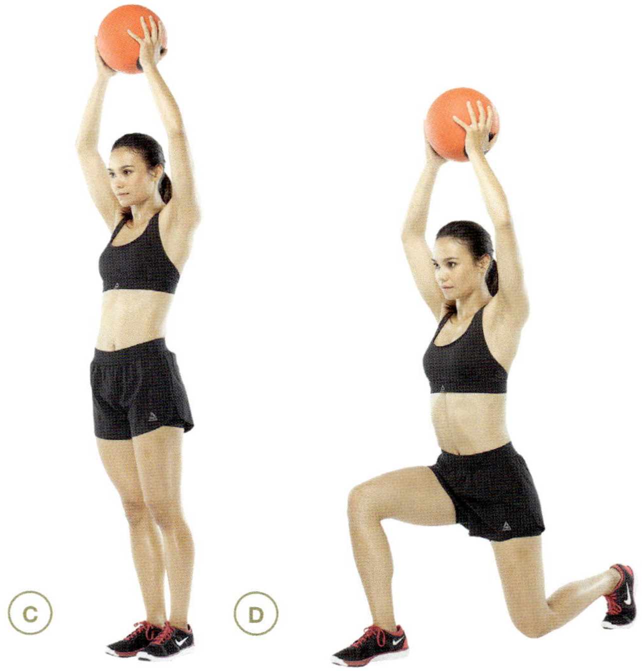

Die Intensivierung mit hochgestrecktem Medizinball.

VARIANTEN

Wenn du auf einer großen Trainingsfläche übst, dann kannst du fortlaufend Schritte nach vorn machen.
Auch seitliche Ausfallschritte sind eine sinnvolle Trainingsoption.

Du kannst den Ausfallschritt nach vorn mit Oberkörperrotation machen. In der Anfangsposition hast du ein Zusatzgewicht (z. B. Medizinball) vor der Brust (E). Du machst einen Ausfallschritt mit links (F) und rotierst den Oberkörper nach links (G). Dann bewegst du dich zurück und führst die Übung zur anderen Seite aus.

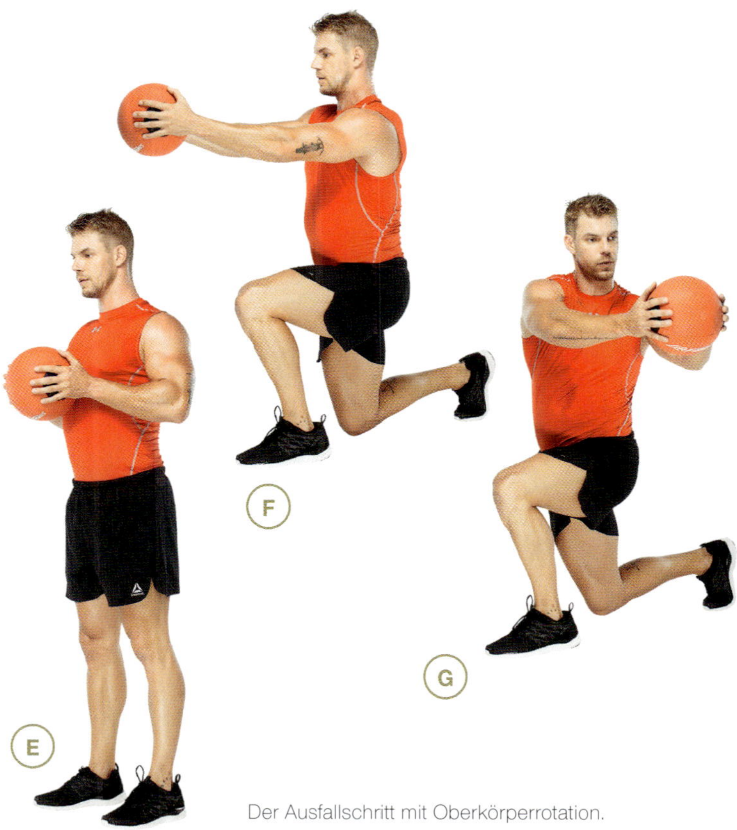

Der Ausfallschritt mit Oberkörperrotation.

K23 Einbeinige Kniebeuge vereinfacht

BEWEGUNG 5: Einbeinige Kniebeuge-Progression

KRÄFTIGUNG

++ Oberschenkel-, Gesäß- und Wadenmuskulatur

\+ Rumpfmuskulatur

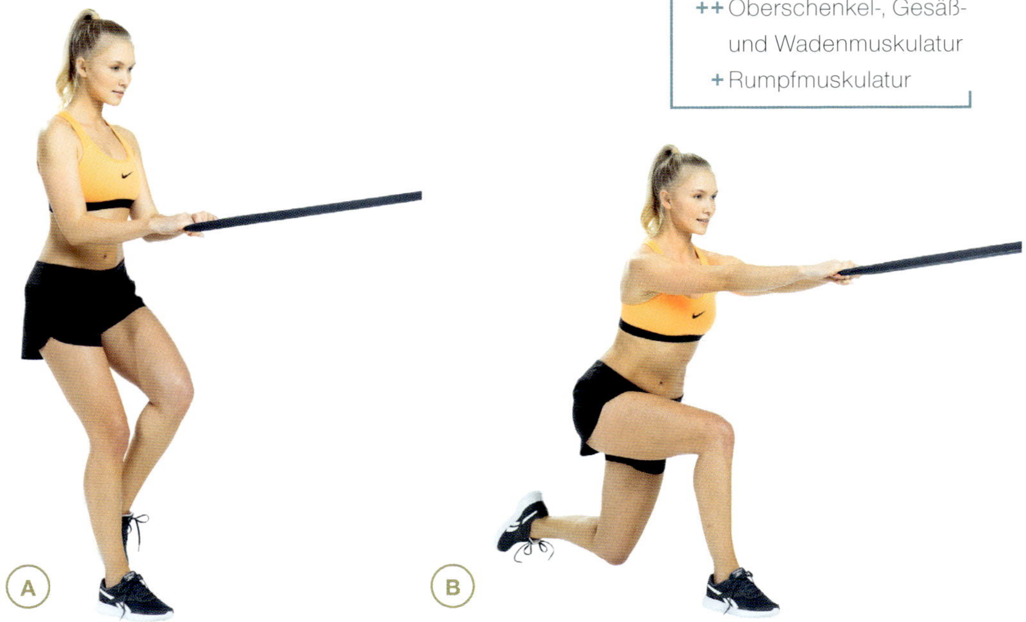

Die Anfangs- und die Endposition.

SO GEHT'S

- Du hast ein Band (oder Seil) um einen Gegenstand etwa in Brusthöhe befestigt. Alternativ kannst du einen Gegenstand greifen.
- Du stehst zur Befestigung gerichtet und hebst das Band, mit gebeugten Armen. Du stehst auf dem rechten Fuß, das linke Bein ist nach hinten gerichtet in der Luft.
- Konzentriere dich auf die Belastung von Fußballen, Außenkante und Ferse. Spanne die Bauch- und die Gesäßmuskulatur an und halte den Rücken gerade (A).
- Beuge langsam das rechte Bein und schiebe gleichzeitig die Hüften nach hinten, so tief wie du das kontrolliert ausführen kannst. Das Gewicht verlagerst du in Richtung Ferse (B). Der Oberkörper bleibt aufrecht und die Arme strecken sich. Während der Beugung atmest du ein. Halte kurz die tiefe Position.
- Drücke den Fuß fest auf und dich mit Ausatmung in die Beinstreckung zurück, wobei die Hände etwas mithelfen dich hochzuziehen. Dann wiederholst du die Übung.
- Deine Hüften müssen gerade bleiben und dürfen nicht seitlich ausweichen. Halte auch den Rücken gerade und vermeide mit dem Knie aus der Beinachse auszuweichen.
- Nach dem Übungssatz trainierst du das linke Bein.

VEREINFACHUNG

Du vereinfachst die Übung, indem du mehr ziehst und den Bewegungsumfang der Kniebeuge verringerst. Um deine Bewegung zu kontrollieren, kannst du einen Stuhl, Kasten oder einen Bücherstapel unter dein angehobenes Knie positionieren und die Beugung ausführen, bis dein Knie das Gerät berührt.

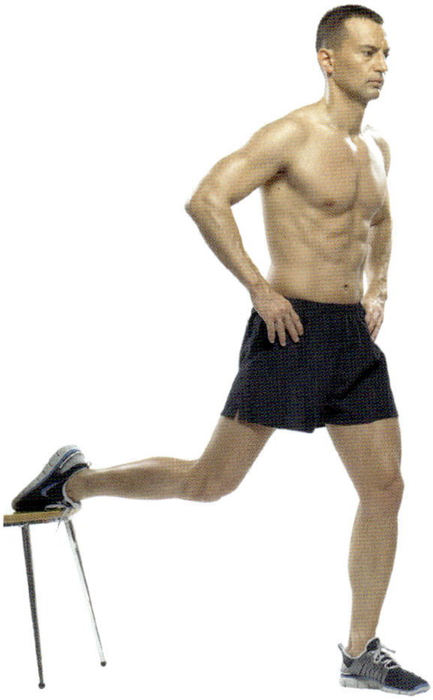

C

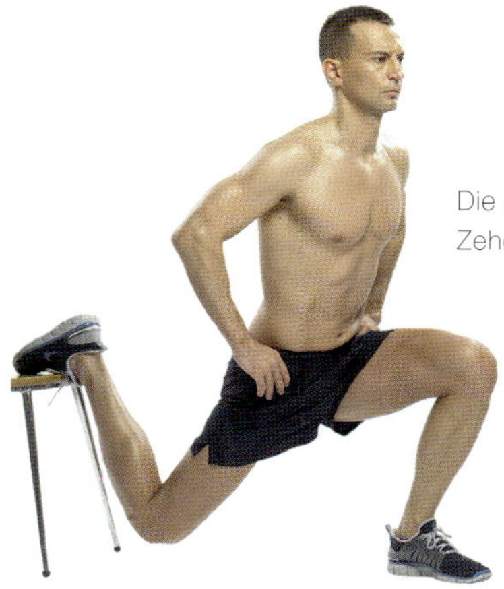

D

Die Übung mit den Zehen auf dem Stuhl.

Die Intensivierung mit gefülltem Rucksack.

E

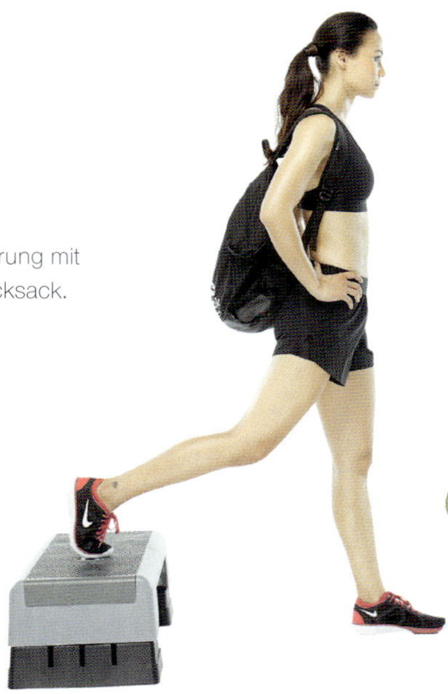

F

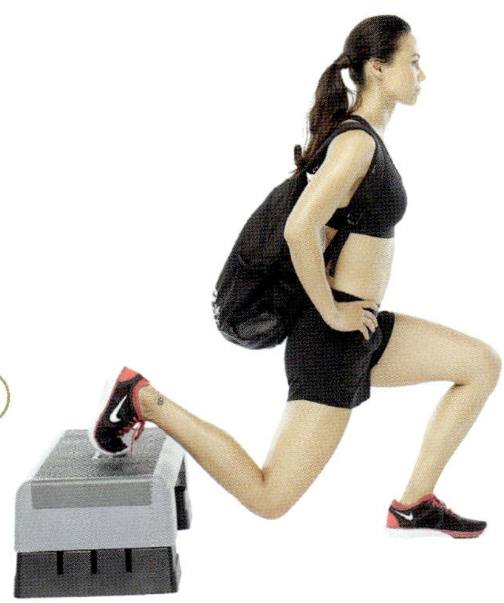

INTENSIVIERUNG

Du kannst den unterstützenden Handzug immer weiter verringern und die Kniebeuge so tief machen, bis dein Knie den Boden berührt, ohne es abzulegen. Gelingt dir die Übung so mindestens 12-mal, dann kannst du zum nächsten Level übergehen.

VARIANTEN

Du kannst die Muskulatur für die einbeinige Kniebeuge entwickeln, indem du die Zehen hinten auf einem Stuhl (C)–(D) oder Kasten positionierst und so die Kniebeugen übst. Dies kannst du intensivieren, indem du Zusatzgewicht in den Händen hast oder einen Rucksack auf dem Rücken trägst (E)–(F).

K24 Einbeinige Kniebeuge

BEWEGUNG 5: Einbeinige Kniebeuge-Progression

KRÄFTIGUNG

++ Oberschenkel-, Gesäß- und Wadenmuskulatur

\+ Rumpfmuskulatur

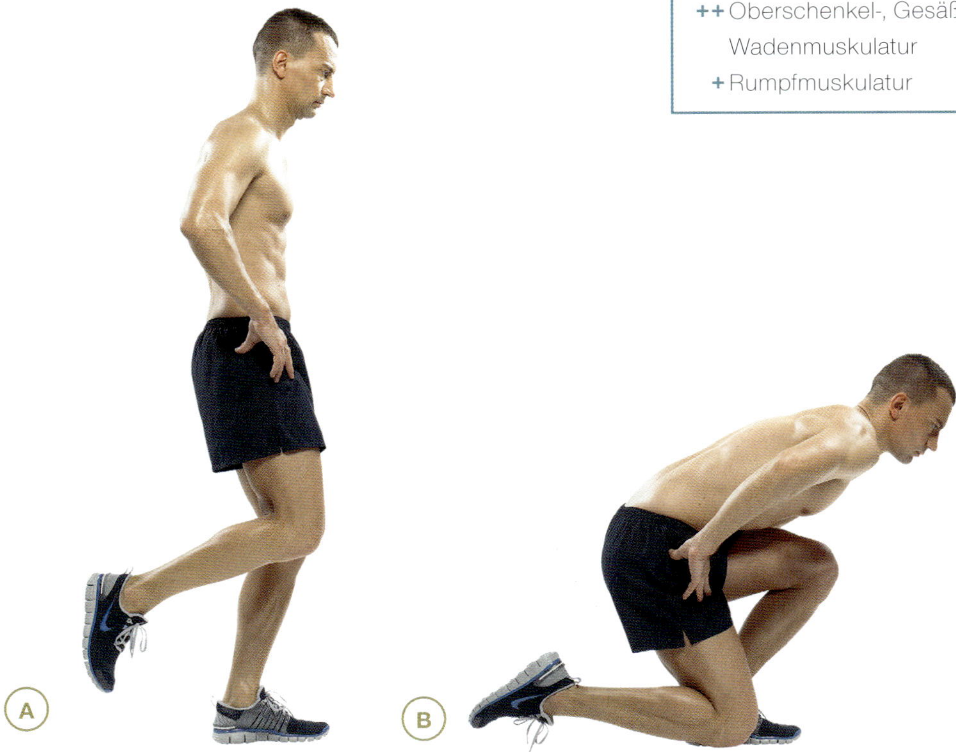

Die Anfangs- und die Endposition.

SO GEHT'S

- Du stehst aufrecht auf dem linken Fuß, das rechte Bein ist nach hinten gerichtet in der Luft. Die Arme sind nach vorn gehalten oder in die Hüften gestützt.
- Konzentriere dich auf die Belastung von Fußballen, Außenkante und Ferse. Spanne die Bauch- und die Gesäßmuskulatur an und halte den Rücken gerade (A).
- Beuge langsam das linke Bein und schiebe gleichzeitig die Hüften nach hinten, so tief wie du das kontrolliert ausführen kannst. Das Gewicht verlagerst du in Richtung Ferse (B). Während der Beugung atmest du ein. Halte kurz die tiefe Position.
- Drücke den Fuß fest auf und dich mit Ausatmung in die Streckung zurück. Dann wiederholst du die Übung.
- Deine Hüften müssen gerade bleiben und dürfen nicht seitlich ausweichen. Vermeide es zudem, mit dem Knie aus der Beinachse auszuweichen.
- Nach dem Übungssatz trainierst du das rechte Bein.

VEREINFACHUNG

Du kannst dich mit einer Hand leicht an einer Wand abstützen.

Du vereinfachst die Übung, indem du mit geringem Bewegungsradius übst. Du kannst dich mit der Fußinnenseite an einen Stepper oder anderen tiefen Gegenstand stellen, sodass das freie Bein über dem Gegenstand ist. Beuge das Standbein, bis du mit dem Knie den Gegenstand berührst, ohne es abzulegen (C)–(D). Wenn du die geplante Wiederholungszahl erreichst, verringerst du die Höhe. Fahre so mit fortschreitender Kraftentwicklung fort, bis du den Boden erreichst.

INTENSIVIERUNG

Du kannst die Übung mit Zusatzgewichten intensivieren. Du kannst einen Rucksack auf dem Rücken tragen oder Gewichte in den Händen halten.

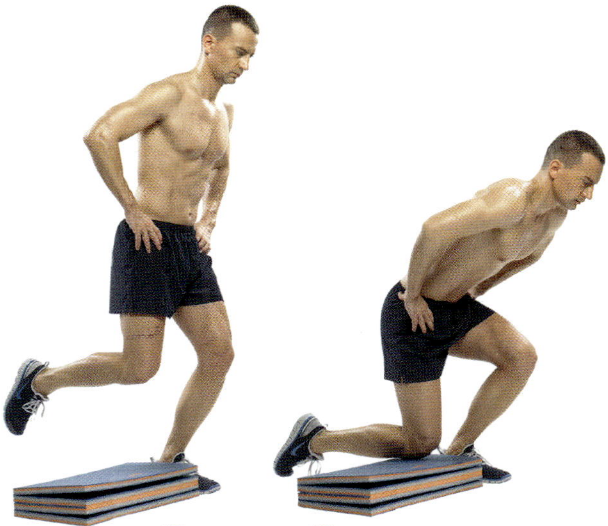

(C) (D)

Die Vereinfachung mit Knie über dem tiefen Gegenstand..

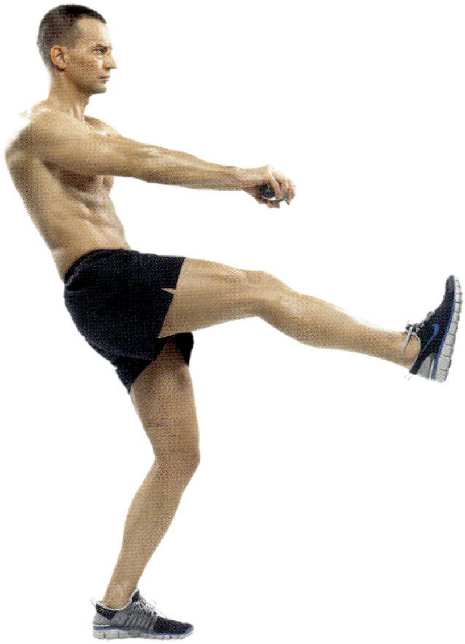

(E) Die tiefe »Pistol«-Position.

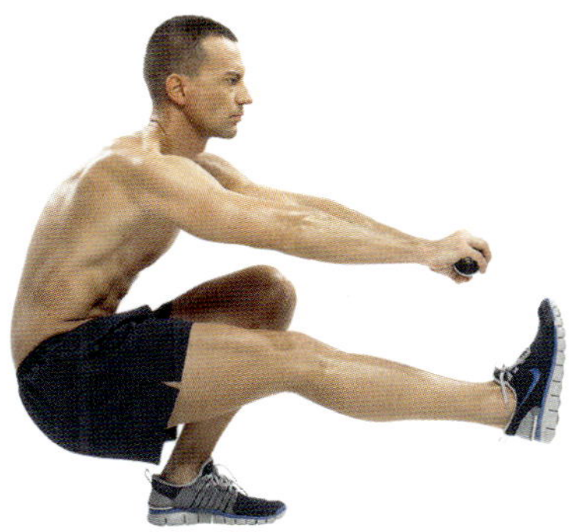

(F)

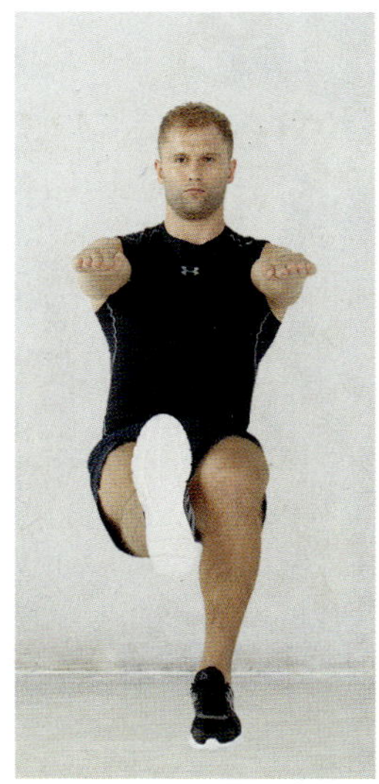

(G) Die statische »Pistol« im Wandsitz.

VARIANTEN

Als Variante kannst du »Pistols« üben, also mit vorgeschrecktem Bein, vorausgesetzt, du verspürst dabei keine Kniebeschwerden. Du kannst ein kleines Gewicht in den vorgestreckten Händen halten (E)–(F), um besser auszubalancieren, was aber nicht zwingend ist. Um die notwendige Kraft aufzubauen, kannst du »Pistol« statisch an der Wand üben (G). Achte darauf, dass das Gewicht auf die Ferse verlagert ist.

K25 Einbeinige Kniebeuge intensiv

BEWEGUNG 5: Einbeinige Kniebeuge-Progression

KRÄFTIGUNG
++ Oberschenkel-, Rumpf-, Gesäß- und Wadenmuskulatur
+ Schultermuskulatur

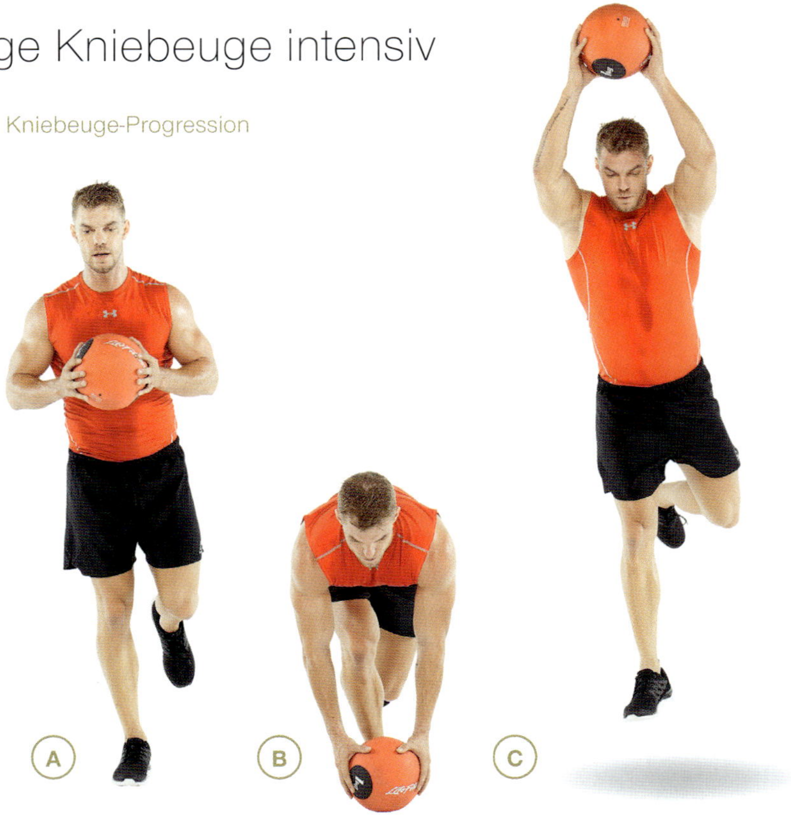

Der Bewegungsablauf.

SO GEHT'S

- Du stehst aufrecht auf dem rechten Fuß, der linke Fuß ist nach hinten gerichtet in der Luft. In den Händen hast du einen Medizinball (A), Basketball oder Fußball.
- Konzentriere dich auf die Belastung von Fußballen, Außenkante und Ferse, um stabil zu stehen. Spanne die Bauch- und die Gesäßmuskulatur an.
- Beuge langsam das Standbein und schiebe gleichzeitig die Hüften nach hinten, bis sich der Oberschenkel etwa in der waagrechten Position befindet. Während der Beugung atmest du ein. Tippe den Ball auf dem Boden auf (B).
- Springe explosiv so weit wie möglich gerade hoch, wobei du den Ball hoch in die Luft bewegst (C). Gleichzeitig atmest du aus.
- Komme kontrolliert, möglichst sanft, wieder mit dem rechten Fuß auf dem Boden auf. Dann wiederholst du die Übung.
- Halte die Hüften und den Rücken gerade und achte auch darauf, dass das Knie bei der Beinbeugung über dem Fuß bleibt und nicht nach vorn oder zur Seite ausweicht.
- Danach trainierst du das linke Bein.

VEREINFACHUNG

Du vereinfachst die Übung, indem du den Bewegungsumfang verringerst.
Du kannst ohne Ball üben. Dabei schwingst du die Arme bei der Kniebeuge nach unten hinten und holst so Schwung für den Sprung nach oben.

INTENSIVIERUNG

Du intensivierst die Übung, indem du einen schweren Medizinball nutzt.

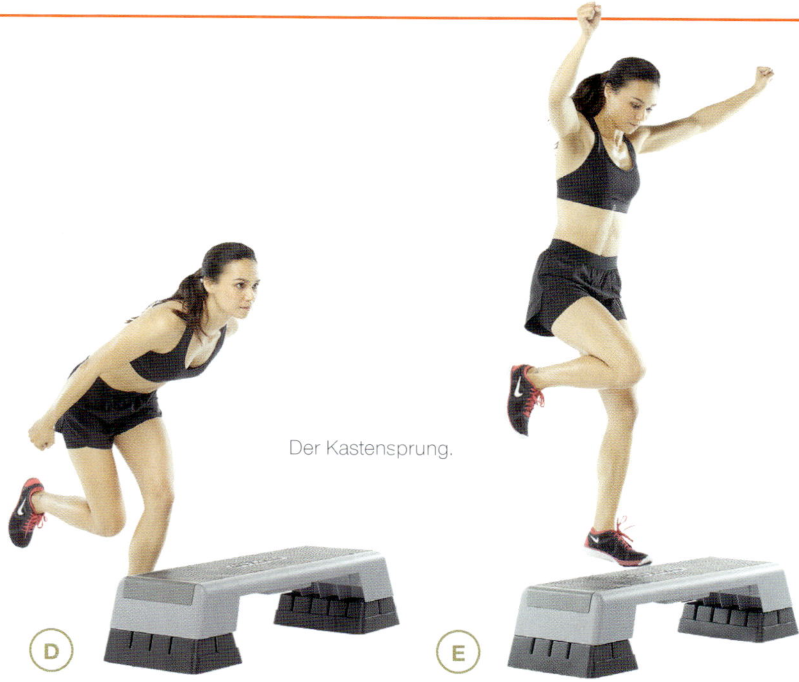

Der Kastensprung.

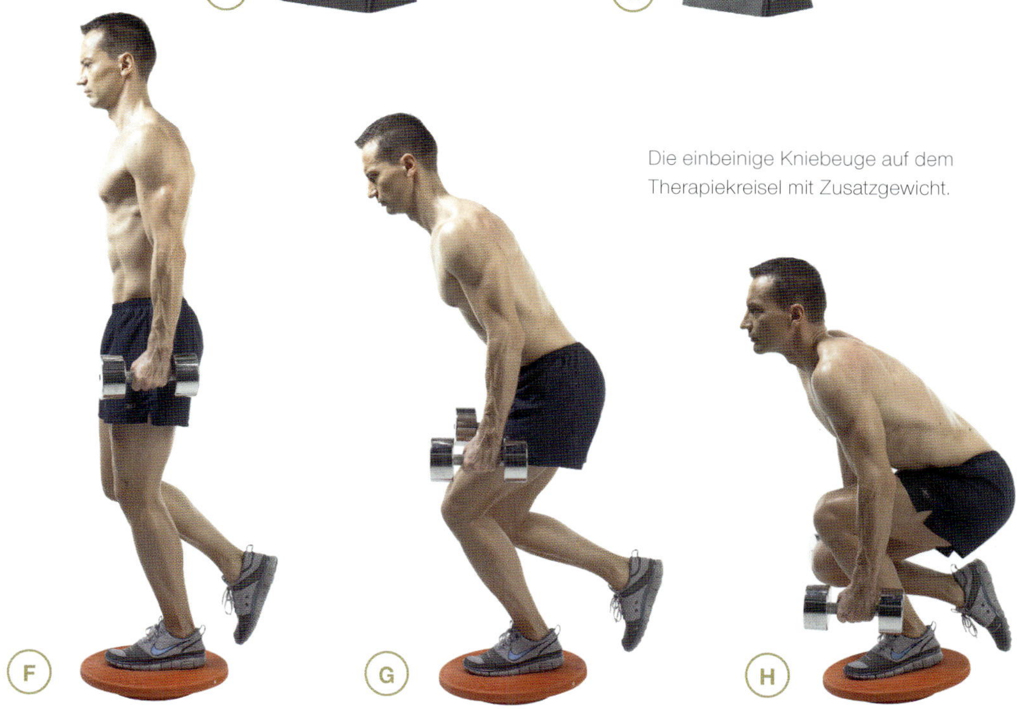

Die einbeinige Kniebeuge auf dem Therapiekreisel mit Zusatzgewicht.

VARIANTEN

Du kannst Kastensprünge aus der Kniebeuge machen (D)–(E).

Eine Variante für diesen intensiven Trainingslevel ist die einbeinige Kniebeuge auf beweglichem Untergrund wie dem Therapiekreisel. Dies kannst du mit Zusatzgewicht in den Händen (F)–(H) oder einem gefüllten Rucksack noch intensivieren.

K26 Oberkörper vorbeugen

BEWEGUNG 6: Standwaage-Progression

KRÄFTIGUNG

++ hintere Bein-, Rumpf- und Rückenmuskulatur

\+ hintere Schulter- und Gesäßmuskulatur

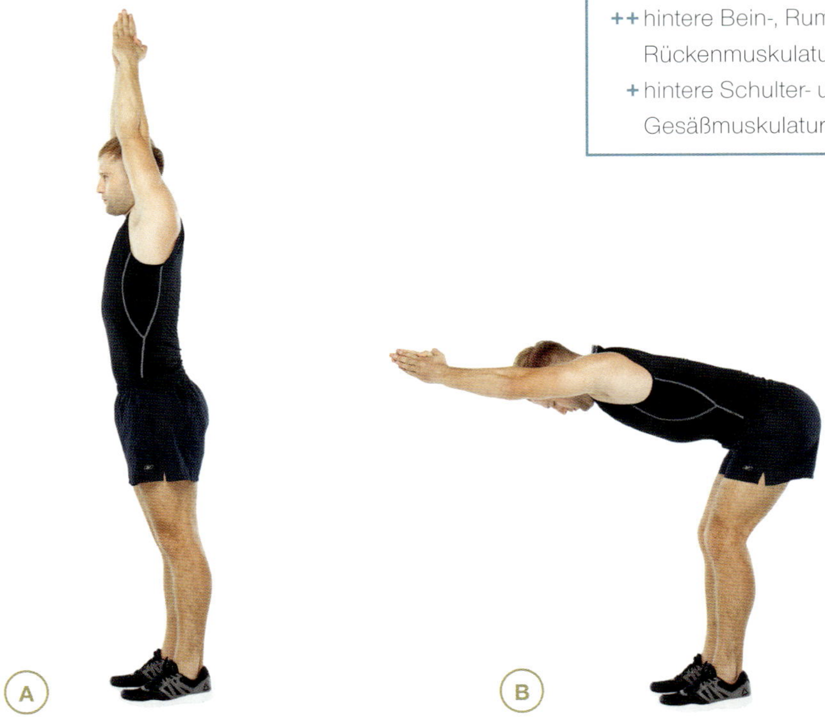

Die Anfangs- und die Endposition.

SO GEHT'S

- Du stehst aufrecht in hüft- bis schulterbreitem Stand, mit leicht gebeugten Beinen. Der Rücken ist gerade und die Arme sind senkrecht nach oben gerichtet.
- Drücke die Füße fest in den Boden und spanne die Bauch-, Gesäß- und Schultermuskulatur an (A). Nun atmest du ein.
- Verlagere langsam den gerade gehaltenen Oberkörper nach vorn, wozu du das Gesäß nach hinten schiebst. Gleichzeitig atmest du ein. Die Arme bleiben neben dem Kopf, sodass in der Endposition die Arme und der Oberkörper gerade und nahezu waagrecht sind. Halte kurz die Position (B).
- Hebe den Oberkörper mit Ausatmung in die Anfangsposition zurück. Dann wiederholst du die Übung.
- Achte auf angespannte Rumpfmuskulatur und darauf, dass der untere Rücken gerade bleibt und nicht abgerundet wird. Die Schultern sind in Spannung und fallen nicht nach vorn. Führe die Übung mit leicht gebeugten und nicht mit vollständig gestreckten Beinen aus.

INFO

Es ist wichtig, dass du den exakten Bewegungsablauf erlernst, insbesondere dass der Rücken gerade ist. Kontrolliere deine Position auch vor einem Spiegel.

VEREINFACHUNG

Du kannst die Beanspruchung vereinfachen, indem du die Hände im Nacken verschränkt hast oder sie hängen lässt (C)–(D).

INTENSIVIERUNG

Du intensivierst die Übung mit Zusatzgewicht (z. B. Basketball, Medizinball oder leichte Kurzhantel) (E)–(F). Nutze nur ein solches Gewicht, bei dem du den Rumpf vollständig stabilisiert halten kannst.

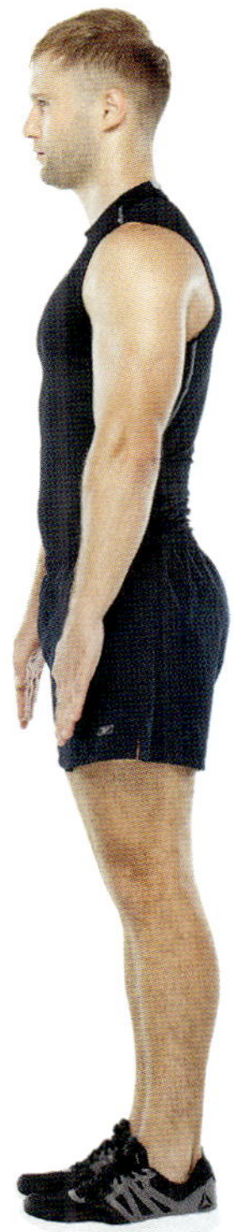

C

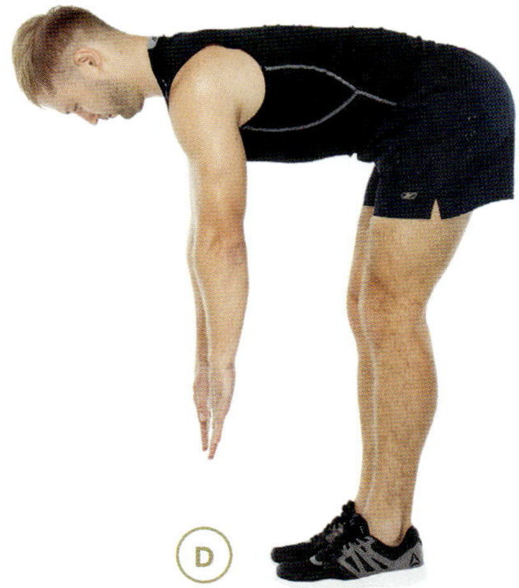

D

Die Vereinfachung.

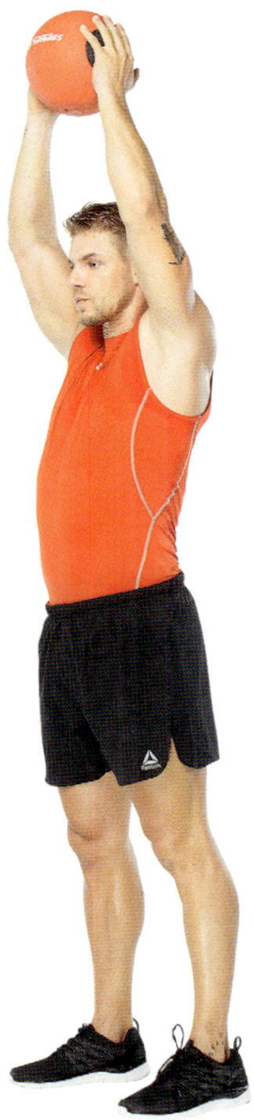

E

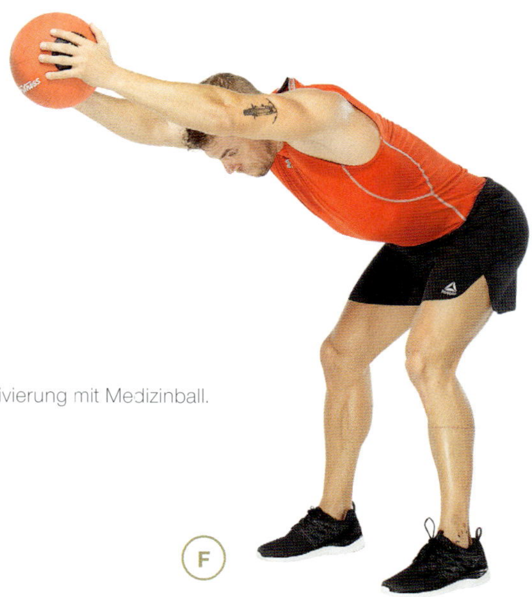

F

Die Intensivierung mit Medizinball.

K27 Rückwärtiges Beinheben vorgebeugt

BEWEGUNG 6: Standwaage-Progression

KRÄFTIGUNG

++ hintere Bein-, Rumpf- und Gesäßmuskulatur

\+ obere Rücken- und hintere Schultermuskulatur

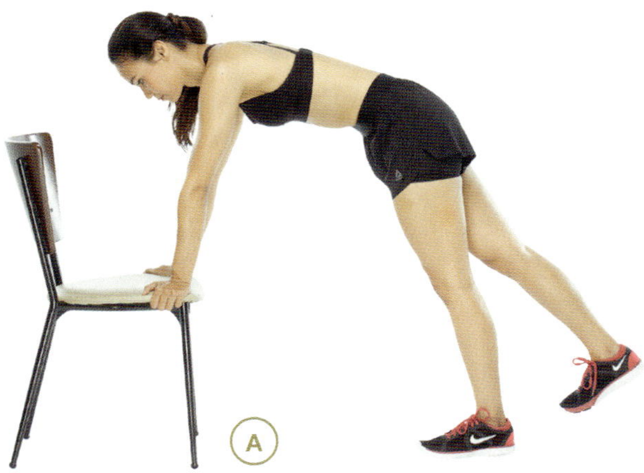

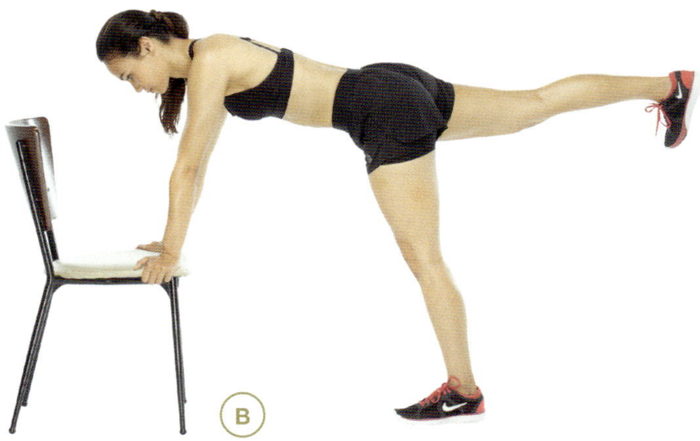

Die Anfangs- und die Endposition.

SO GEHT'S

- Du stützt dich mit den Händen auf einen Stuhl oder eine Trainingsbank, um deine Position zu stabilisieren. Der Rücken muss gerade sein, möglichst waagrecht. Verlagere dein Gewicht auf den vorderen Fuß.
- Spanne die Bauch- und Gesäßmuskulatur an und hebe das hintere Bein etwas ab. Das Bein ist gestreckt und die Zehen sind angezogen (A). Nun atmest du ein.
- Hebe das gestreckte Bein hinten hoch (B), wobei du ausatmest. Halte kurz diese Position und spanne die Gesäßmuskulatur fest nach.
- Senke langsam das gestreckte Bein, ohne es abzustellen. Gleichzeitig atmest du ein. Dann wiederholst du die Übung.
- Vermeide Ausweichbewegungen wie ein Verdrehen der Hüften.
- Danach trainierst du das andere Bein.

VARIANTE

Du kannst statisch üben, indem du in der hohen Position für 40–60 Sekunden bleibst. Dabei atmest du gleichmäßig.

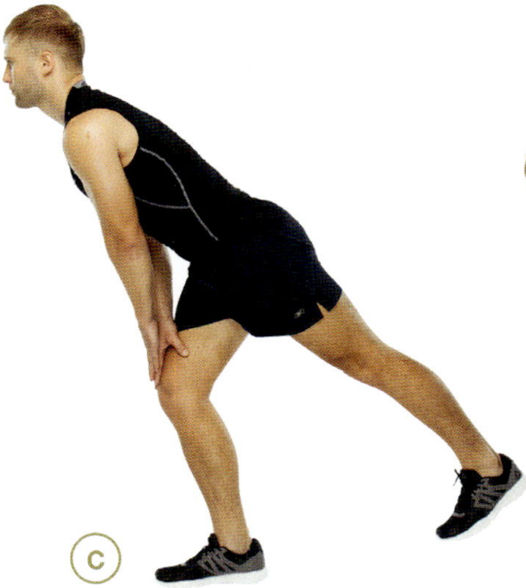

C

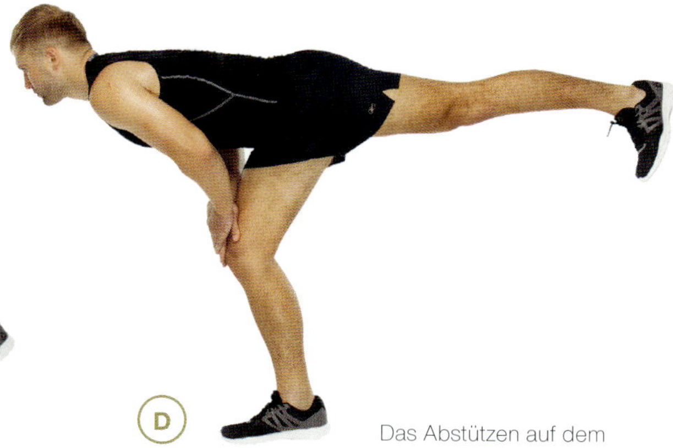

D

Das Abstützen auf dem vorderen Bein.

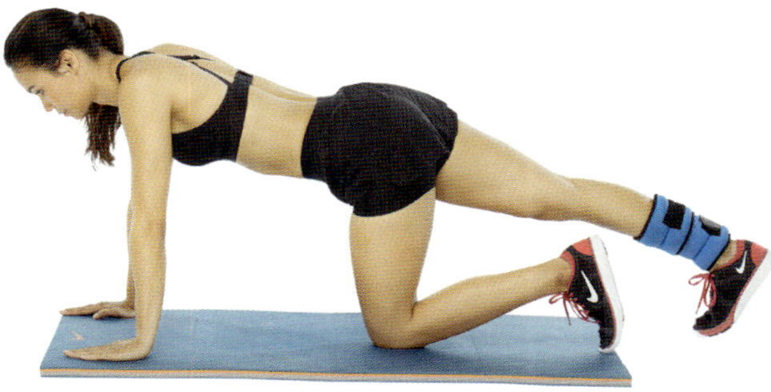

E

Das Beinheben im Vierfüßlerstand, intensiviert mit Fußgewichten.

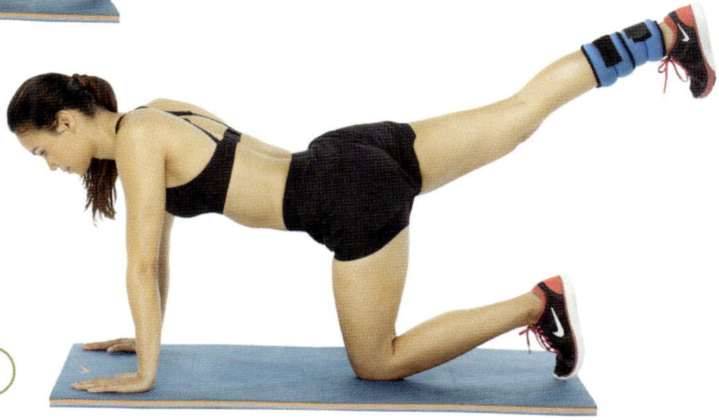

F

INTENSIVIERUNG

Du intensivierst die Übung, wenn du dich leicht auf dem Oberschenkel des Standbeins abstützt (C)–(D). Dies wird für das Standbein deutlich schwerer zu stabilisieren.

Du kannst weiter intensivieren, indem du Fußgewichte einsetzt.

VARIANTE

Du kannst einbeiniges Beinheben im Vierfüßlerstand machen. Auch dies intensivierst du mit Fußgewichten (E)–(F).

K28 Oberkörper vorbeugen intensiv

BEWEGUNG 6: Standwaage-Progression

KRÄFTIGUNG

++ hintere Bein-, untere Rücken- und Gesäßmuskulatur

\+ Bauch, obere Rücken- und Nackenmuskulatur

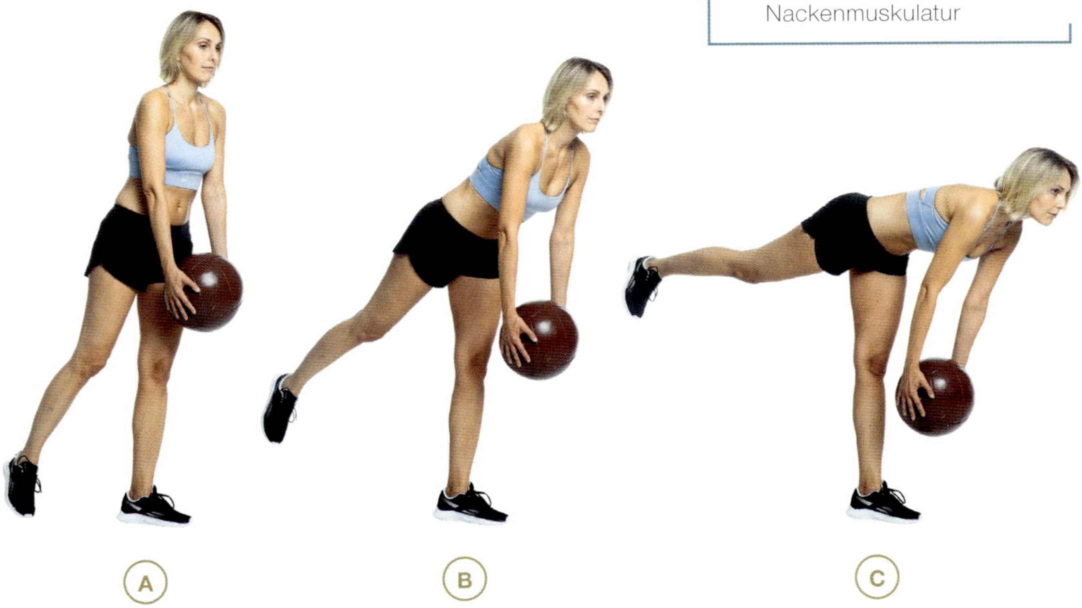

Der Bewegungsablauf.

SO GEHT'S

- Du stehst etwa hüftbreit, mit fast gestreckten Beinen. Die Arme hängen und in den Händen hast du einen Medizinball oder ein anderes Gewicht. Der Rücken ist in neutraler Position, d. h. leicht gewölbt. Spanne die Bauch- und Gesäßmuskulatur an.
- Bringe dein Körpergewicht auf das linke Bein; belaste Fußballen, Fußkante und Ferse. Hebe das rechte Bein gestreckt etwas nach hinten an (A).
- Bewege den geraden Oberkörper in den Hüften nach vorn und hebe dabei das gestreckte rechte Bein weiter hoch (B)–(C), ohne Beugen des Standbeins. Die Arme bewegen sich gerade nach unten. Gleichzeitig atmest du ein. Halte kurz die tiefe Position.
- Hebe den Oberkörper und senke das rechte Bein in die Anfangsposition zurück. Dabei atmest du aus. Dann wiederholst du die Übung.
- Achte darauf, dass die Bewegung durch Hüftbeugen erfolgt und der rechte Fuß gerade nach unten zeigt. Vermeide es, das Standbein zu beugen, die Hüften seitlich zu drehen und den Rücken abzurunden.
- Anschließend trainierst du die andere Seite.

INFO

Hier liegt der Übungsschwerpunkt beim Oberkörperheben und nicht beim Beinheben, deshalb wird beim Oberkörpersenken eingeatmet und beim Heben ausgeatmet.

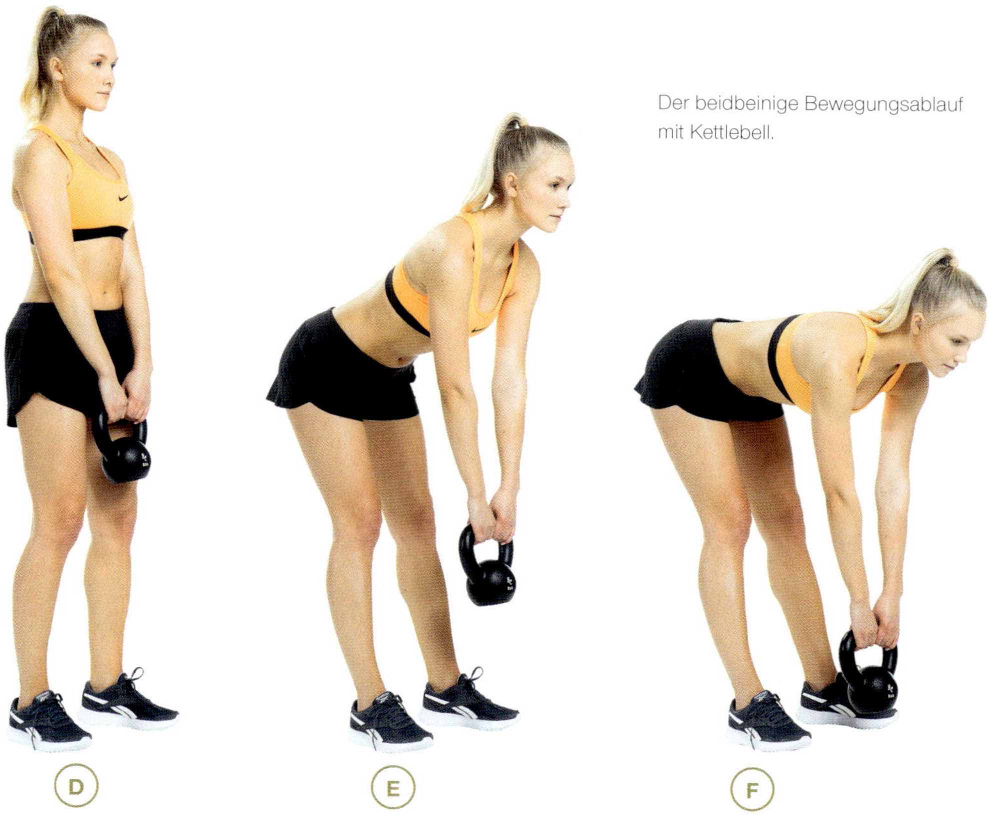

Der beidbeinige Bewegungsablauf mit Kettlebell.

VEREINFACHUNG

Du vereinfachst die Übung, indem du das Bein weniger hoch anhebst.

INTENSIVIERUNG

Du intensivierst die Übung, indem du das Zusatzgewicht erhöhst.

VARIANTE

Zur Vorbereitung auf »K 29: Standwaage« kannst du die Rücken- und die hintere Beinmuskulatur verstärkt entwickeln, indem du beidbeinig stehend mit deutlich höherem Zusatzgewicht übst.

- Halte eine Kettlebell oder 2 Kurzhanteln mit hängenden Armen. Der Rücken ist in neutraler Position, d. h. leicht gewölbt, was wie ein minimales Hohlkreuz wirkt. Die Beine sind fast gestreckt. Baue Körperspannung auf (D).
- Schiebe das Gesäß zurück, soweit dir es ohne Ausweichbewegung möglich ist, und bewege langsam den geraden Oberkörper in den Hüften nach vorn (E)–(F). Die Beine werden nicht gebeugt und der Rücken wird nicht gerundet. Du sollst nun die Beanspruchung in der hinteren Oberschenkelmuskulatur spüren. Die Arme bewegen sich gerade nach unten, eng an den Schienbeinen lang. Gleichzeitig atmest du ein. Halte kurz die tiefe Position.
- Spanne das Gesäß nach, bewege es wieder vor und hebe den Oberkörper in die Anfangsposition zurück. Dabei atmest du aus. Vermeide es den Rücken nach hinten zu überstrecken. Dann wiederholst du die Übung.

K29 Standwaage

BEWEGUNG 6: Standwaage-Progression

KRÄFTIGUNG

++ Fuß-, Unterschenkel-, hintere Bein-, Rumpf- und Gesäßmuskulatur

\+ obere Rücken- und hintere Schultermuskulatur

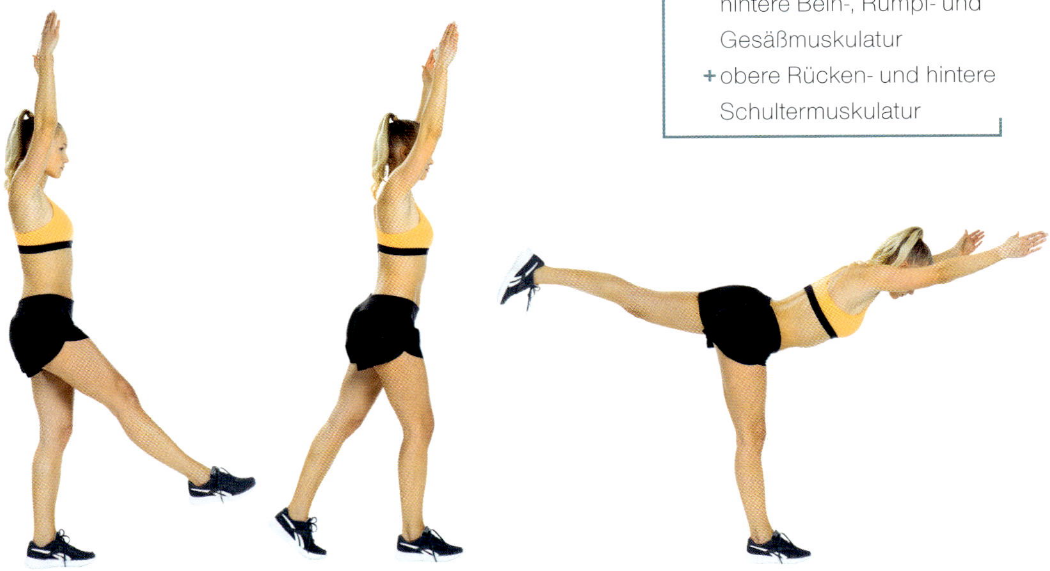

Ⓐ Ⓑ Der Bewegungsablauf. Ⓒ

SO GEHT'S

- Du stehst aufrecht, die Arme sind über dem Kopf gestreckt. Spanne die Bauch- und die Gesäßmuskulatur an und hebe das rechte Bein an Ⓐ.
- Stelle das rechte Bein auf Ⓑ. Bringe das Gewicht auf das rechte Bein und belaste Fußballen, Fußkante und Ferse. Hebe das linke Bein etwas nach hinten an und atme ein.
- Senke den Oberkörper und hebe gleichzeitig das linke Bein nach hinten mit Ausatmung an, bis der Körper mit gestreckten Armen parallel zum Boden ist Ⓒ.
- Halte diese Position für 40–60 Sekunden und atme gleichmäßig. Spanne immer wieder die Bauch- und die Gesäßmuskulatur nach, um Ausweichbewegungen wie ein Verdrehen der Hüften zu vermeiden.
- Achte darauf, dass du das Bein möglichst gestreckt anhebst, die Zehen zum Boden zeigend.
- Bewege dich in den Parallelstand zurück und trainiere dann das linke Bein.

VEREINFACHUNG

Zur Vereinfachung kannst du dich mit den Händen an etwas abstützen. Zudem kannst du das Standbein mehr gebeugt halten. Eine weitere Vereinfachung erreichst du, indem du mit seitlich ausstreckten Armen übst Ⓓ–Ⓕ.

INTENSIVIERUNG

Du intensivierst die Übung, indem du kleine Schwünge mit den Armen und Beinen nach unten und oben machst.

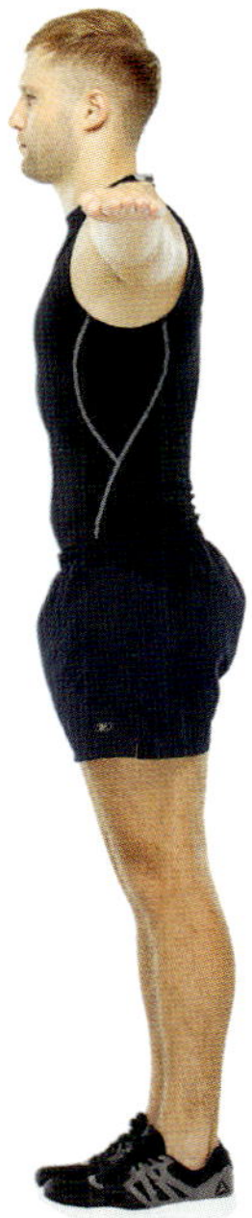

D

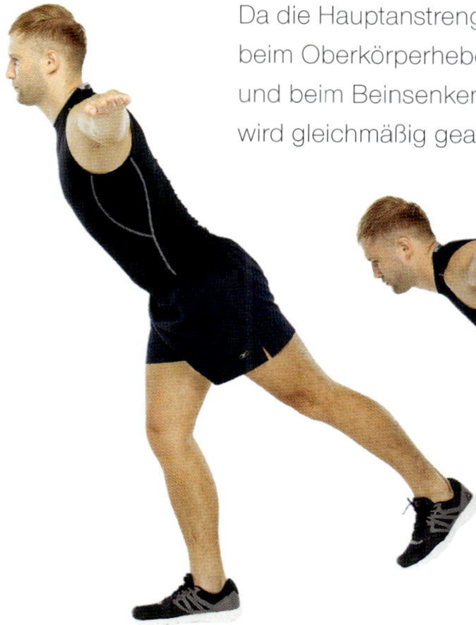

E

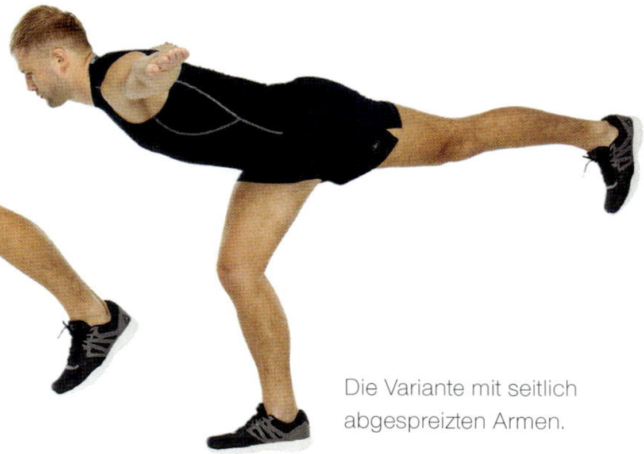

F

Die Variante mit seitlich abgespreizten Armen.

INFO

Da die Hauptanstrengung beim Beinheben liegt und nicht beim Oberkörperheben, wird beim Beinheben ausgeatmet und beim Beinsenken eingeatmet. Beim Halten der Position wird gleichmäßig geatmet.

VARIANTEN

Du kannst diese Muskulatur auch kräftigen, indem du eine einbeinige Brücke mit fast gestrecktem Bein auf einer Erhöhung durchführst (G)–(H). Dazu legst du dich auf den Rücken und positionierst die Ferse auf einem Stepper. Halte das freie Bein angehoben in der Luft. Drücke das Gesäß hoch, sodass der Körper eine gerade Linie bildet. Halte diese Position für 40–60 Sekunden oder mache kontrolliertes Heben und Senken des Beckens. Du vereinfachst, wenn du am Boden übst.

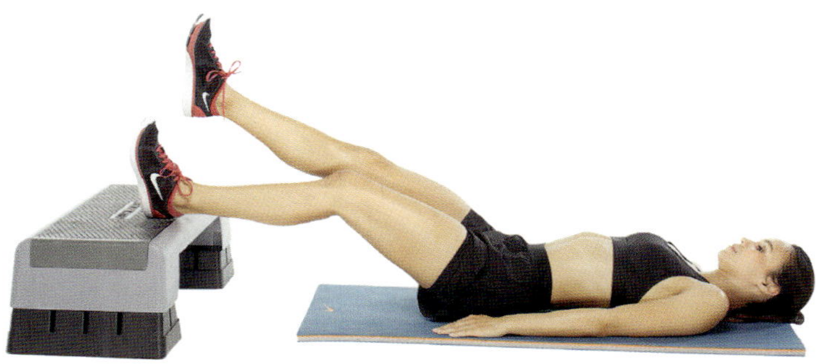

G

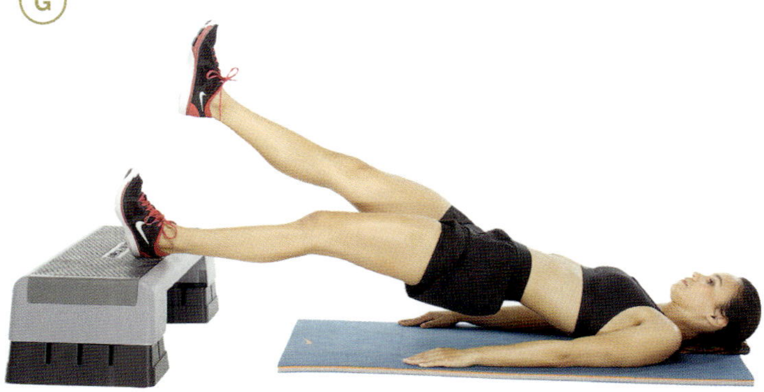

H

Die einbeinige Brücke mit fast gestrecktem Bein auf einem Stepper.

K30 Standwaage intensiv

BEWEGUNG 6: Standwaage-Progression

KRÄFTIGUNG

++ Fuß-, Unterschenkel-, hintere Bein-, Rumpf-, Gesäß und obere Rückenmuskulatur

+ hintere Schultermuskulatur

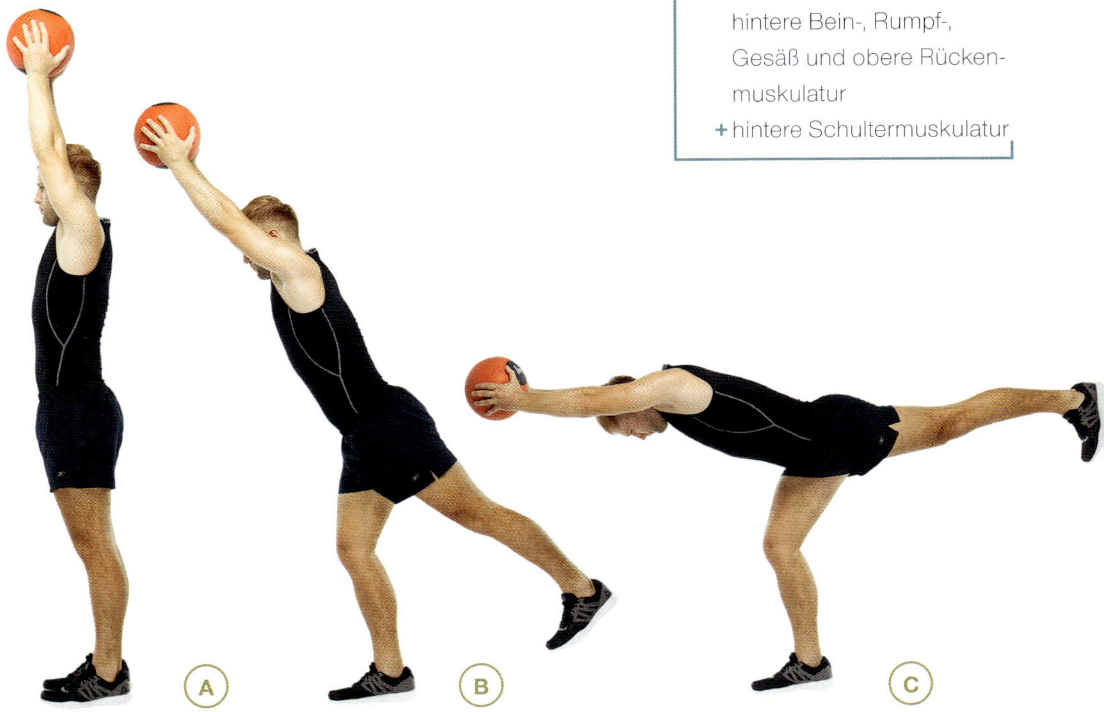

Der Bewegungsablauf mit Medizinball.

SO GEHT'S

- Du stehst aufrecht, die Arme sind über den Kopf gestreckt und in den Händen hast du ein Zusatzgewicht (z. B. Medizinball, Kurzhantel oder 1-2 gefüllte Flaschen) (A). Hebe das rechte Bein nach vorn an.
- Stelle das rechte Bein vor. Verlagere das Gewicht darauf und belaste Fußballen, Fußkante und Ferse. Hebe das linke Bein etwas nach hinten an und atme ein (B).
- Senke den Oberkörper und hebe gleichzeitig das linke Bein mit Ausatmung hoch, bis der Körper mit gestreckten Armen parallel zum Boden ist (C).
- Halte diese Position für 40–60 Sekunden und atme gleichmäßig. Spanne immer wieder die Bauch- und die Gesäßmuskulatur nach, um Ausweichbewegungen wie ein Verdrehen der Hüften zu vermeiden.
- Bewege dich in den Parallelstand zurück und trainiere dann das linke Bein.
- Achte darauf, dass du das hintere Bein gestreckt anhebst.

VEREINFACHUNG

Du vereinfachst etwas die Übung, indem du das Standbein etwas mehr beugst.

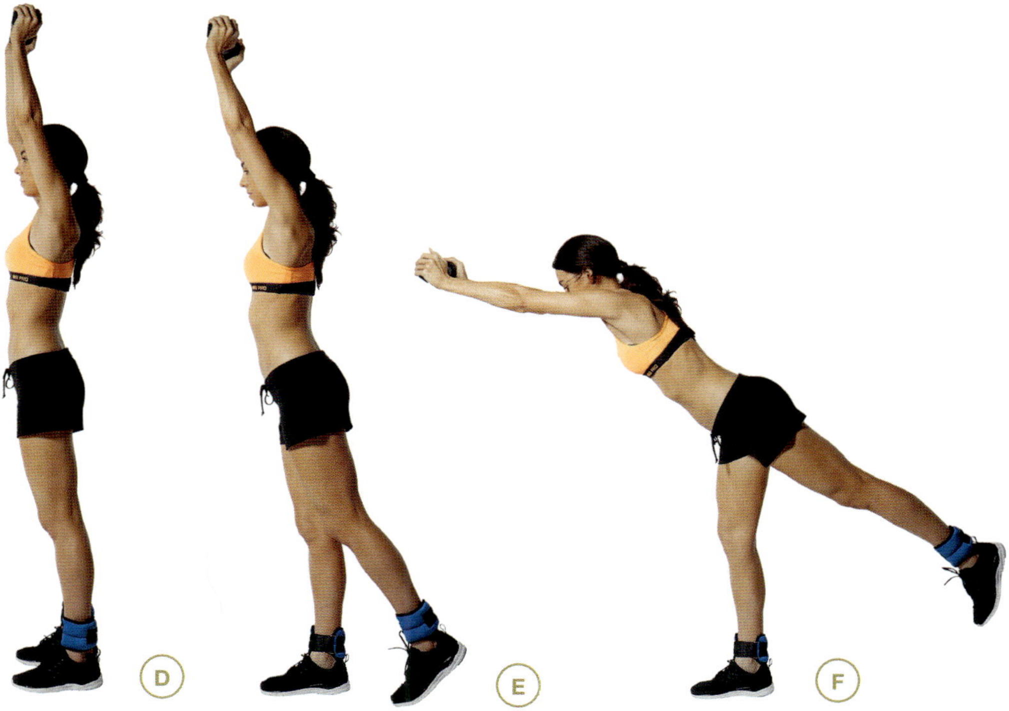

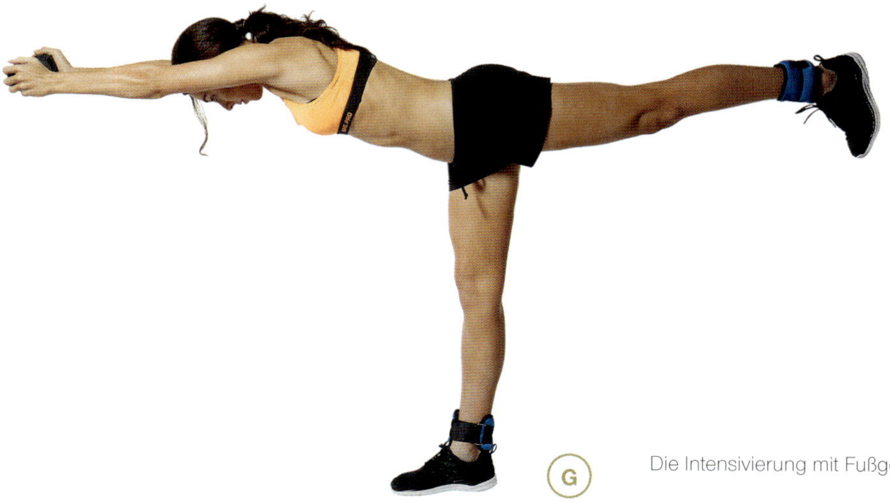

Die Intensivierung mit Fußgewicht.

INTENSIVIERUNG

Du kannst das Zusatzgewicht erhöhen, denn schon geringfügig mehr Gewicht intensiviert die Beanspruchung deutlich.
Zudem kannst du Fußgewichte einsetzen (D)–(G).

Weit-Fortgeschrittene können auf einem instabilen Untergrund (z. B. Balance-Kissen oder Therapiekreisel) üben. Hast du dies nicht verfügbar, dann nutze eine gefaltete Matte, ein Handtuch oder ein Kissen.

K31 Liegestütz vereinfacht

BEWEGUNG 7: Liegestütz-Progression

KRÄFTIGUNG

++ Brust- und vordere Schultermuskulatur

\+ hintere Oberarm- und Rumpfmuskulatur

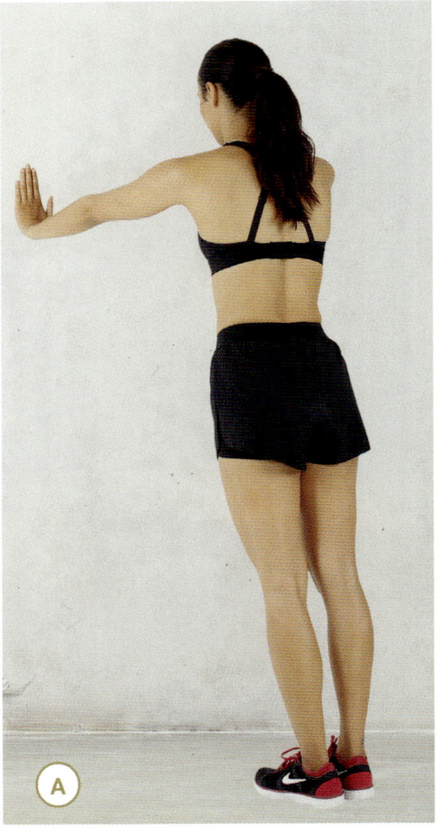

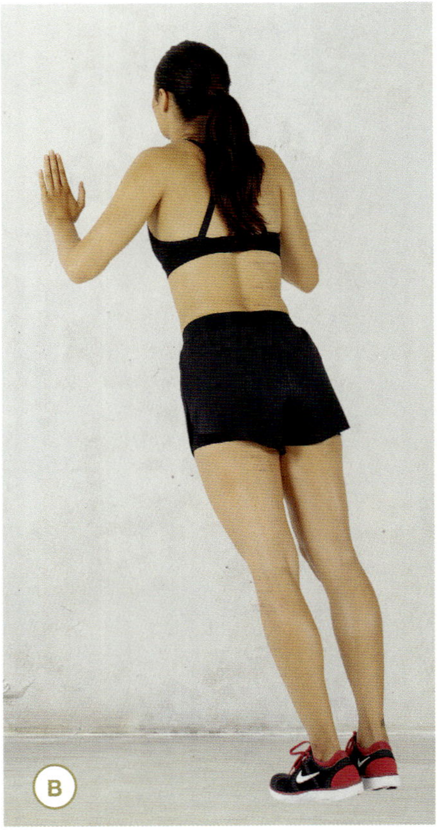

Die Anfangs- und die Endposition.

SO GEHT'S

- Du stehst vor einer Wand und stützt dich daran mit gestreckten Armen. Gehe mit den Füßen zurück, um in Schräglage zu kommen.
- Spanne die Gesäß- und die Bauchmuskulatur an und ziehe die Schulterblätter zusammen und in Richtung Gesäß (A).
- Beuge die Arme, bis deine Brust fast die Wand berührt (B), und atme ein. Die Ellbogen werden recht nahe am Körper entlang bewegt. Halte kurz diese Position.
- Drücke dich mit Ausatmung hoch, um die Übung zu wiederholen.
- Halte den Körper durchgehend in Spannung und vermeide ein Hohlkreuz.

INTENSIVIERUNG

Du intensivierst die Übung, indem du die Schräglage vergrößerst. Im nächsten Schritt kannst du die Übung mit den Händen auf einem Stepper (C)–(D) oder Kasten machen, sodass nur eine geringe Schräglage besteht.
Gelingen dir Liegestütze in Schräglage mit der beabsichtigten Wiederholungszahl, dann übe Liegestütze mit den Knien am Boden. Dazu stützt du dich mit den Händen und den Knien am Boden ab (E)–(F). Achte darauf, dass der Winkel zwischen Oberschenkeln und Bauch groß genug ist, um eine gute Aktivität der Brustmuskultur zu bekommen.
Gelingt dir die Intensivierung in der beabsichtigen Wiederholungszahl, dann beginne mit dem Trainingslevel 2 (»K 32«).

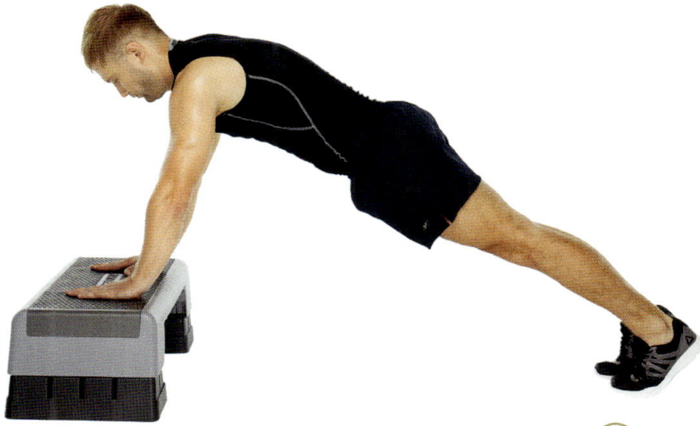

C

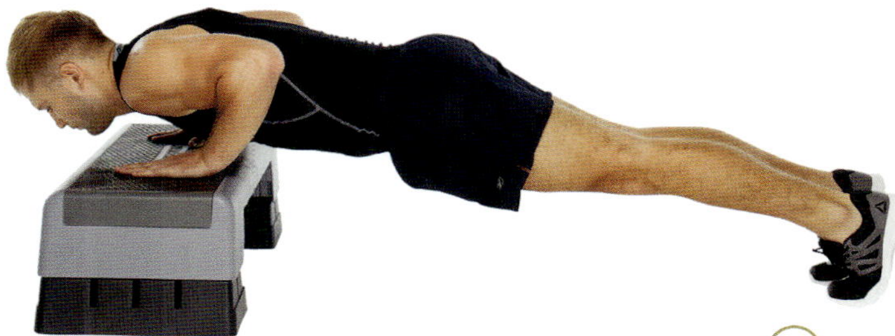

D

Die Intensivierung mit den Händen auf dem Stepper.

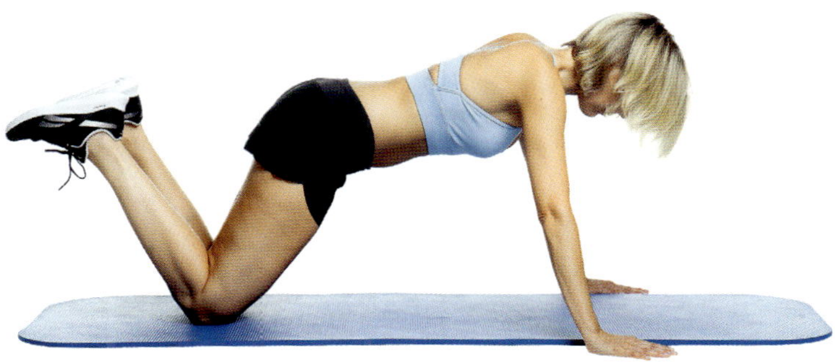

E

Die Übung mit den Knien am Boden.

F

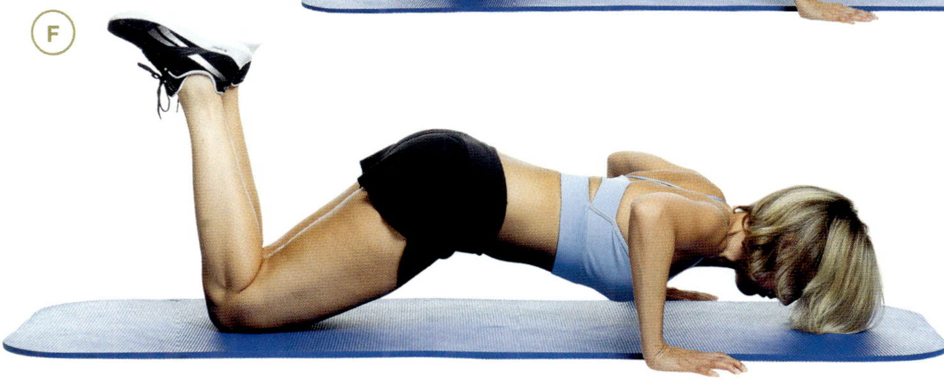

K32 Liegestütz

BEWEGUNG 7: Liegestütz-Progression

KRÄFTIGUNG

++ Brust- und vordere Schultermuskulatur
+ hintere Oberarm- und Rumpfmuskulatur

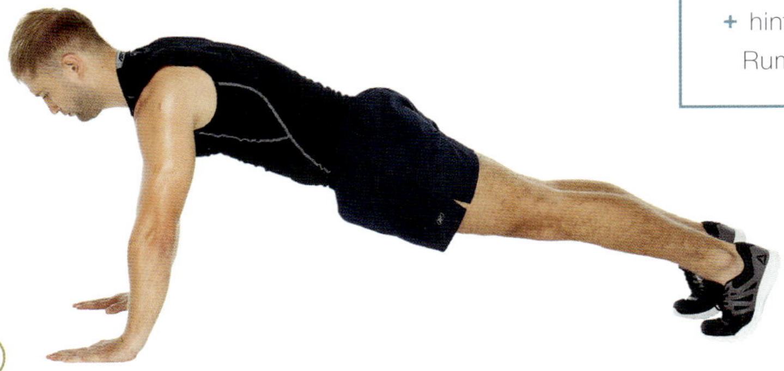

(A)

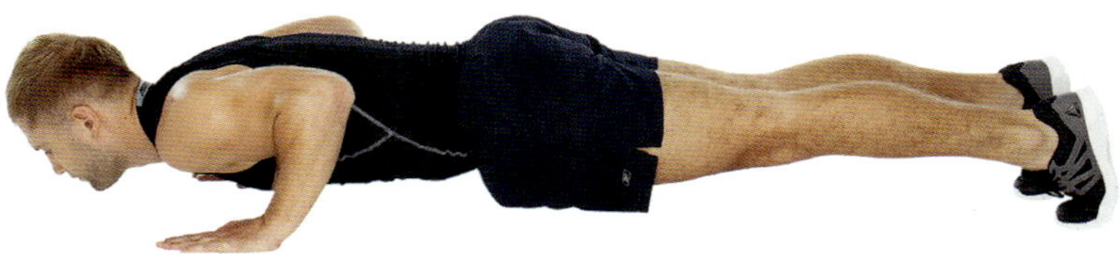

(B)

Die Anfangs- und die Endposition.

SO GEHT'S

- Du bist in der Liegestütz-Position mit gestreckten Armen. Die Hände sind weiter als schulterbreit auseinander. Die Füße sind nahe beieinander und die Zehen sind aufgestellt.
- Spanne die Gesäß- und die Bauchmuskulatur an, indem du den Bauchnabel nach innen ziehst. Die Schulterblätter ziehst du zusammen und in Richtung Gesäß (A).
- Beuge die Arme, bis die Brust fast den Boden berührt (B), und atme ein. Die Ellbogen werden recht nahe am Körper entlang bewegt. Halte kurz diese Position.
- Drücke dich mit Ausatmung nach oben. Dann wiederholst du die Übung.
- Halte den Körper durchgehend in Spannung und vermeide es, ein Hohlkreuz einzunehmen. Halte den Kopf gerade, schiebe ihn nicht runter. Damit dies nicht passiert, kannst du dir vorstellen, dass es unter deinem Kopf »brennt«.
- Umso näher du die Ellbogen am Körper bewegst, desto mehr Aktivität wird von der hinteren Oberarmmuskulatur ausgeführt.

VEREINFACHUNG

Ist dir diese Ausführung noch zu intensiv, dann übe reduzierte Liegestütze. Du kannst dazu einen kleinen Bücherstapel etwa in Brusthöhe legen und dich senken, bis du den Stapel berührst.

Du kannst vereinfachen, indem du die Füße etwas weiter auseinanderstellst.

INTENSIVIERUNG

Du intensivierst die Übung, wenn du die Füße auf einen kleinen Kasten positionierst.

VARIANTEN

Fortgeschrittene können die Hände oder die Füße auf einen instabilen Untergrund z. B. Medizinball (C)–(D) oder Gymball positionieren. Dadurch wird die stabilisierende Muskulatur von Schultern und Rumpf intensiv aktiviert. Bei der Variante mit den Händen auf dem Ball, greifst du etwas von außen mit leicht gespreizten Fingern.

Du kannst Liegestütz mit den Händen (E)–(F) oder Füßen im Schlingentraining machen.

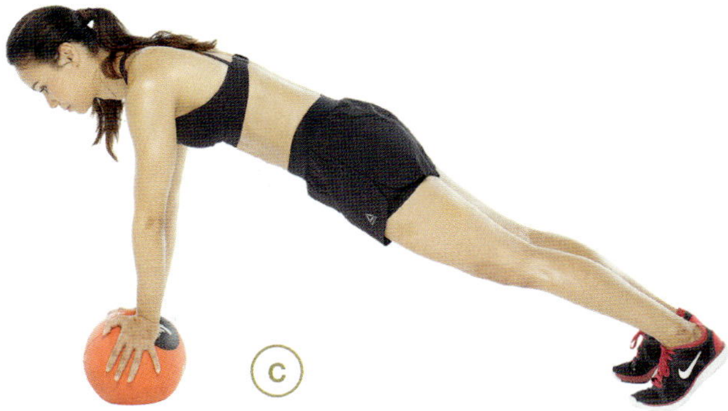

C

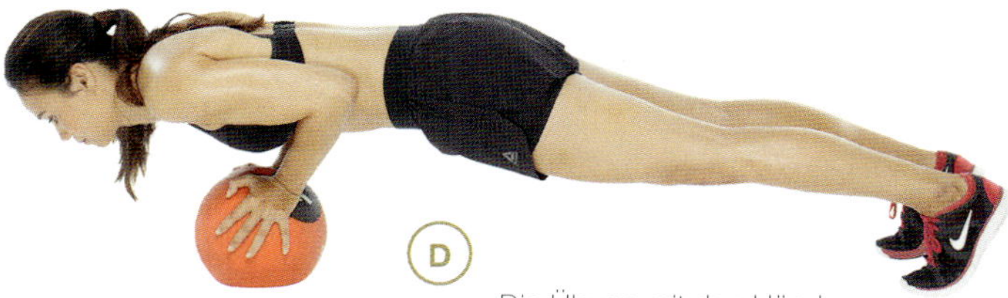

D

Die Übung mit den Händen auf dem Medizinball.

Der Liegestütz im Schlingentrainer.

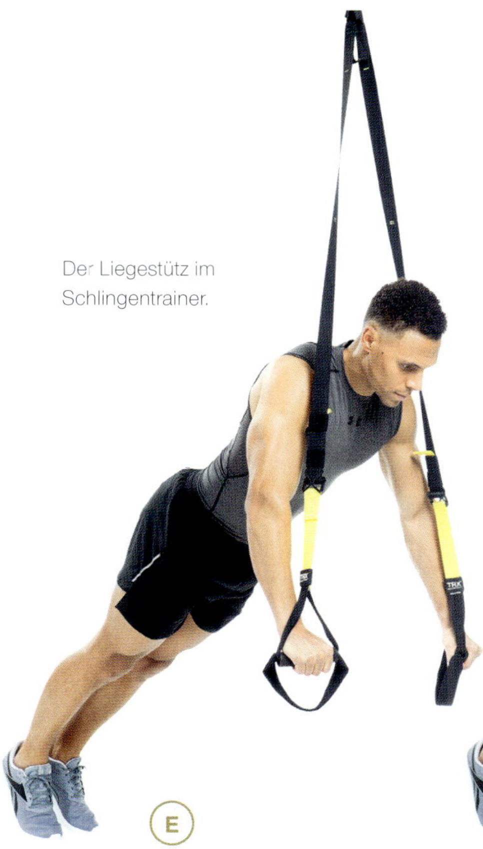

E

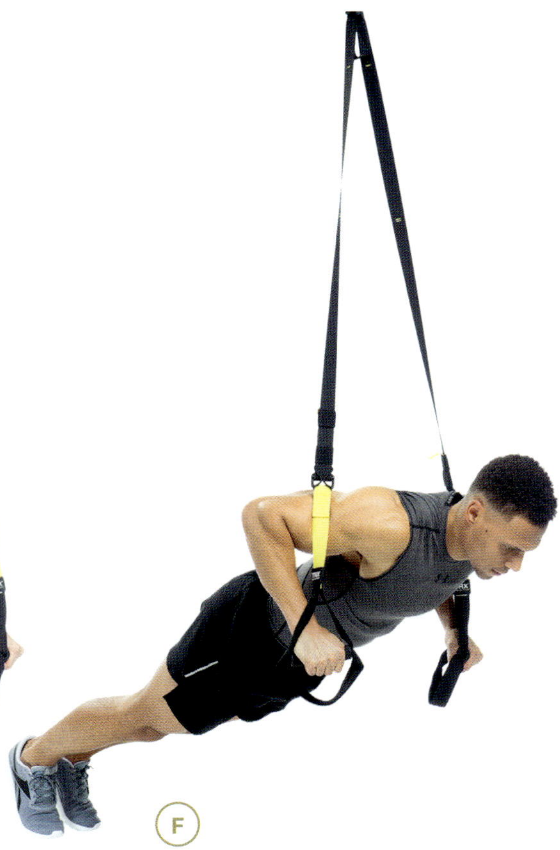

F

K33 Liegestütz intensiv

BEWEGUNG 7: Liegestütz-Progression

KRÄFTIGUNG

++ Brust-, hintere Oberarm-, vordere Schulter- und Rumpfmuskulatur

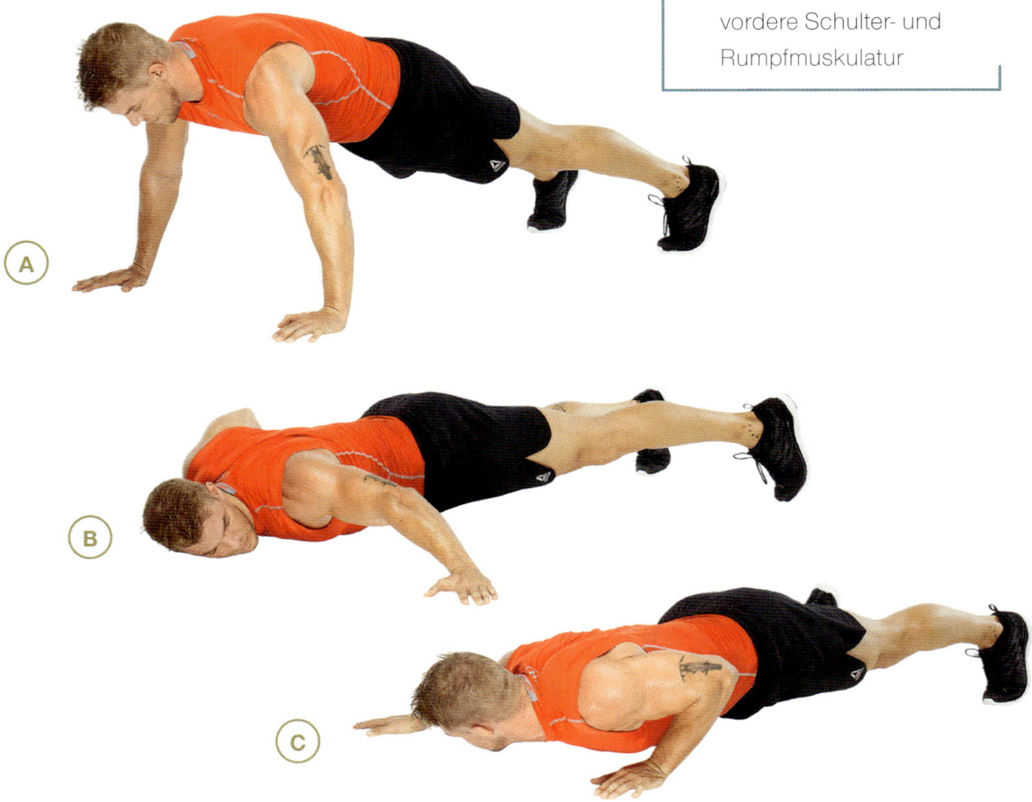

Die Anfangsposition, sowie Beugen nach rechts und links.

SO GEHT'S

In diesem Trainingslevel erzielst du durch Gewichtsverlagerung mehr einseitige Aktivität, um auf den einarmigen Liegestütz vorzubereiten.

- Du bist in Liegestütz-Position, mit den Händen weiter als schulterbreit auseinander positioniert (A).
- Spanne die Gesäß- und die Bauchmuskulatur an, indem du den Bauchnabel nach innen oben ziehst. Die Schulterblätter bringst du zusammen und in Richtung Gesäß.
- Beuge die Arme, bis die Brust fast den Boden berührt, und schiebe dann den Oberkörper zur rechten Seite (B). Gleichzeitig atmest du ein. Halte kurz diese Position.
- Drücke dich mit Ausatmung in die Anfangsposition zurück.
- Beuge die Arme, bis die Brust fast den Boden berührt, und schiebe dann den Oberkörper zur linken Seite (C). Dabei atmest du ein. Halte kurz diese Position.
- Drücke dich mit Ausatmung in die Anfangsposition zurück. Wiederhole die Übung, wozu du wieder mit der rechten Seite beginnst.

- Halte den Körper durchgehend in Spannung und vermeide es, ein Hohlkreuz einzunehmen und den Kopf »runterzuschieben«.
- Alternativ zum geraden Absenken und zur Seite schieben, kannst du dich auch direkt zu einer Seite absenken.

INTENSIVIERUNG

Du intensivierst die Übung, indem du durchgehend ein Bein angehoben hast.

VARIANTEN

Du kannst die unterstütze einarmige Ausführung üben. Dazu stellst du die linke Hand etwas nach außen, mit den Fingerspitzen aufgestellt. Führe so einen Satz aus, wodurch du vorrangig die rechte Seite kräftigst (D)–(E). Danach machst du die Übung seitenverdreht, um die linke Seite stark zu aktivieren.

Du kannst mit einer Hand auf dem Medizinball üben (F).

Eine Option ist der »Spiderman«-Liegestütz. Dazu machst du einen Liegestütz zur rechten Seite und ziehst gleichzeitig das linke Knie zum linken Ellbogen. Dann machst du die Bewegung zur linken Seite und ziehst das rechte Knie zum rechten Ellbogen (G)–(H).

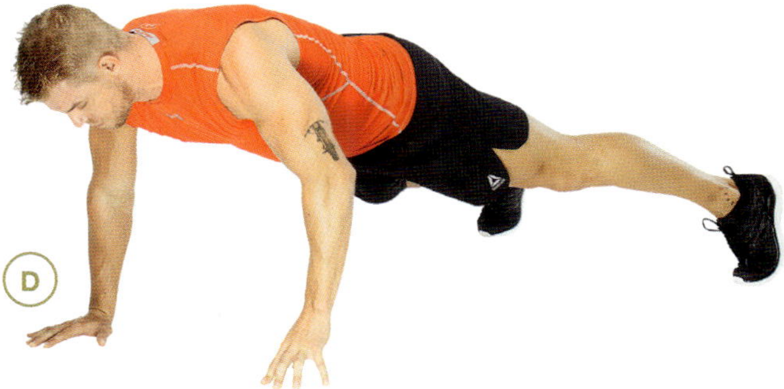

D

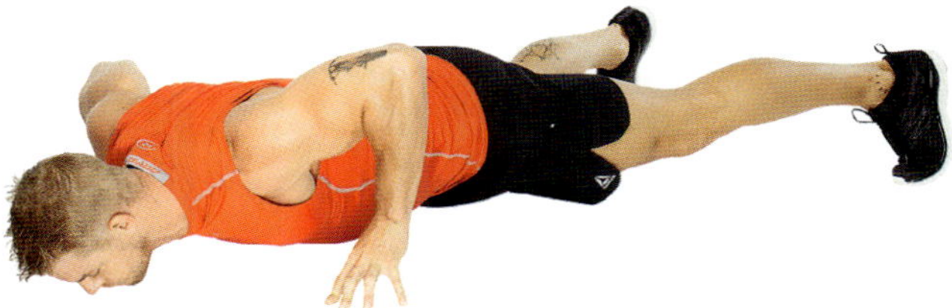

E

Die Variante mit der Belastung auf rechts, die Finger der linken Hand unterstützen.

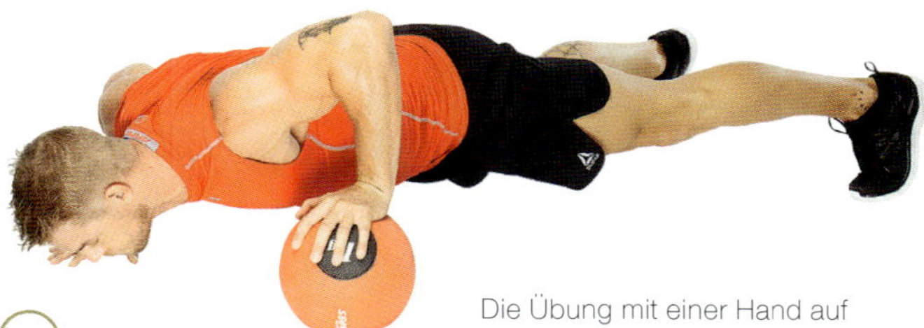

F

Die Übung mit einer Hand auf dem Medizinball.

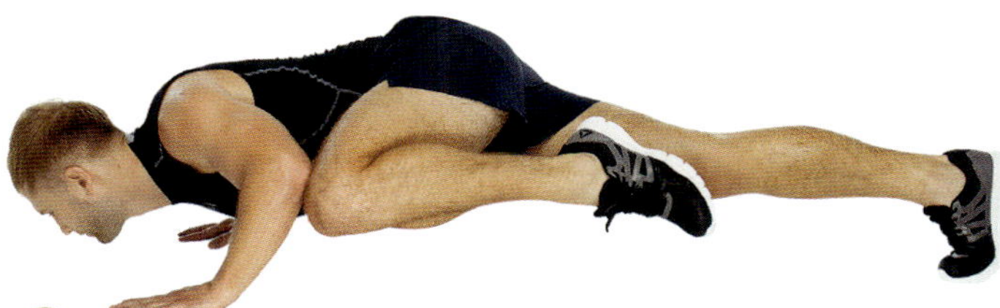

G

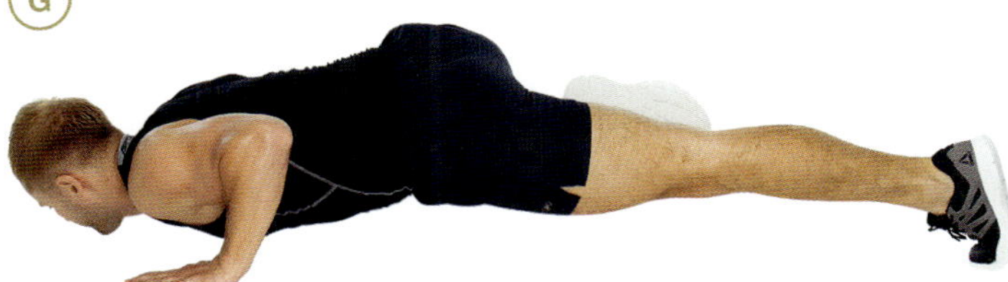

H

Der »Spiderman«-Liegestütz mit der Bewegung nach rechts und nach links.

K34 Einarmiger Liegestütz

BEWEGUNG 7: Liegestütz-Progression

KRÄFTIGUNG

++ Brust-, hintere Oberarm-, vordere Schulter- und Rumpfmuskulatur

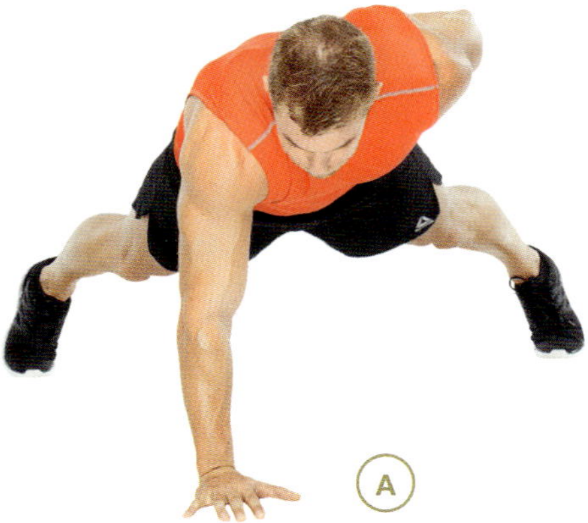

A

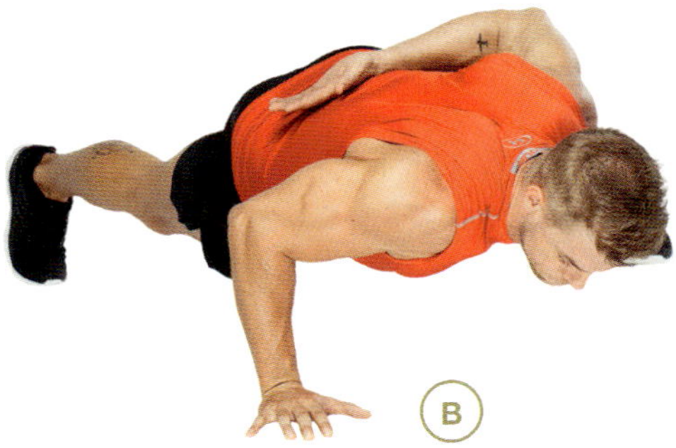

B

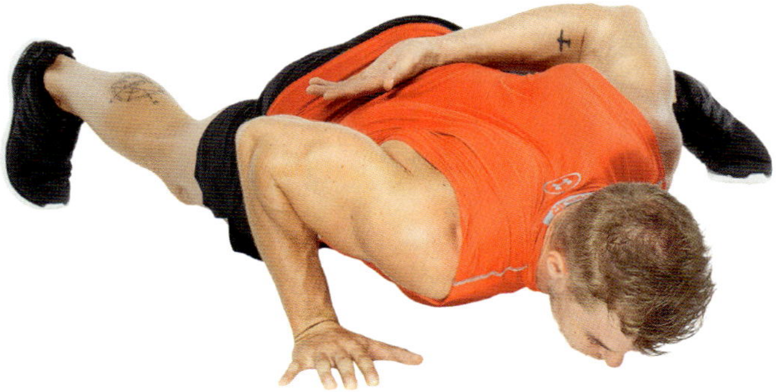

C

Der Bewegungsablauf.

SO GEHT'S

- Du bist in Liegestütz-Position und stützt dich mit einer Hand ab, der Ellbogen ist unter der Schulter. Die andere Hand kannst du hinter den Rücken legen. Die Füße sind weit auseinander und die Zehen sind aufgestellt (A).
- Spanne die Gesäß- und die Bauchmuskulatur an und ziehe die Schulterblätter zusammen und in Richtung Gesäß.
- Beuge kontrolliert den Übungsarm, bis die Brust fast den Boden berührt, wobei der Rücken gerade bleibt (B)–(C). Gleichzeitig atmest du ein. Halte kurz die tiefe Position.
- Drücke dich mit Ausatmung nach oben. Dann wiederholst du die Übung.
- Halte den Körper durchgehend in Spannung und vermeide ein Hohlkreuz. Versuche beim Senken so wenig wie möglich, die Hüften zu drehen.

VEREINFACHUNG

Gelingt dir beschriebene Ausführung noch nicht, dann kannst du dich langsam einarmig in die tiefe Position senker und diese einige Sekunden halten. Nun stützt du die zweite Hand auch etwas auf und drückst dich mit beiden Händen nach oben. Anschließend begibst du dich wieder einarmig in die tiefe Position und fährst entsprechend fort.

Als Option kannst du den einarmigen Liegestütz erlernen, indem du dich mit der Hand auf einem Gegenstand (z. B. Schreibtisch oder Stepper) stützt (D)–(E). Fortlaufend zur Kraftentwicklung wählst du eine immer tiefere Handposition.

D

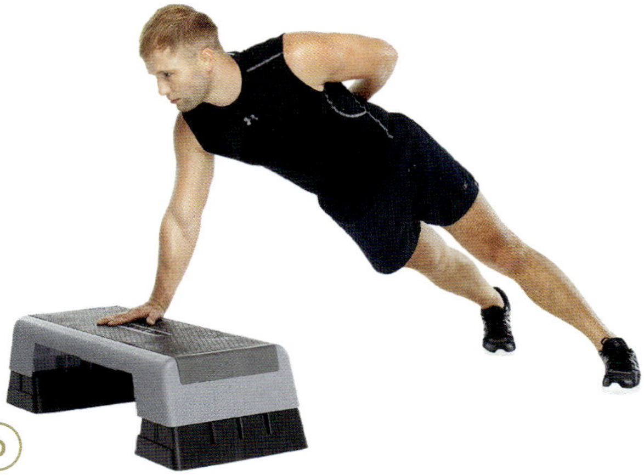

E

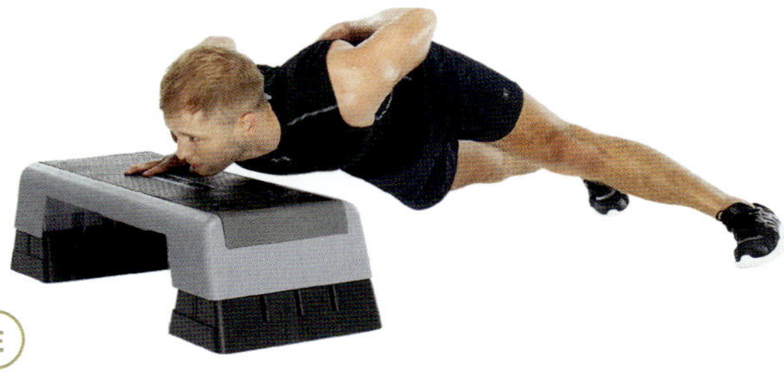

Die Vereinfachung mit der Hand auf dem Stepper.

INTENSIVIERUNG

Du kannst die Position intensivieren, indem du die Füße enger zusammennimmst.

Weit-Fortgeschrittene können die Füße auf einen Stepper (F)–(G) oder Kasten positionieren. Wähle jedoch nur eine Übungsvariante, die du sicher stabilisieren kannst, denn ein erhöhtes Verletzungsrisiko musst du vermeiden.

F

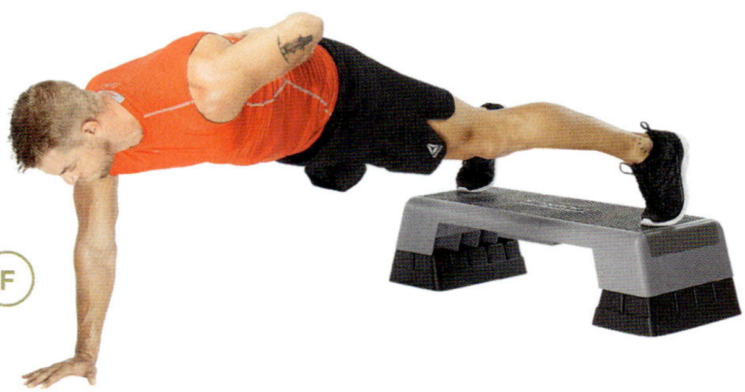

G

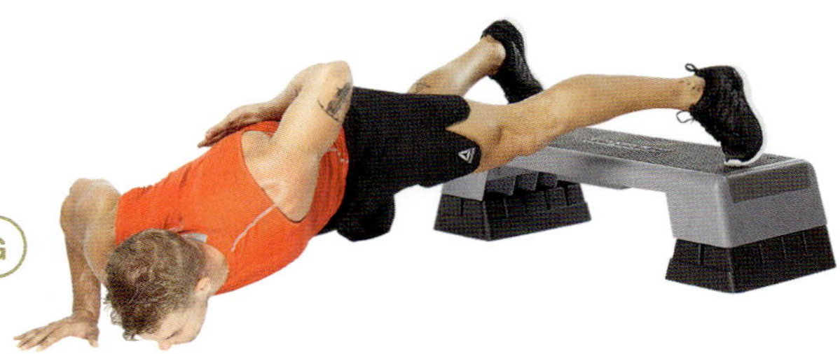

Die Intensivierung mit den Füßen auf dem Stepper.

K35 Sprung-Liegestütz intensiv

BEWEGUNG 7: Liegestütz-Progression

KRÄFTIGUNG

++ Brust-, hintere Oberarm-, vordere Schulter- und Rumpfmuskulatur

+ vordere Oberarmmuskulatur

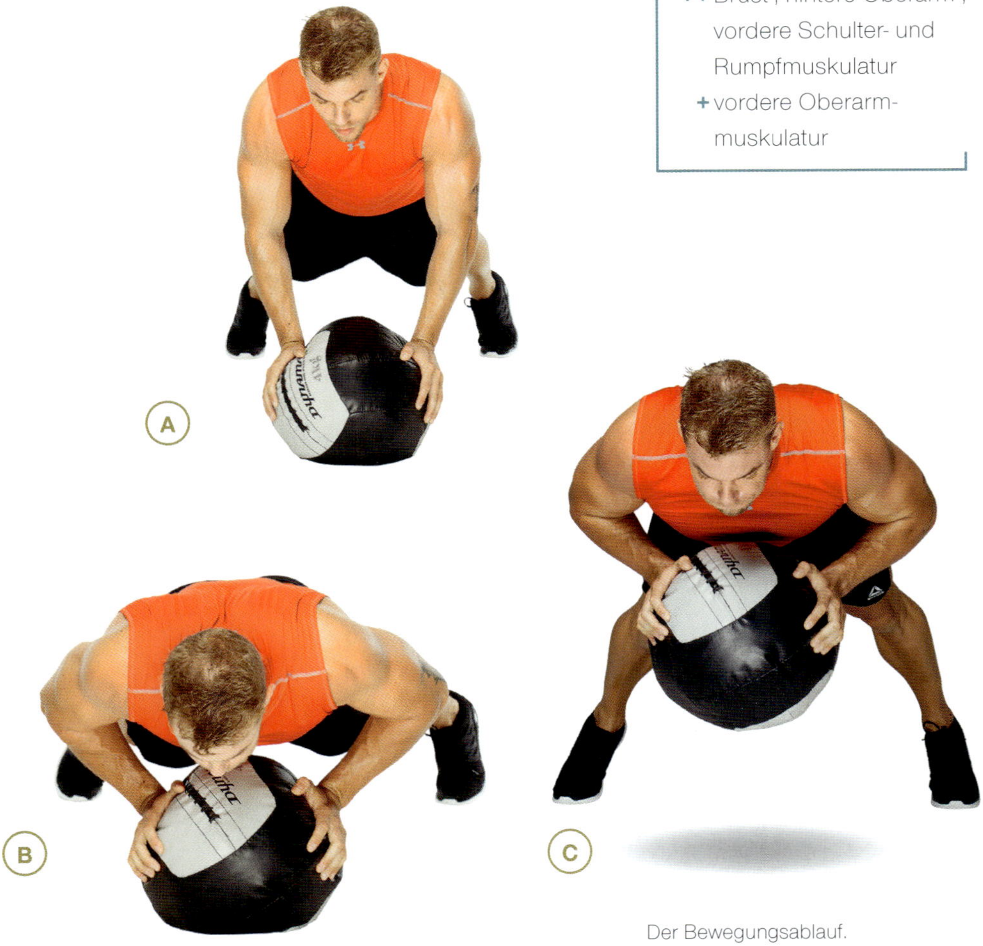

Der Bewegungsablauf.

SO GEHT'S

- Du bist in Liegestütz-Position mit gestreckten Armen. Die Hände sind auf einem schweren Medizinball positioniert, der Griff ist von außen mit gespreizten Fingern (A).
- Spanne die Gesäß- und die Bauchmuskulatur an und ziehe die Schulterblätter zusammen und in Richtung Gesäß (D).
- Beuge die Arme und atme ein (B). Halte kurz die Position, die Ellbogen sind nahe dem Körper.
- Springe explosiv ab und reiße dabei den Ball mit in die Luft, wenn möglich, eng am Oberkörper (C). Gleichzeitig atmest du aus.
- Komme möglichst kontrolliert auf dem Boden auf. Beuge die Arme wieder mit Einatmung, um die Übung zu wiederholen.
- Halte den Rumpf durchgehend in Spannung und achte auf stabilisierte Handgelenke.

VEREINFACHUNG

Du vereinfachst die Übung, indem du einen leichten Medizinball oder Basketball benutzt.

Einsteiger üben Abspringen mit den Händen ohne Zusatzgewicht. Mit etwas Übung kannst du die Hände vor dem Oberkörper in der Luft »zusammenklatschen« (D)–(E).

INTENSIVIERUNG

Du kannst ohne Ball üben und die Übung intensivieren, wenn du die Füße auf einem tiefen Kasten oder Stepper aufstellst, da so mehr Gewicht auf die Arme verlagert wird.

Weit-Fortgeschrittene können die Arme beugen und dann mit Händen und Füßen gleichzeitig abspringen (F)–(H). Du kannst dazu im Sprung die Arme ausstrecken, sodass du eine »Fliegende Superman«-Position einnimmst.

Die obige Variante kannst du noch intensivieren, indem du in der Luft die Finger an die Zehen bringst, wobei du die Beine möglichst gestreckt hast, d.h. das Gesäß ist der höchste Punkt in der Luft (»Aztec Push-up«). Das ist aber nur für Weit-Fortgeschrittene eine Option, die alle vorherigen Varianten beherrschen, sonst ist die Verletzungsgefahr zu groß.

D

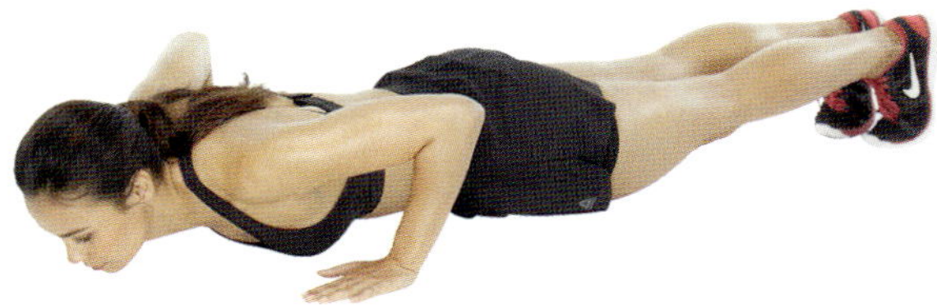

E

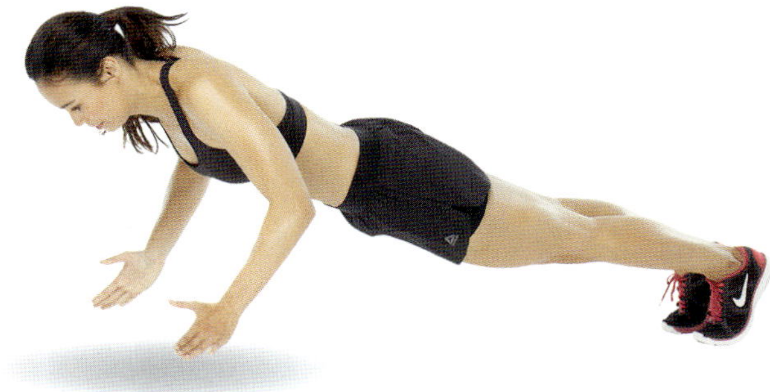

Die Variante mit »Handklatschen«.

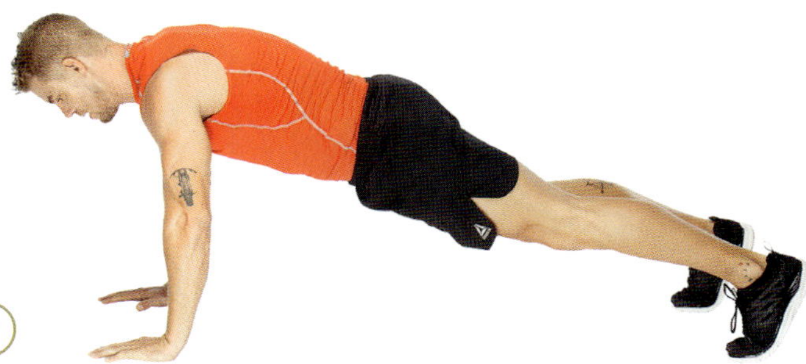

F

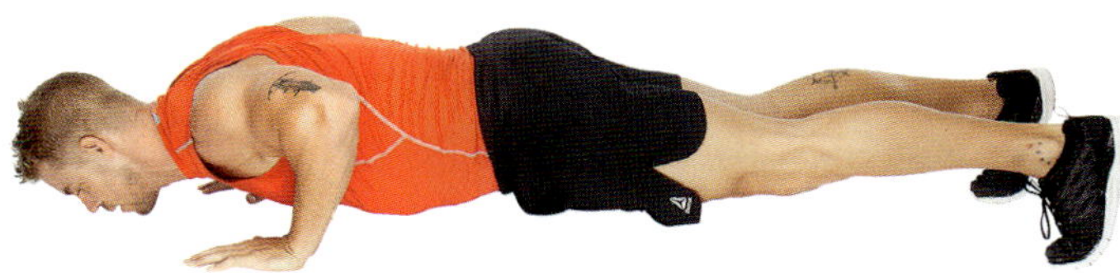

G

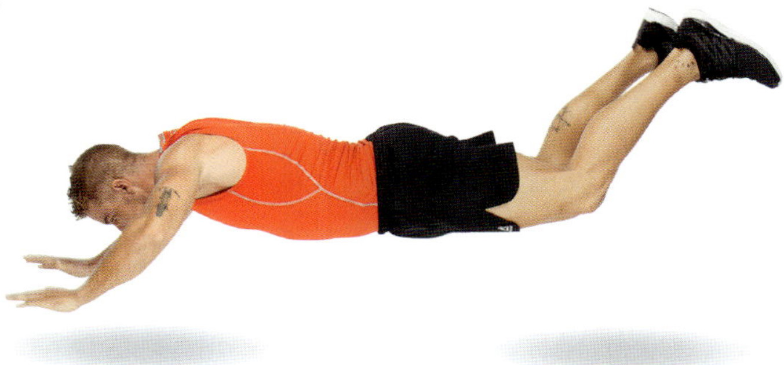

H

Die sehr intensive Variante mit Absprung von Händen und Füßen.

K36 Standzug

BEWEGUNG 8: Körpergewichts-Rudern-Progression

KRÄFTIGUNG

++ obere Rücken-, Unterarm-, vordere Oberarm- und hintere Schultermuskulatur

+ Rumpfmuskulatur

Das beidarmige Heranziehen im Stand.

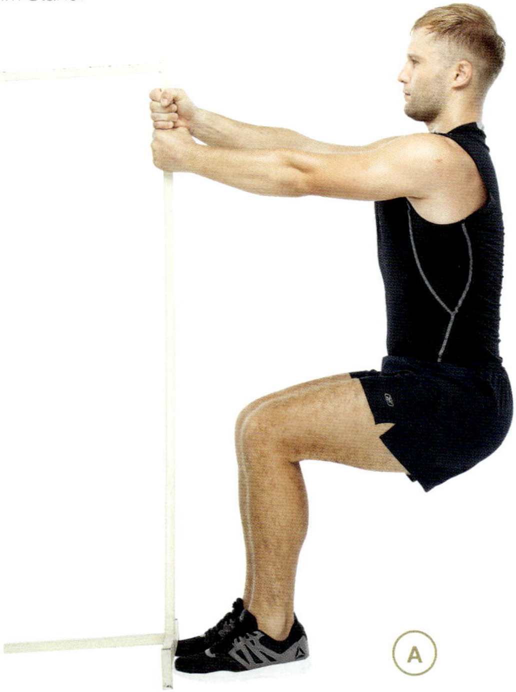

A

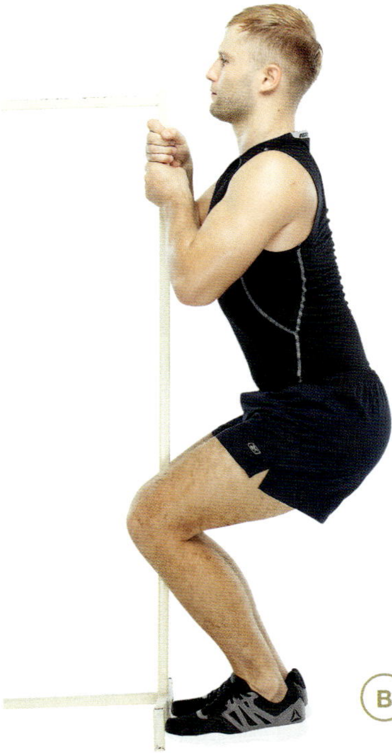

B

SO GEHT'S

- Du stehst gerade im hüftbreiten Stand in Richtung der Stange in mittlerer Höhe. Greife mit beiden Händen fest zu, die Arme sind gebeugt und du bist nahe der Stange.
- Spanne die Bauch- und die Gesäßmuskulatur an und die Schultern nach hinten unten.
- Lehne dich zurück, wobei du in die Kniebeuge gehst und sich die Arme strecken (A). Gleichzeitig atmest du ein.
- Ziehe dich mit Ausatmung nach vorn, sodass die Brust zur Stange kommt (B). Bewege die Ellbogen am Körper entlang nach hinten. Halte kurz die Position.
- Senke dich wieder kontrolliert ab und atme ein. Dann wiederholst du die Übung.
- Vermeide Ausweichbewegungen wie Hochziehen der Schultern.

INFO

Du kannst die Ellbogen etwa 45 Grad nach außen ziehen, was die Schultern mehr aktiviert oder die Ellbogen eng an den Rippen bewegen, um mehr Aktivität auf den Rücken zu verlagern.

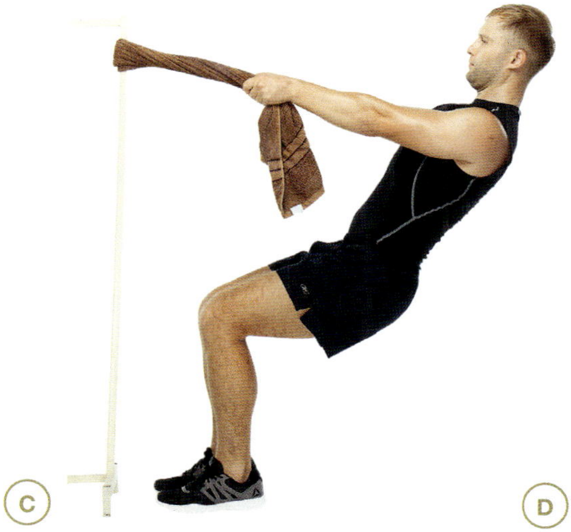

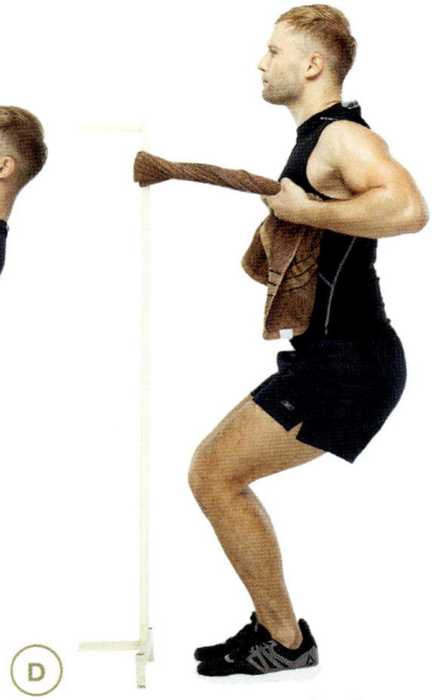

Der Standzug mit Handtuch und Armdrehung.

INTENSIVIERUNG

Du intensivierst die Übung durch Erweiterung der Schräglage.

Wenn du mit Handtuch um die Befestigung übst, dann kannst du das Ziehen mit Rotation der Hände ausführen. Beginne mit den Handflächen innen und rotiere sie beim Ziehen hoch (C)–(D).

Alternativ beginnst du mit den Handflächen unten und rotierst sie nach innen.

VARIANTEN

Du kannst alternativ an einem Türgriff üben (E)–(F), vorausgesetzt, dass der Rahmen sehr stabil ist. Dazu kannst du die Türgriffe fassen oder ein Handtuch um die Griffe legen und die beiden Enden greifen. Die Tür stabilisierst du mit den Fußinnenseiten.

Auch an einem Treppengeländer oder stabilen Ast lässt sich die Bewegung durchführen.

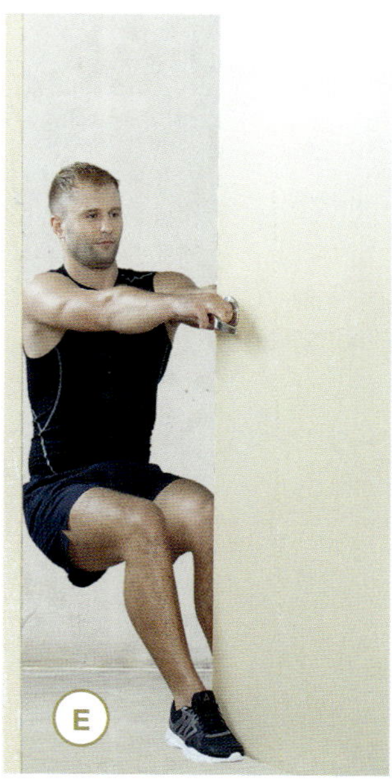

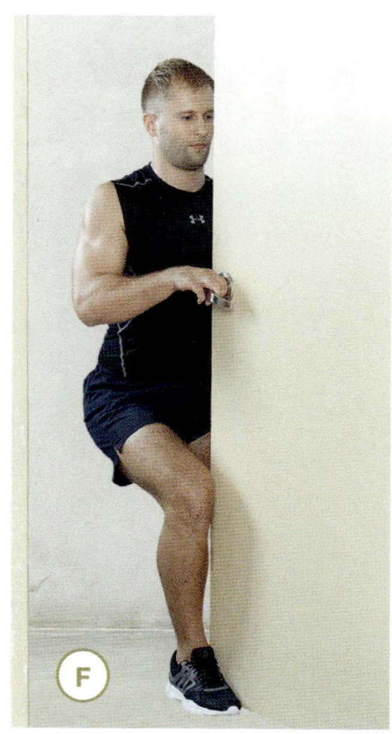

Der Zug an der Tür. Du kannst alternativ ein Handtuch um die Türgriffe legen und die Enden greifen.

K37 Standzug intensiv

BEWEGUNG 8: Körpergewichts-Rudern-Progression

KRÄFTIGUNG

++ obere Rücken-, Unterarm-, vordere Oberarm- und hintere Schultermuskulatur

\+ Rumpfmuskulatur

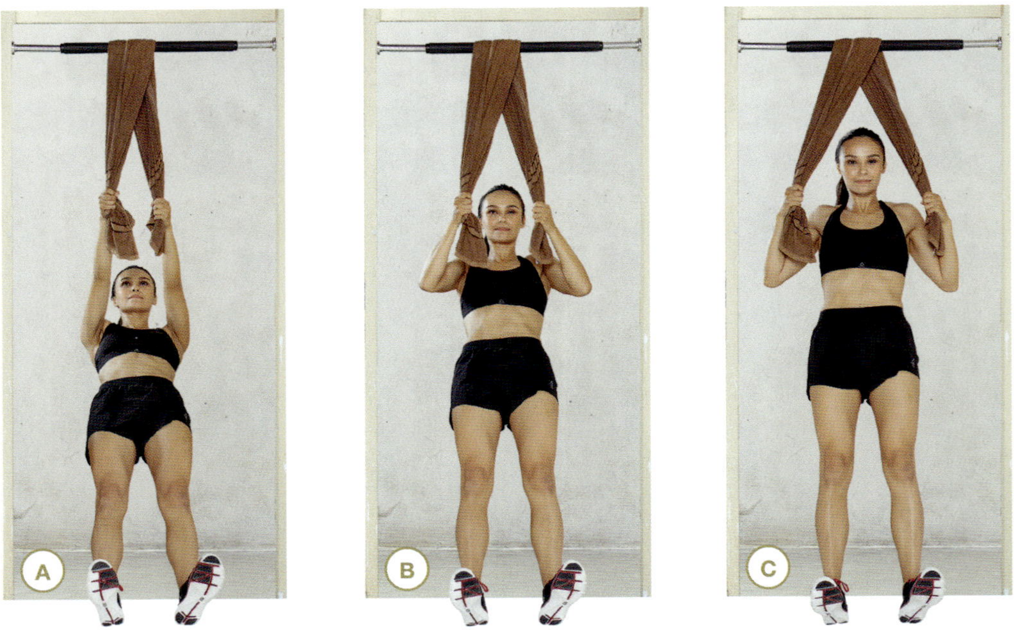

Das Hochziehen mit Handtuch aus der Schräglage.

SO GEHT'S

- Du hast ein Handtuch oder Seil um eine hohe Stange gelegt. Ist die Stange nicht hoch, dann kannst du sie direkt mit den Händen greifen. Wähle die für dich geeignete Neigung und Variante.
- Du stehst gerade in Richtung zum Ankerpunkt und hebst die Enden des Handtuchs beziehungsweise Seils mit festem Griff. Lehne dich zurück in die Schräglage, die Handflächen zeigen nach innen (A).
- Spanne die Bauch- und die Gesäßmuskulatur an, die Schulterblätter nach hinten unten und atme ein.
- Ziehe dich mit Ausatmung nach oben, sodass die Brust zu den Griffen kommt. Dabei bewegst du die Ellbogen am Körper entlang nach hinten (B)–(C). Halte kurz die Position und achte auf die Schulterblattspannung.
- Senke dich kontrolliert in die Anfangsposition zurück, um die Übung zu wiederholen. Gleichzeitig atmest du ein.
- Vermeide Ausweichbewegungen wie Hochziehen der Schultern.

INTENSIVIERUNG

Je weiter du in die Schräglage gehst, desto schwieriger wird die Übung.
Du intensivierst die Übung deutlich durch Anheben eines Beines.

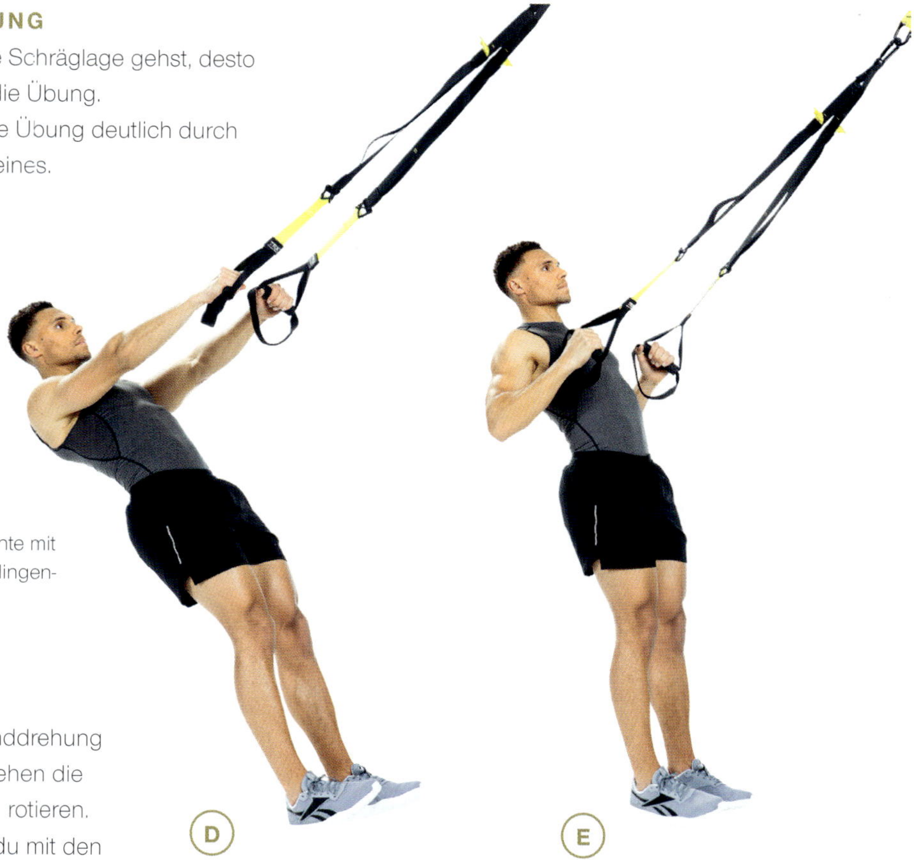

Die beidarmige Variante mit Armdrehung am Schlingentrainer.

VARIANTEN

Du kannst mit Handdrehung üben und beim Ziehen die Handflächen hoch rotieren. Alternativ startest du mit den Handflächen nach unten zeigend und rotierst sie zueinander.
Du kannst die Übung mit einem Schlingentrainer ausführen (D)–(E).

Auch an einem Treppengeländer oder stabilen Ast lässt sich die Übung durchführen. Fortgeschrittene können den Standzug einarmig üben (F)–(G).
Du kannst an einem Türgriff üben, wenn der Türrahmen sehr stabil ist. Die Tür stabilisierst du mit den Fußinnenseiten.

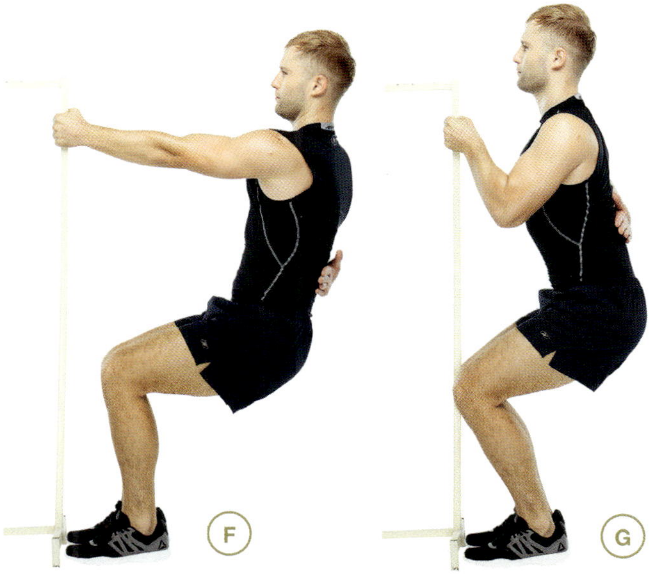

Die einarmige Variante.

K38 Bodenzug

BEWEGUNG 8: Körpergewichts-Rudern-Progression

KRÄFTIGUNG

++ obere Rücken-, Unterarm-, vordere Oberarm- und hintere Schultermuskulatur

\+ Rumpfmuskulatur

Die Anfangs- und die Endposition mit aufgestellten Fußsohlen.

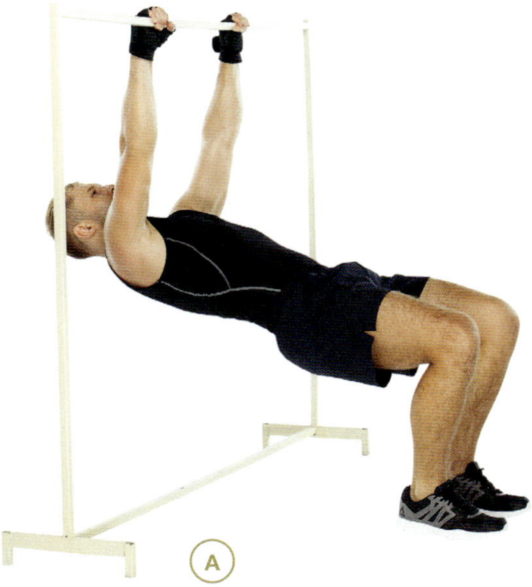

A

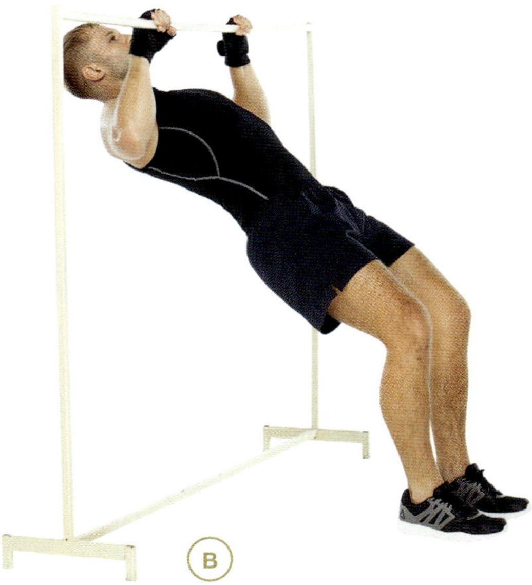

B

SO GEHT'S

- Für die Übung benötigst du eine Stange in mittlerer Höhe, an der du dich hochziehen kannst. Als Option kannst du eine hohe Stange nutzen, wenn du ein Handtuch oder Seil um die Stange legst.
- Du liegst unter der Stange. Greife die Stange etwa schulterbreit und mit den Handflächen in Richtung der Füße zeigend. Die Arme sind gestreckt und die Beine sind gebeugt mit den Fußsohlen aufgestellt.
- Drücke das Gesäß nach oben, damit Oberschenkel und Rücken eine Linie bilden. Spanne die Schulterblätter zusammen und in Richtung Gesäß (A) und atme ein.
- Ziehe dich mit Ausatmung nach oben, sodass die Brust zur Stange kommt. Dabei bewegst du die Ellbogen nach hinten, am Körper entlang (B). Halte kurz die Position.
- Senke dich kontrolliert in die Anfangsposition zurück, ohne den Körper abzulegen. Der Oberschenkel und Rücken bleiben in einer Linie. Gleichzeitig atmest du ein. Dann wiederholst du die Übung.
- Vermeide Ausweichbewegungen wie Hochziehen der Schultern und halte die Rumpf- und Gesäßmuskulatur durchgehend aktiviert.

INTENSIVIERUNG

Du kannst intensivieren, indem du mit gestreckten und aufgestellten Fersen übst.

Die Übung am Schlingentraining mit Rotation und gebeugten Beinen.

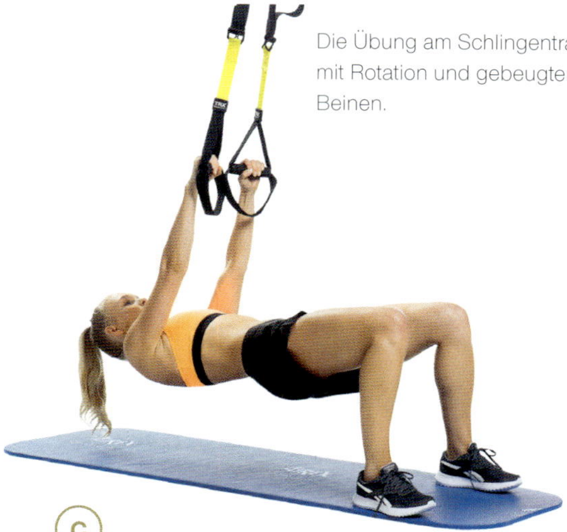

C

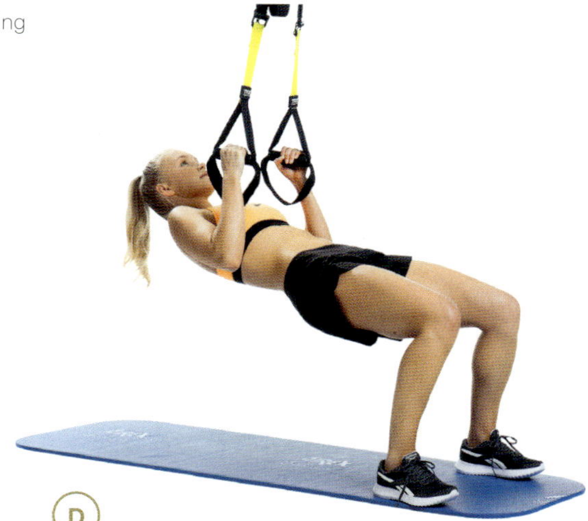

D

Die Intensivierung mit gestreckten Beinen.

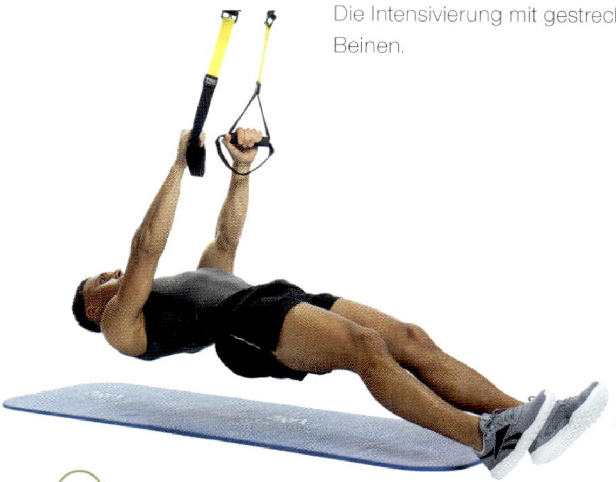

E

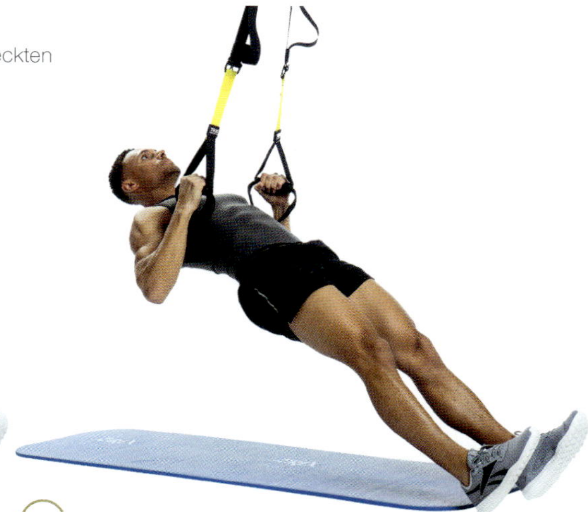

F

VARIANTEN

Indem du die Übung an einem beweglichen Gegenstand (z. B. Schlingentrainer, Handtuch oder dicken Seil) ausführst, trainierst du intensiv die tiefliegenden stabilisierenden Muskeln von Schultern, Rücken und Rumpf.
Die Übung mit Handtuch oder Schlingentrainer ermöglicht es, eine Handrotation zu ergänzen. Am Boden zeigen die Daumen zueinander und in angezogener Position nach oben. Du kannst mit gebeugten Beinen (C)–(D) üben oder mit gestreckten Beinen (E)–(F) intensivieren.

Du kannst den Bodenzug unter einem Tisch üben. Wenn der Tisch nicht breit ist, dann kannst du seitlich greifen, mit den Handflächen zueinander gerichtet. Oder du greifst an der oberen Kante mit den Handrücken nach oben zeigend. Der Haltegriff am Tisch ist allerdings nicht so angenehm an den Händen und auch nicht einfach zu koordinieren.

K39 Bodenzug intensiv

BEWEGUNG 8: Körpergewichts-Rudern-Progression

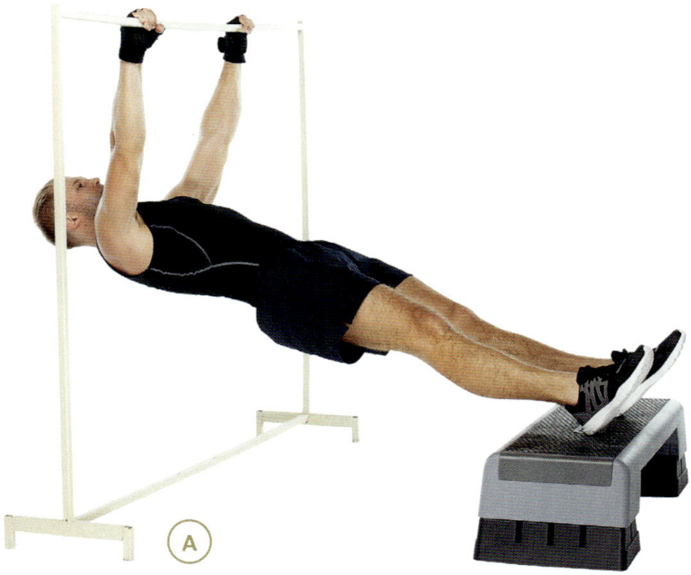

Die Anfangs- und die Endposition.

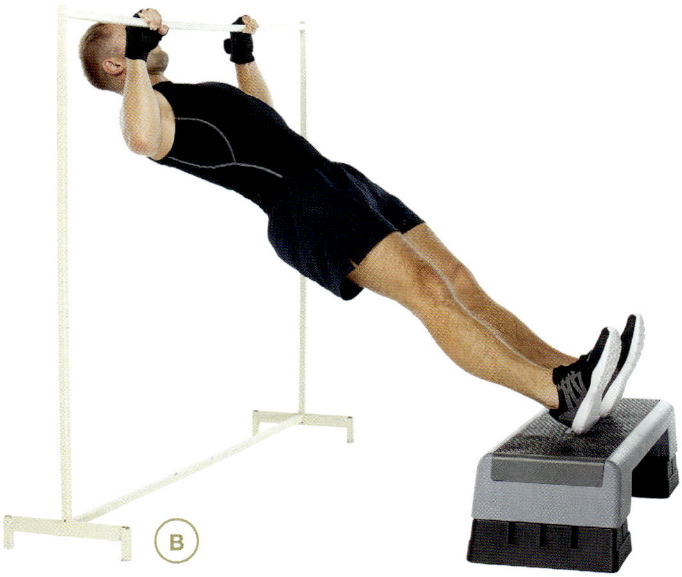

KRÄFTIGUNG

++ obere Rücken-, Unterarm-, vordere Oberarm- und hintere Schultermuskulatur

+ Rumpf- und hintere Oberschenkelmuskulatur

SO GEHT'S

- Begib dich unter die Stange und greife sie mindestens schulterbreit, die Fingerknöchel zeigen hoch. Greife fest zu, die Arme sind gestreckt. Positioniere die Fersen auf einem Stepper oder kleinen Kasten, du hängst mit dem Rücken in der Luft.
- Spanne die Bauch- und die Gesäßmuskulatur an, um die Position zu stabilisieren. Aktiviere die Schulterblätter zusammen und in Richtung Gesäß (A) und atme ein.
- Ziehe dich in einer gleichmäßigen Bewegung mit Ausatmung nach oben (B). Halte kurz die Position mit zusammengezogenen Schulterblättern.
- Senke dich kontrolliert in die Anfangsposition ab und atme ein. Dann wiederholst du die Übung.
- Vermeide Ausweichbewegungen wie das Anheben der Schultern.

INTENSIVIERUNG

Du kannst die Übung intensivieren, indem du ein Bein in der Luft hast. Übe das zuerst ohne Erhöhung. Auch mit dem Schlingentrainer lässt sich die Übung durchführen.

Der Bodenzug mit einem Arm unterstützend am Handtuch.

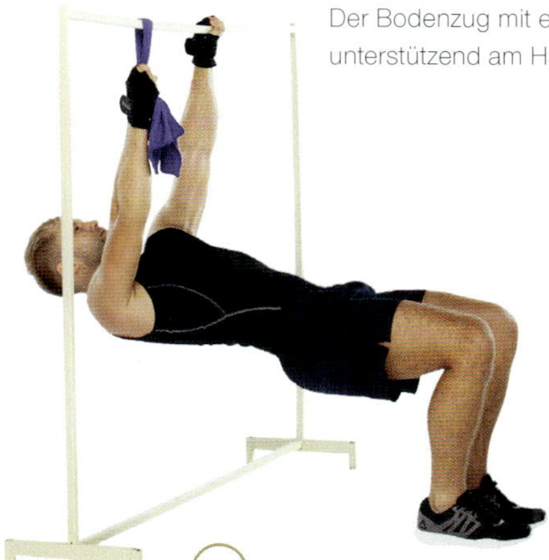

C

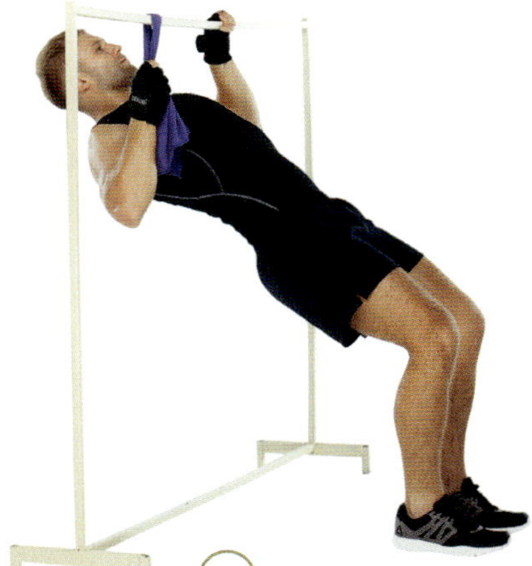

D

Die Intensivierung mit gestreckten Beinen.

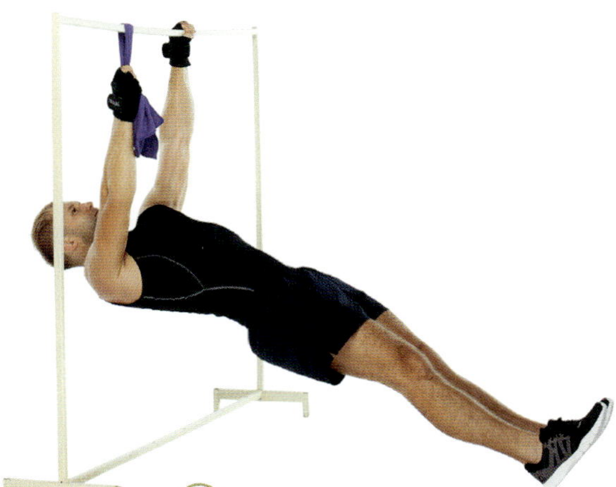

E

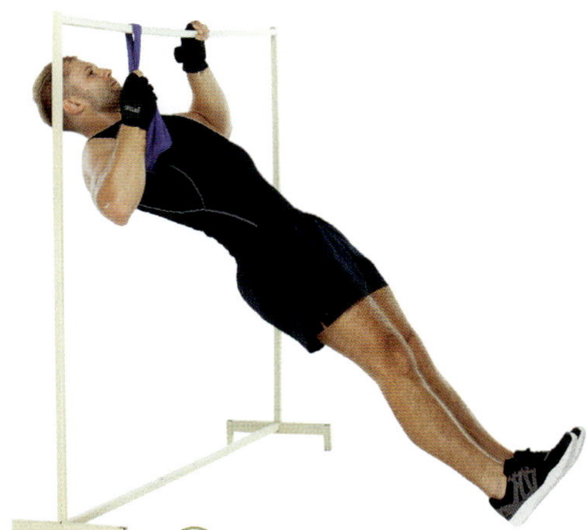

F

VARIANTEN

Du kannst dich seitlich hochziehen. Ziehe dich nach links oben, wobei vorrangig der linke Arm arbeitet. Halte kurz die Position mit zusammengezogenen Schulterblättern. Senke dich kontrolliert wieder in die Anfangsposition ab, um dich dann nach rechts hochzuziehen. Halte auch kurz diese Position. Fahre entsprechend fort mit Wiederholungen nach links und rechts.

Alternativ legst du ein Handtuch (oder Seil oder starkes Fitnessband) um die Stange und begibst dich in die tiefe Position. Greife mit einer Hand fest die Stange und mit der unterstützenden Hand das Tuch. Der Arme sind etwa schulterbreit auseinander. Beginne mit aufgestellten Fußsohlen (C)–(D). Ziehe dich in einer gleichmäßigen Bewegung hoch.

Fortgeschrittene können mit gestreckten Beinen (E)–(F) üben, und wenn dies gelingt, noch mit den Fersen auf dem Stepper intensivieren.

K40 Einarmiger Bodenzug

BEWEGUNG 8: Körpergewichts-Rudern-Progression

KRÄFTIGUNG

++ obere Rücken-, Rumpf-, Unterarm-, vordere Oberarm- und hintere Schultermuskulatur

\+ Oberschenkelmuskulatur

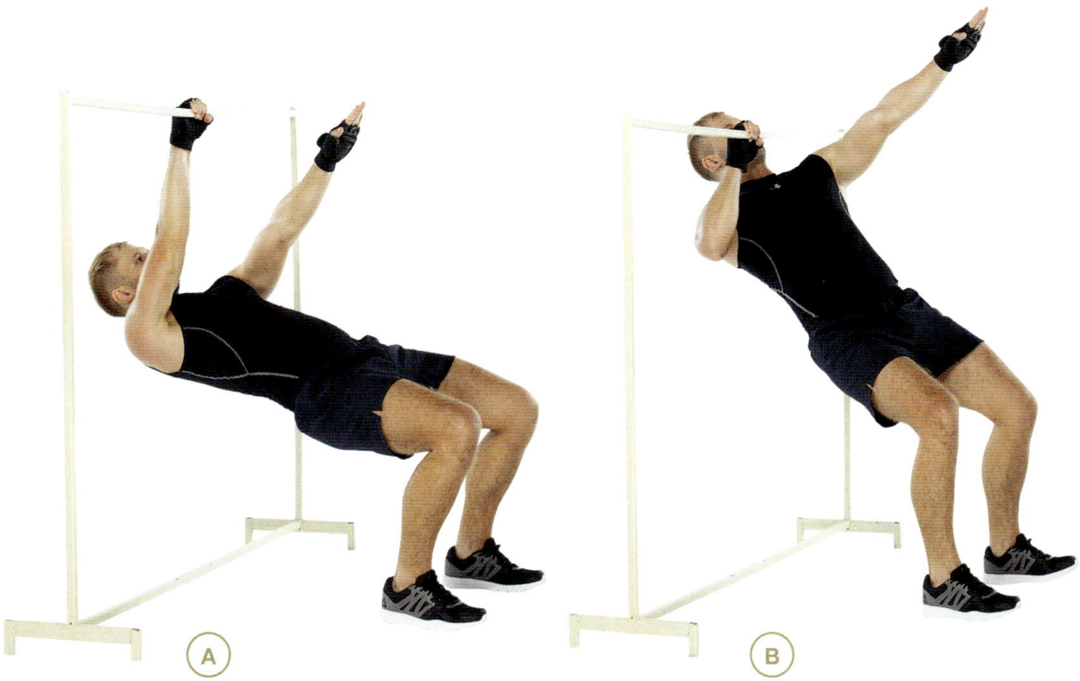

Die Anfangs- und die Endposition.

SO GEHT'S

- Du bist unter der Stange, mit gebeugten Beinen und aufgestellten Fußsohlen. Greife die Stange fest mit einer Hand, die Handfläche zeigt zu den Füßen. Den anderen Arm streckst du nach oben. Der Oberkörper und die Oberschenkel bilden eine Linie.
- Aktiviere die Bauch- und die Gesäßmuskulatur, spanne die Schulterblätter zusammen und in Richtung Gesäß (A) und atme ein.
- Ziehe dich mit Ausatmung in einer gleichmäßigen Bewegung hoch, sodass die Brust zur Stange kommt. Der Ellbogen bewegt sich leicht nach außen. Halte kurz die Position und spanne die Schulterblattmuskulatur nach (B).
- Senke dich kontrolliert in die Anfangsposition zurück und atme dabei ein. Dann wiederholst du die Übung.
- Vermeide Ausweichbewegungen wie Hochziehen der Schultern und halte Rumpf- und Gesäßmuskulatur durchgehend aktiviert.

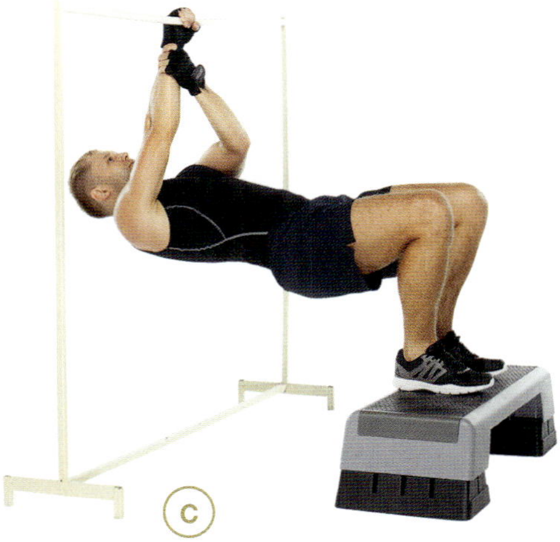

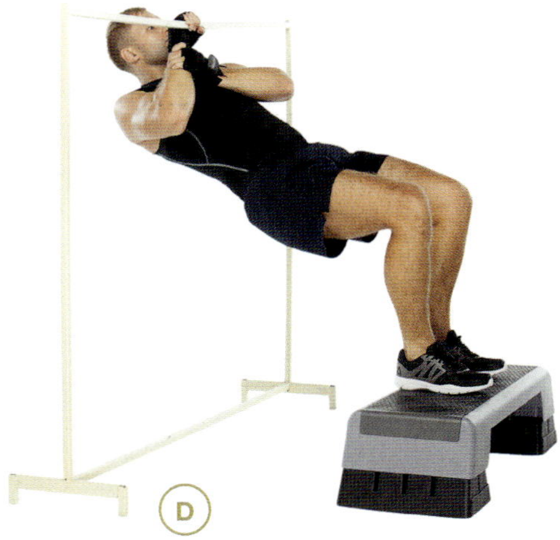

Der einarmige Bodenzug, unterstützt mit dem anderen Arm.

VEREINFACHUNG

Du kannst die Übung vereinfachen, indem du mit der freien Hand an das Handgelenk des Übungsarms greifst (C)–(D).

Alternativ kannst du so üben, dass du dich mit beiden Händen hochziehst und dann eine Hand löst, um dich einarmig abzusenken. Dann ziehst du dich wieder mit beiden Händen hoch.

Der intensive einarmige Bodenzug mit gestreckten Beinen.

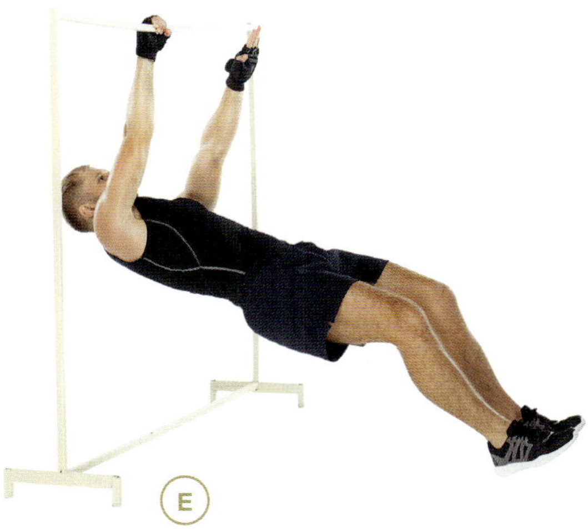

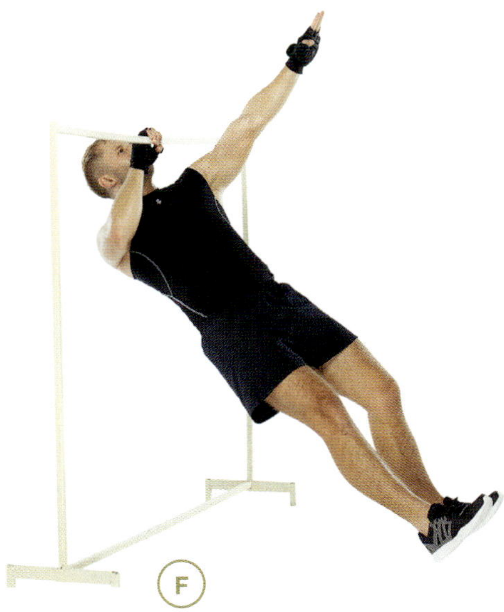

INTENSIVIERUNG

Du kannst die Füße auf Stepper oder Kasten stellen.

Du kannst mit gestreckten Beinen üben (E)–(F).

Als weitere Intensivierung kannst du mit Handtuch oder Schlingentrainer üben.

VARIANTE

Du kannst mit hochzeigender Handfläche üben, um die vordere Oberarmmuskulatur intensiver zu aktivieren.

Die Rumpfübungen

Der Aufbau einer starken Rumpfmuskulatur ist grundlegend für einen kräftigen Körper, da der Rumpf bei allen körperlichen Aktivitäten entscheidend für die Kraft- und Energieweiterleitung in der Bewegungskette ist. Beim Training der 8 Bewegungsrichtungen kräftigst du auch deine Rumpfmuskulatur, da sie viel stabilisieren muss. Willst du den Rumpf noch intensiver fördern, dann findest du in diesem Abschnitt effektive Übungen.

Effektives Rumpftraining erfordert ausgewogenes Training. So können die Bewegungen in Alltag und Sport optimal erfolgen und der Körper ist gut vor Verletzungen und Verschleiß geschützt. Wenn du hingegen den Rumpf einseitig trainierst, dann führt dies zu Bewegungseinschränkungen und Verletzungen.

Kräftige den Rumpf in Bewegung ebenso wie mit Halteübungen im Stütz. Nutze gerade ausgeführte Übungen sowie Übungen mit Drehungen. Auch empfehlenswert sind Übungen auf instabilem Untergrund (Gymball), um eine intensive Aktivierung der tieferliegenden Muskulatur wie die Stabilisatoren der Wirbelsäule zu erreichen.

Einige Fitnesssportler trainieren jedoch den vorderen Rumpfbereich, also die vordere Bauchmuskulatur, deutlich intensiver, beispielsweise mit »Sit-up« und »Crunch«-Varianten. Auch haben einige Sportler ein deutliches Defizit bei den seitlichen Bauchmuskeln. Bestehen bei dir Ungleichgewichte im Kräfteverhältnis, dann trainiere wöchentlich mehr Sätze für die schwächere Rumpfseite, bis sich wieder ein ausgeglichenes Verhältnis entwickelt hat.

Zur übersichtlichen Darstellung sind die Übungen den Rumpfbereichen zugeordnet, die sie vorrangig kräftigen: vordere, seitliche und hintere Rumpfmuskulatur. Zahlreiche Übungen trainieren jedoch mehrere Körperbereiche.

Vorderer Rumpf	K 41–44
Schräger Bauch und seitlicher Rumpf	K 45–49
Hinterer Rumpf	K 50–53

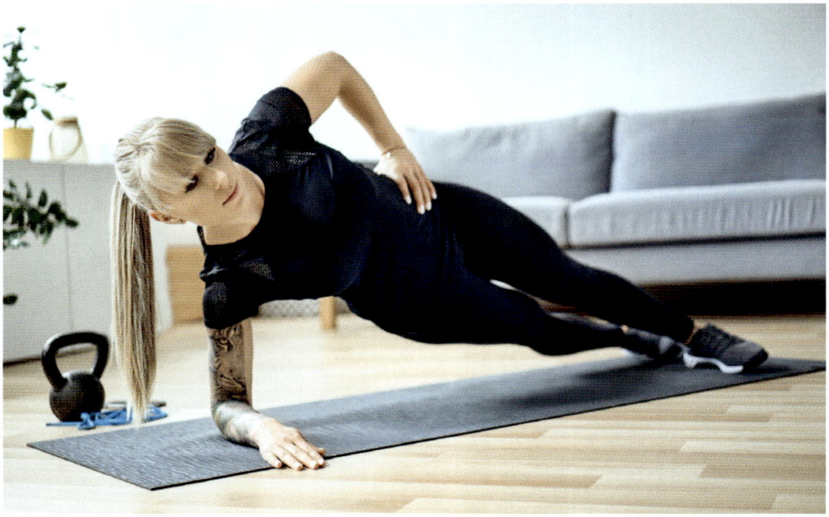

Der Seitstütz: Eine Grundübung für den seitlichen Rumpf.

K41 Crunch

KRÄFTIGUNG
++ vordere Bauchmuskulatur
+ seitliche Bauchmuskulatur

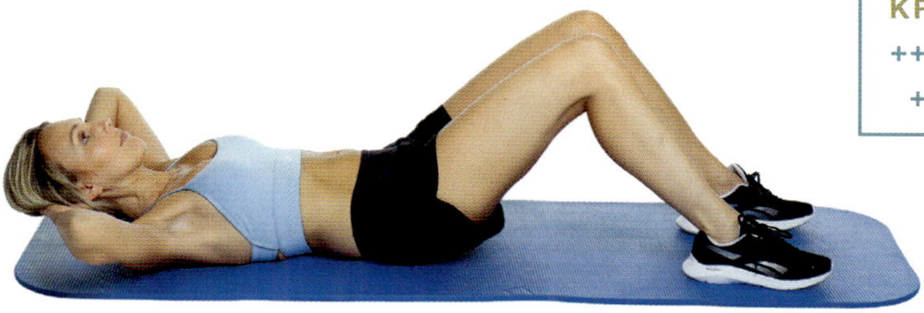

A

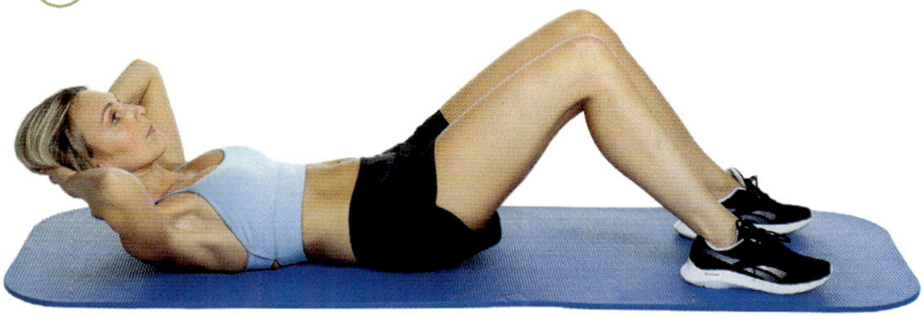

B

Der Bewegungsablauf.

SO GEHT'S

- Du liegst auf dem Rücken mit den Händen an den Schläfen und aufgestellten Füßen.
- Hebe den Kopf etwas an und ziehe das Kinn leicht zur Brust. Spanne die Bauch- und die Gesäßmuskulatur an und drücke die Füße auf den Boden, um die Position zu stabilisieren (A), und atme ein.
- Hebe den Oberkörper mit der Kraft der Bauchmuskulatur an (B), wobei du ausatmest. Halte kurz die Position und spanne die Bauchmuskulatur fest an.
- Senke den Oberkörper langsam mit Einatmung, ohne den Oberkörper vollständig abzulegen, damit die Bauchmuskulatur in Spannung bleibt. Dann wiederholst du die Übung.
- Achte darauf, dass du beim Absenken kein Hohlkreuz einnimmst. Spanne immer wieder die Bauch- und die Gesäßmuskulatur nach.

C

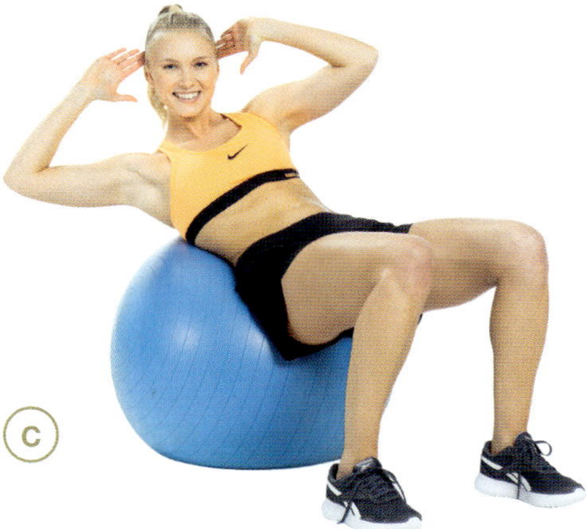

Die Variante auf dem Gymball.

VARIANTEN

Du kannst den Crunch nach rechts und links vorn ausführen, um den seitlichen Bauchbereich intensiver zu aktivieren.
Fortgeschrittene können auf einem Gymball üben (C).
Zudem können Fortgeschrittene intensivieren, indem sie ein Gewicht in den Händen halten oder ein Fitnessband mitziehen.

K42 Frontstütz »Plank«

KRÄFTIGUNG

++ Rumpfmuskulatur, insbesondere vordere Bauchmuskulatur

+ Schulter-, Brust-, hintere Oberarm- und vordere Oberschenkelmuskulatur

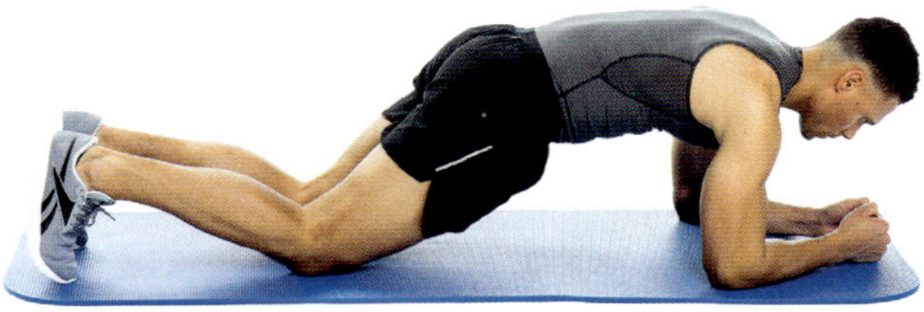

A

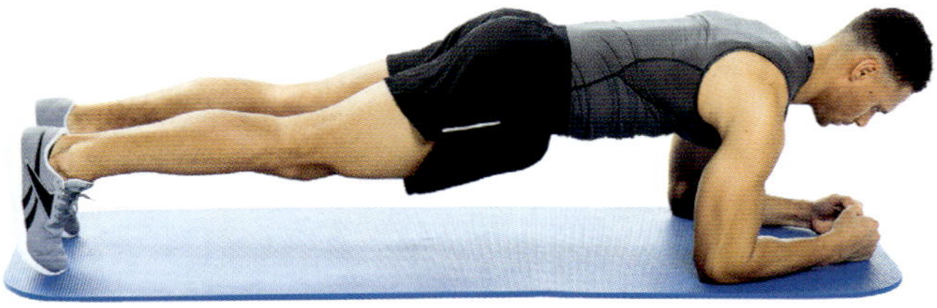

B

Der Bewegungsablauf.

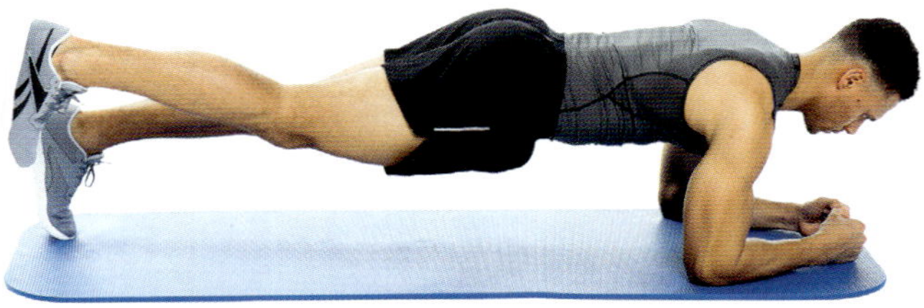

C

Die Intensivierung mit Beinheben.

SO GEHT'S

- Du befindest dich in Bauchlage, die Zehen sind aufgestellt und die Unterarme sind mit den Ellbogen unter den Schultergelenken positioniert (A).
- Drücke dich hoch, sodass Rücken, Becken und Oberschenkel eine gerade Linie bilden (B). Spanne die Ellbogen und die Füße zueinander, ohne sie zu bewegen, um eine große Aktivierung der Bauchmuskulatur zu erzielen.
- Halte die Position für mindestens 40–60 Sekunden. Atme dabei durchgehend gleichmäßig. Spanne die Gesäßmuskulatur immer wieder nach.
- Achte darauf, dass du die Rumpfspannung bewahrst und somit ein Hohlkreuz verhinderst.

VARIANTEN

Du intensivierst, indem du abwechselnd ein Arm oder ein Bein (C) anhebst.

Fortgeschrittene können instabilen Untergrund einsetzen. Du kannst die Füße auf einen Gymball oder einen Medizinball positionieren. Alternativ kannst du dich mit Unterarmen auf einen Gymball stützen.

K43 Dynamisches Beinheben am Boden

KRÄFTIGUNG
++ vordere Bauchmuskulatur
+ seitliche Bauchmuskulatur

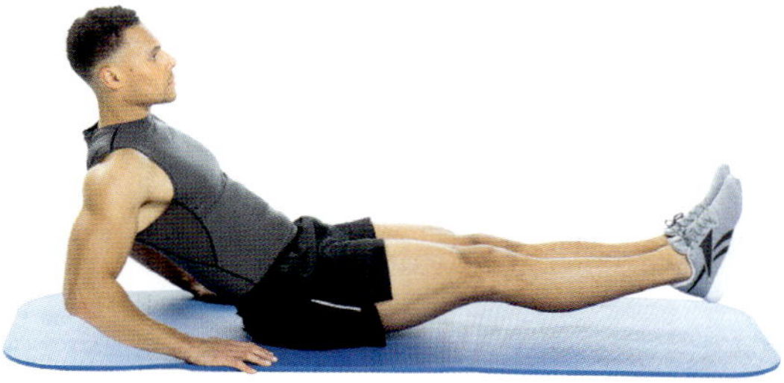

A

Die Anfangs- und die Endposition.

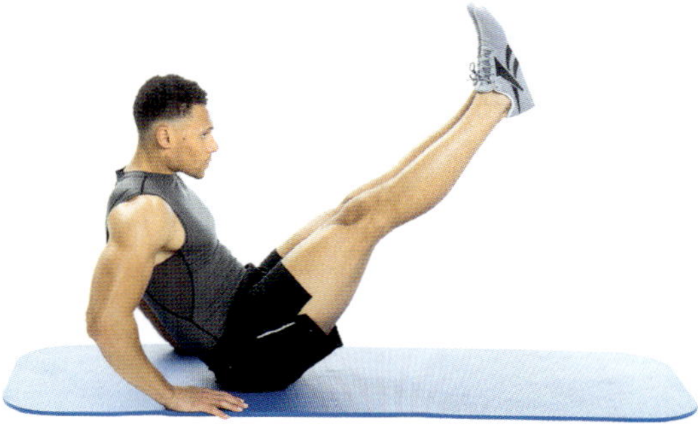

B

Die Variante mit dem Beinanheben über den Medizinball.

C

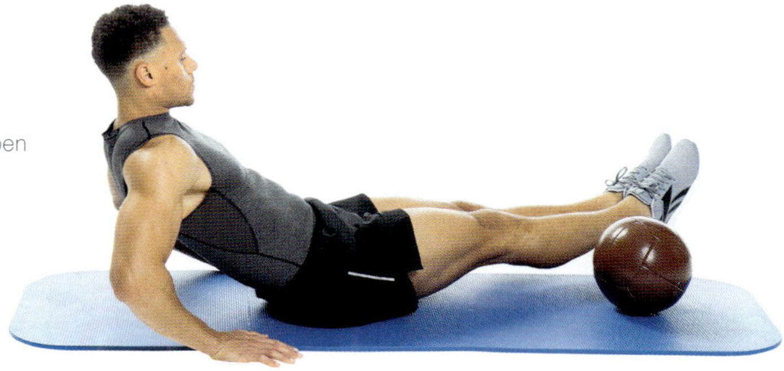

SO GEHT'S

- Du sitzt mit gestreckten Beinen auf dem Boden. Die Hände sind hinter dem Gesäß positioniert, die Finger zeigen nach vorn und das Kinn ist leicht zur Brust gezogen.
- Spanne die Bauch- und die Gesäßmuskulatur an. Hebe die gestreckten Beine leicht vom Boden ab und lehne den Oberkörper zurück. Das ist die Anfangsposition (A).
- Bewege die gestreckten Beine hoch und gleichzeitig den Oberkörper in Richtung der Beine (B). Dabei atmest du aus.
- Senke den Oberkörper und die Beine kontrolliert in die Anfangsposition zurück, ohne sie abzulegen. Gleichzeitig atmest du ein. Dann wiederholst du die Übung.
- Führe rhythmisches Heben und Senken aus.

VARIANTEN

Du kannst variieren, indem du die Beine abwechselnd nach links und rechts bewegst. Dies lässt sich gut ausführen, wenn du die Füße über einen kleinen Gegenstand (z. B. Medizinball) hebst (C).

Du kannst die Übung mit Fußgewichten oder Fitnessband intensivieren.

Fortgeschrittene können ohne Abstützen üben, d. h. die Hände werden an den Schläfen oder nach oben gestreckt gehalten.

K44 Beinheben im Hang

KRÄFTIGUNG
++ Rumpfmuskulatur, insbesondere vordere Bauchmuskulatur
\+ Rücken- und Armmuskulatur

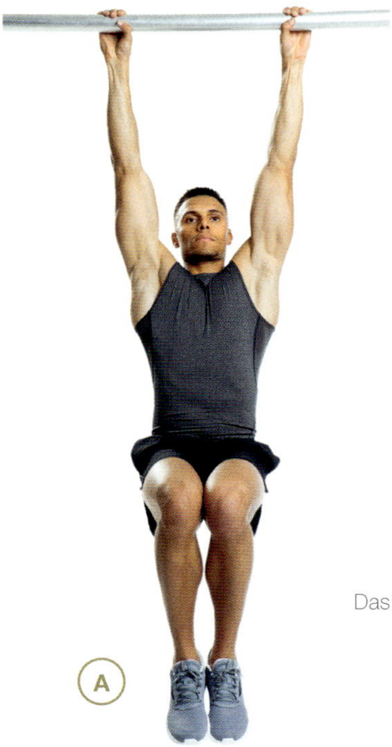

A

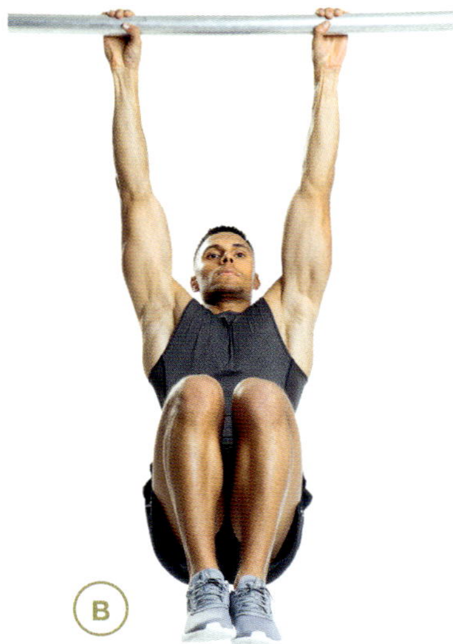

B

Das gebeugte Beinheben.

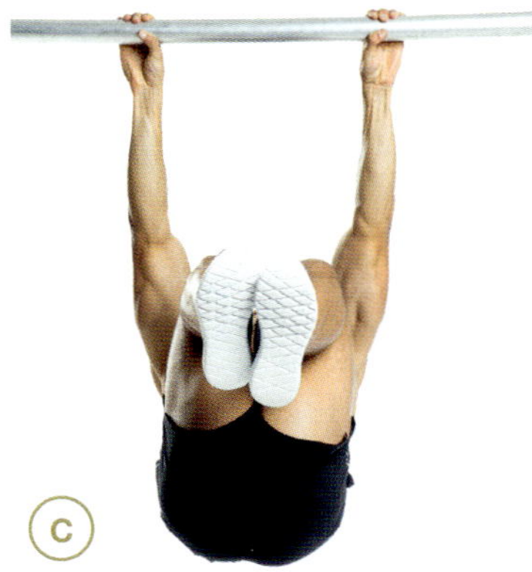

C

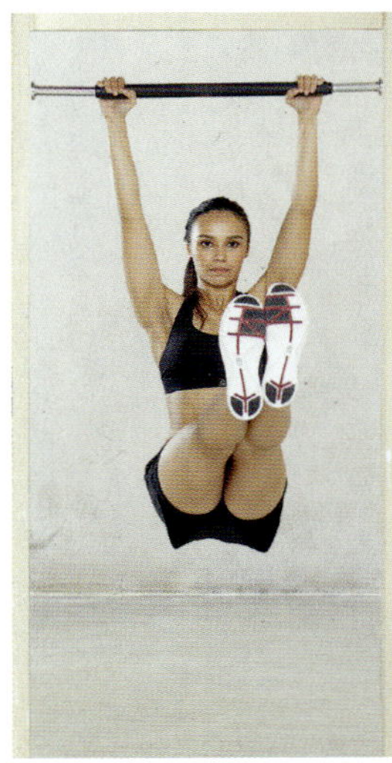

D

Das gestreckte Beinheben.

SO GEHT'S

- Du hängst an einer Klimmzug-Stange mit vorzeigenden Handflächen. Die Arme sind mindestens schulterbreit auseinander. Achte auf einen festen Griff.
- Aktiviere die Bauch- und die Gesäßmuskulatur und spanne die Schulterblätter zusammen und runter. Hebe die gebeugten Beine leicht an (A).
- Ziehe die Knie zur Brust und halte kurz die Position (B)–(C). Ziel ist das Becken »einzurollen«, sodass das Gesäß nach vorn zeigt. Gleichzeitig atmest du aus.
- Senke die Beine kontrolliert mit Einatmung, um die Übung zu wiederholen.
- Vermeide Ausweichbewegungen und Schwung holen.

VARIANTEN

Du vereinfachst die Übung, wenn du die Knie abwechselnd anhebst. Du kannst die schräge Bauchmuskulatur intensiver erreichen, indem du die Knie seitlich anziehst.
Du intensivierst mit Zusatzgewicht (z. B. Medizinball) zwischen den Füßen.
Deutlich schwerer wird die Übung, wenn du die Beine gestreckt anhebst (D). Ziel ist es auch hier, das Becken »einzurollen«.

K45 Diagonaler Crunch mit Beinanziehen »Bicycle Crunch«

KRÄFTIGUNG

++ Rumpfmuskulatur, insbesondere vordere und seitliche Bauchmuskulatur

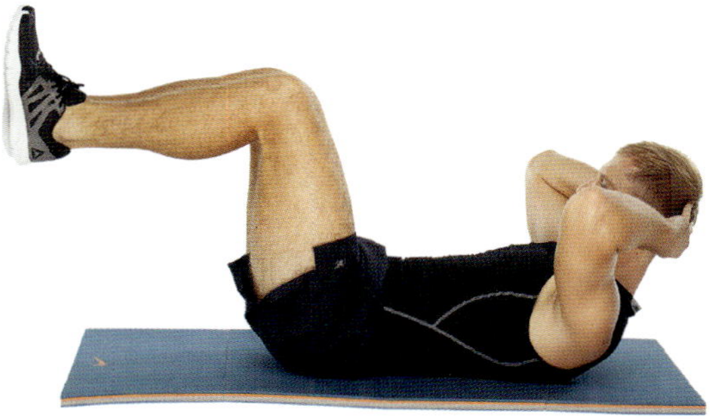

A

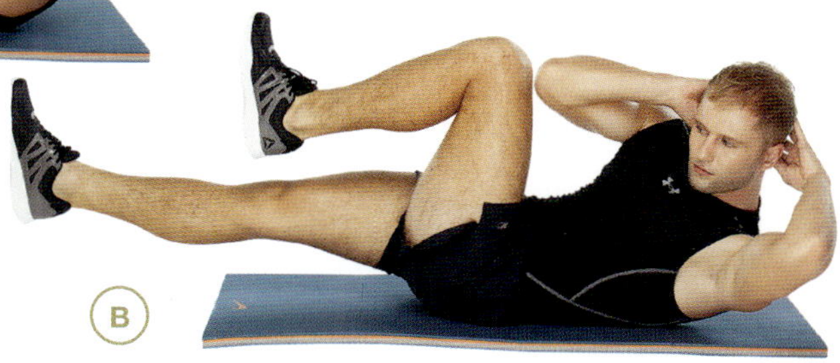

B

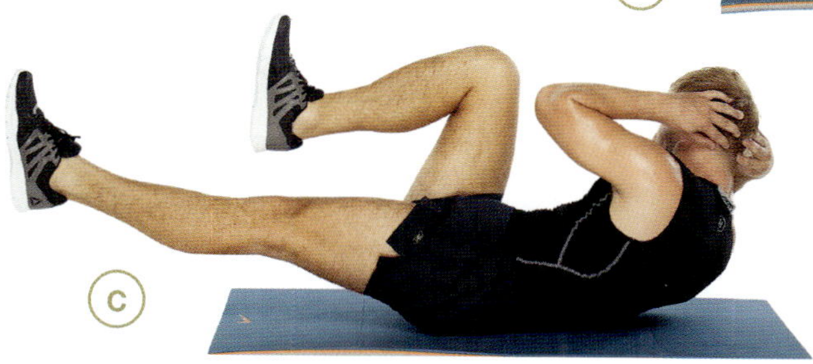

C

Der Bewegungsablauf.

SO GEHT'S

- Du liegst auf dem Rücken und hast die Beine gebeugt angehoben. Hebe den Oberkörper leicht an, mit den Händen an den Schläfen, ohne den Kopf zu stützen.
- Ziehe das Kinn an, drücke den unteren Rücken bewusst auf den Boden (A) und atme ein.
- Richte den Oberkörper mit Ausatmung nach links auf und ziehe das linke Knie heran. Berühre mit dem rechten Ellbogen das linke Knie (B). Dabei streckst du das rechte Bein, ohne es abzulegen, so als würdest du ein »Fahrradpedal treten«. Halte kurz die Position.
- Bewege dich langsam in die Anfangsposition zurück und atme ein.
- Richte den Oberkörper mit Ausatmung nach rechts auf und ziehe das rechte Knie heran, sodass sich der linke Ellbogen und das Knie berühren. Dabei streckst du das linke Bein (C).
- Fahre entsprechend mit den abwechselnden Bewegungen fort.
- Achte auf diagonales Anheben des Oberkörpers; du sollst nicht nur das Knie anziehen und den Ellbogen hindrehen.

VARIANTEN

Übst du mit eher schnellen Bewegungen, dann atme durchgehend gleichmäßig.

Du vereinfachst die Übung, wenn du die Beinbewegung verringerst.

K46 Rumpfrotation am Boden »Russische Drehung«

KRÄFTIGUNG
++ vordere und seitliche Bauchmuskulatur
+ hintere Rumpfmuskulatur

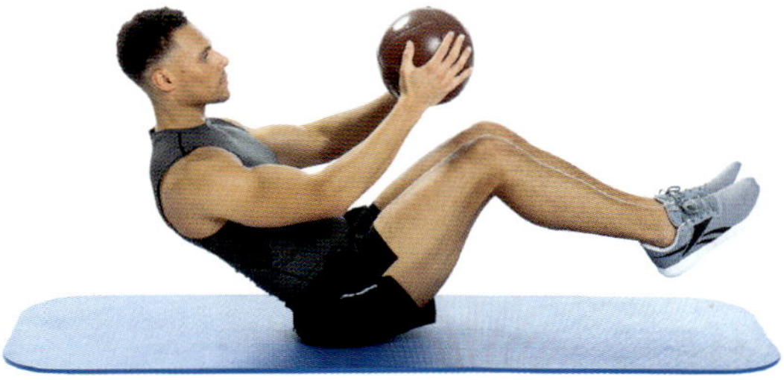

(A)

Der Bewegungsablauf.

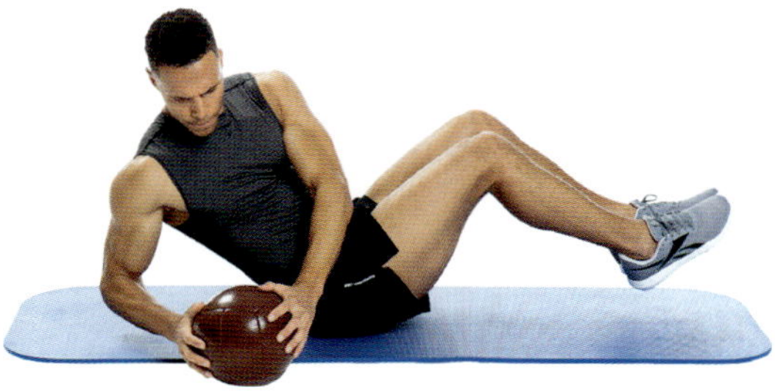

(B)

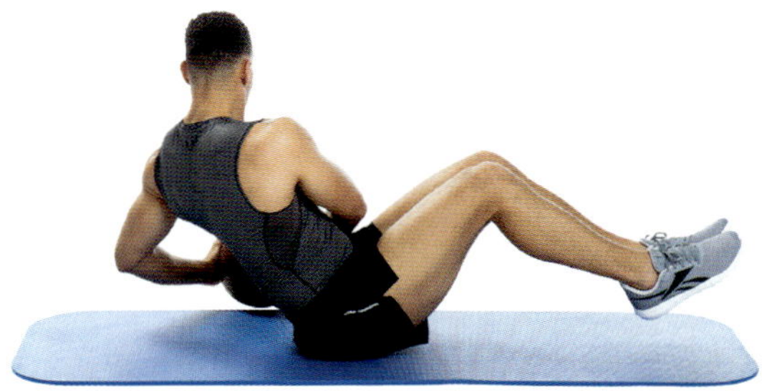

(C)

SO GEHT'S

- Du sitzt auf dem Boden mit angezogenen Beinen und aufgestellten Fersen. Vor dem Körper hebst du Medizinball, Fußball oder ein anderes leichtes Gewicht.
- Spanne die Bauch- und die Gesäßmuskulatur an. Lehne den Oberkörper etwas zurück, hebe die Beine ab (A) und atme ein.
- Drehe den Oberkörper eher langsam mit Ausatmung nach rechts und bewege den Ball in Richtung Boden. Geübte können den Ball kurz auftippen (B). Der Bewegung erfolgt über die Kraft der Bauchmuskulatur.
- Drehe den Oberkörper langsam zur Mitte zurück und atme ein.
- Drehe den Oberkörper mit Ausatmung nach links (C).
- Drehe dich zurück und führe die nächste Wiederholung aus.
- Wichtig ist die Oberkörperdrehung, wobei der Rumpf durchgehend in Spannung ist. Bewege die Hüften und die Beine möglichst wenig und achte auf geraden Rücken.
- Versuche zumindest einen 90 Grad-Winkel zwischen Oberschenkel und Oberkörper zu halten. Du kannst den Winkel jedoch deutlich vergrößern.

VARIANTEN

Übst du eher zügig, dann atme durchgehend gleichmäßig.
Einsteiger lassen die Fersen auf dem Boden aufgestellt und machen kleine Drehungen. Zudem können sie ohne Gewicht üben und dazu die Handflächen ineinanderlegen.
Fortgeschrittene können die Beine gestreckt hochhalten und das Gewicht erhöhen.

K47 Körperanheben in Seitenlage

KRÄFTIGUNG

++ Rumpfmuskulatur, insbesondere seitliche Bauchmuskulatur

+ äußere Oberschenkelmuskulatur

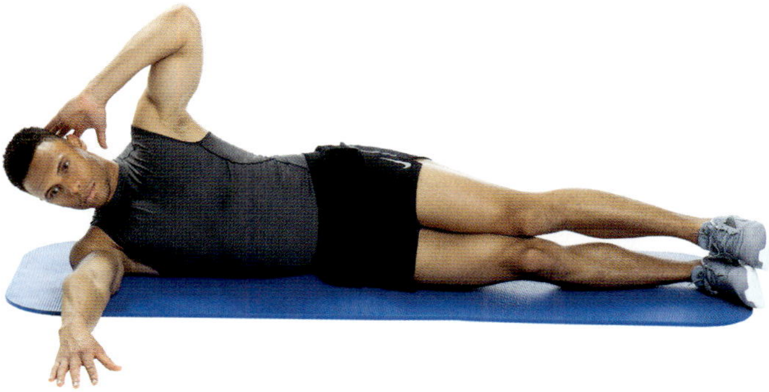

(A)

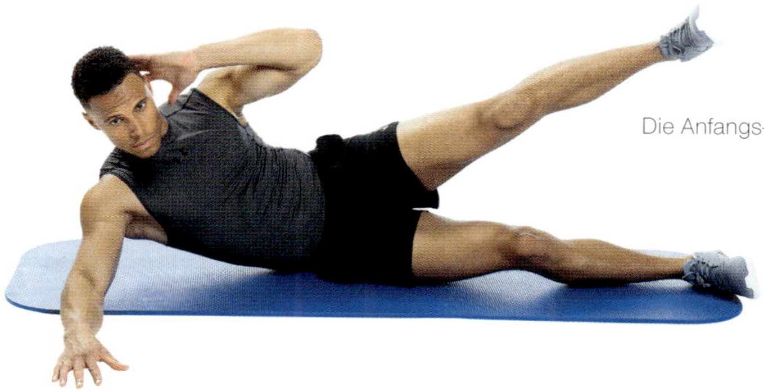

(B)

Die Anfangs- und die Endposition.

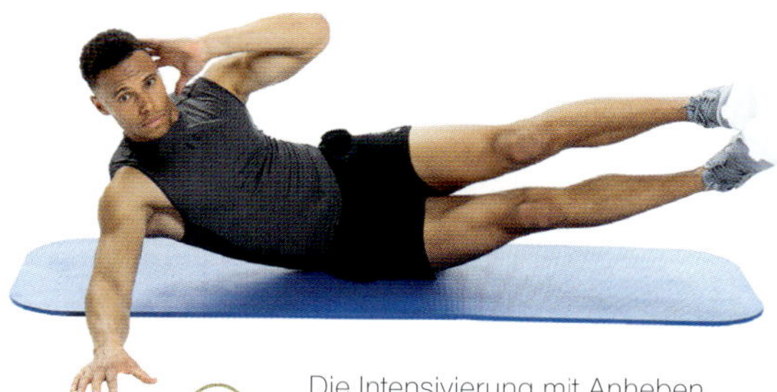

(C)

Die Intensivierung mit Anheben der beiden Beine.

SO GEHT'S

- Du befindest dich in Seitenlage mit gestreckten Beinen. Der untere Arm ist zur Stabilisierung nach vorn gestreckt abgelegt und wird abgelegt. Die obere Hand hast du an die obere Kopfseite gelegt (A).
- Hebe das obere Bein gestreckt weit hoch und gleichzeitig den Oberkörper mit Ausatmung an (B). Drücke dabei so wenig wie möglich mit dem unteren Arm auf den Boden. Halte kurz die Position und konzentriere dich auf die Aktivität der seitlichen Rumpfmuskulatur.
- Senke langsam den Oberkörper und das Bein wieder und atme ein, um die Übung zu wiederholen.
- Wichtig ist, dass du langsame kontrollierte Bewegungen ausführst. Vermeide den Kopf beim Oberkörperheben abzuknicken sowie mit dem Becken auszuweichen.
- Trainiere anschließend die andere Körperseite.

VARIANTEN

Du intensivierst die Übung, indem du weniger mit der abgelegten Hand drückst.
Fortgeschrittene heben auch das untere Bein an (C). Beim Absenken wird das untere Bein nicht mehr auf dem Boden abgelegt.

K48 Seitstütz

KRÄFTIGUNG

++ Rumpfmuskulatur, insbesondere seitliche Bauchmuskulatur, äußere Oberschenkel- und Schultermuskulatur

\+ Gesäßmuskulatur

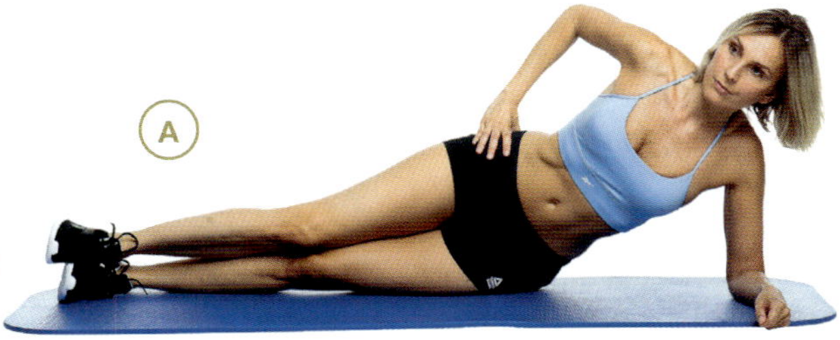

Die Anfangs- und die Endposition.

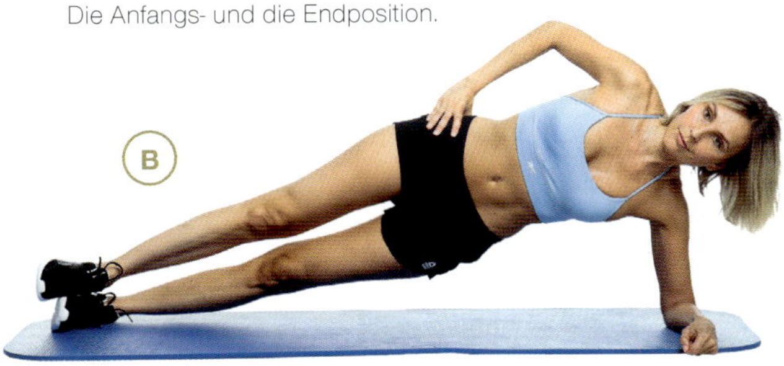

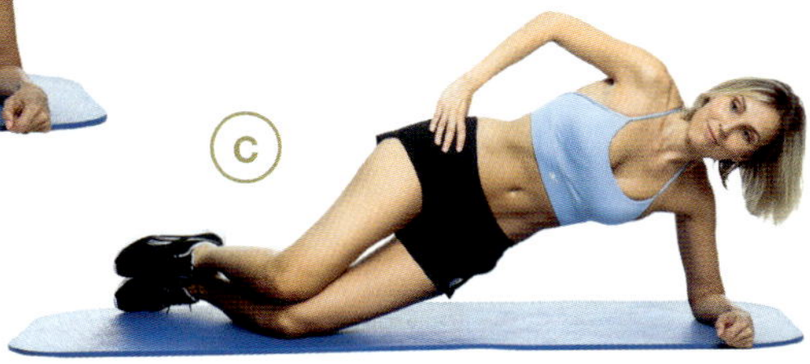

Die Vereinfachung.

SO GEHT'S

- Du befindest dich im Seitstütz. Der Unterarm ist unterhalb der Schulter aufgestellt und das Becken ist auf dem Boden abgelegt. Die obere Hand kannst du auf den Oberschenkel legen oder auf die Hüfte stützen (A).
- Hebe das Gesäß und die Oberschenkel mit Ausatmung an, sodass der Körper gerade ist (B). Spanne das Gesäß fest an und stabilisiere die Schulterblätter.
- Halte diese Position für mindestens 40–60 Sekunden. Das statische Halten entspricht der Ausführung eines Übungssatzes. Atme dabei gleichmäßig.
- Vermeide Ausweichbewegungen wie ein Abknicken der Position.
- Trainiere anschließend die andere Körperseite.

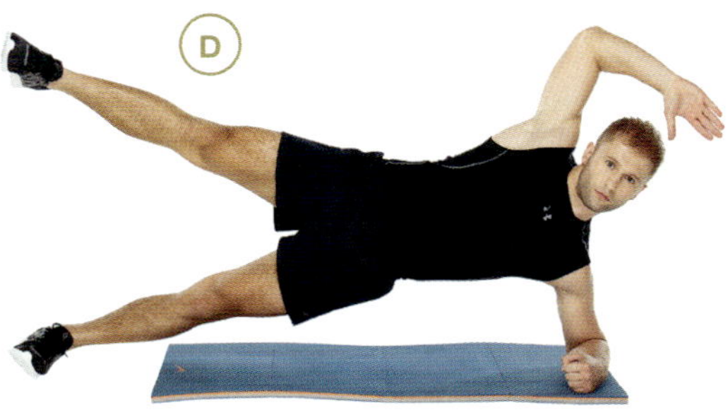

Die Intensivierung.

VARIANTEN

Du kannst in der hohen Position langsames Senken und Anheben das Becken machen. Einsteiger können die Beine beugen und den unteren Unterschenkel aufstützen (C). Fortgeschrittene können den oberen Arm und/oder das obere Bein anheben (D). Zudem können Fortgeschrittene im Handstütz üben.

K49 Rotation im Seitstütz

KRÄFTIGUNG

++ Rumpfmuskulatur, insbesondere seitliche Bauchmuskulatur, äußere Oberschenkel- und Schultermuskulatur

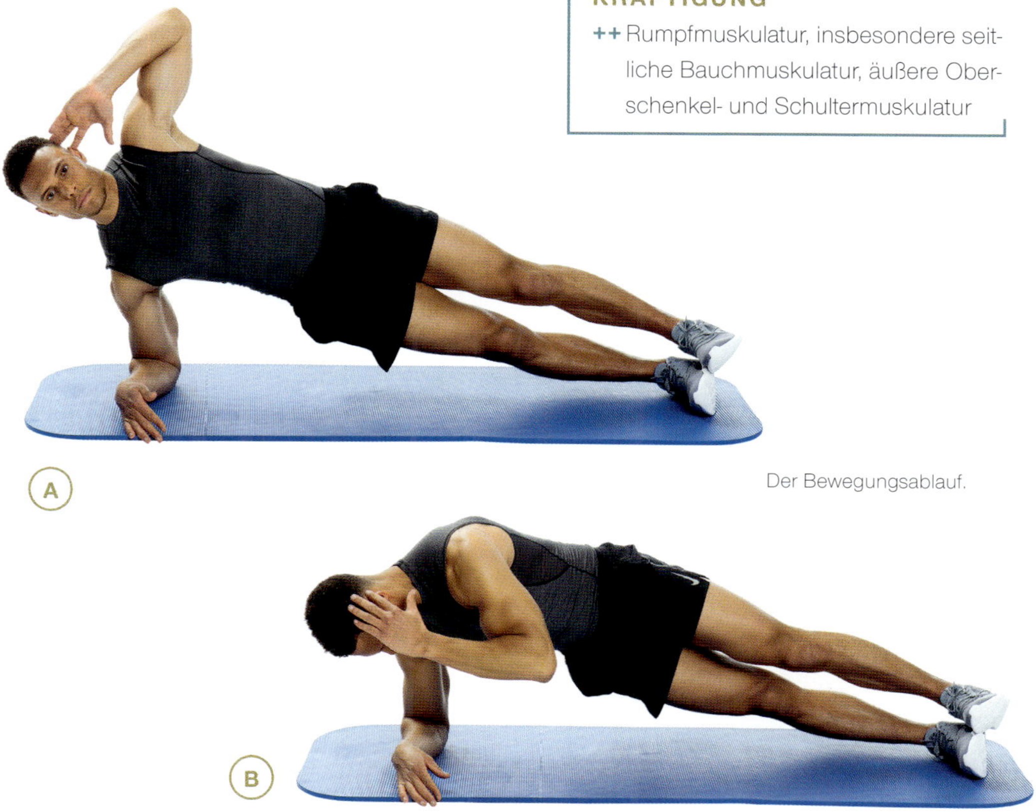

Der Bewegungsablauf.

SO GEHT'S

- Du befindest dich im Seitstütz. Der rechte Unterarm ist unterhalb der Schulter aufgestellt. Der Körper ist in einer Linie. Die linke Hand hast du an der linken Kopfseite (A).
- Drehe langsam den linken Ellbogen nach vorn innen, ohne die Hüften zu drehen. Gleichzeitig atmest du ein. Bewege den Oberkörper mit, wobei der Blick der Bewegung folgt (B).
- Bewege den Ellbogen langsam in die Anfangsposition nach oben zurück, wobei du den Oberkörper mitdrehst. Dabei atmest du aus. Dann wiederholst du die Übung.
- Führe bewusst langsame Drehungen aus und vermeide Ausweichbewegungen wie ein Absenken und Verschieben der Hüften.
- Trainiere anschließend die andere Körperseite.

VARIANTEN

Die Übung wird einfacher, wenn du den oberen Fuß vor das untere Bein stellst.

Fortgeschrittene können den oberen Arm hochstrecken und bei der Drehung unter dem Becken hindurchführen. Für Einsteiger ist dies nicht geeignet, da oftmals eine Ausweichbewegung mit dem Becken erfolgt.

K50 Diagonales Strecken im Vierfüßlerstand

KRÄFTIGUNG

++ Rumpf-, insbesondere untere Rückenmuskulatur, und Gesäßmuskulatur
+ Schulter-, obere Rücken-, hintere Oberarm- und Oberschenkelmuskulatur

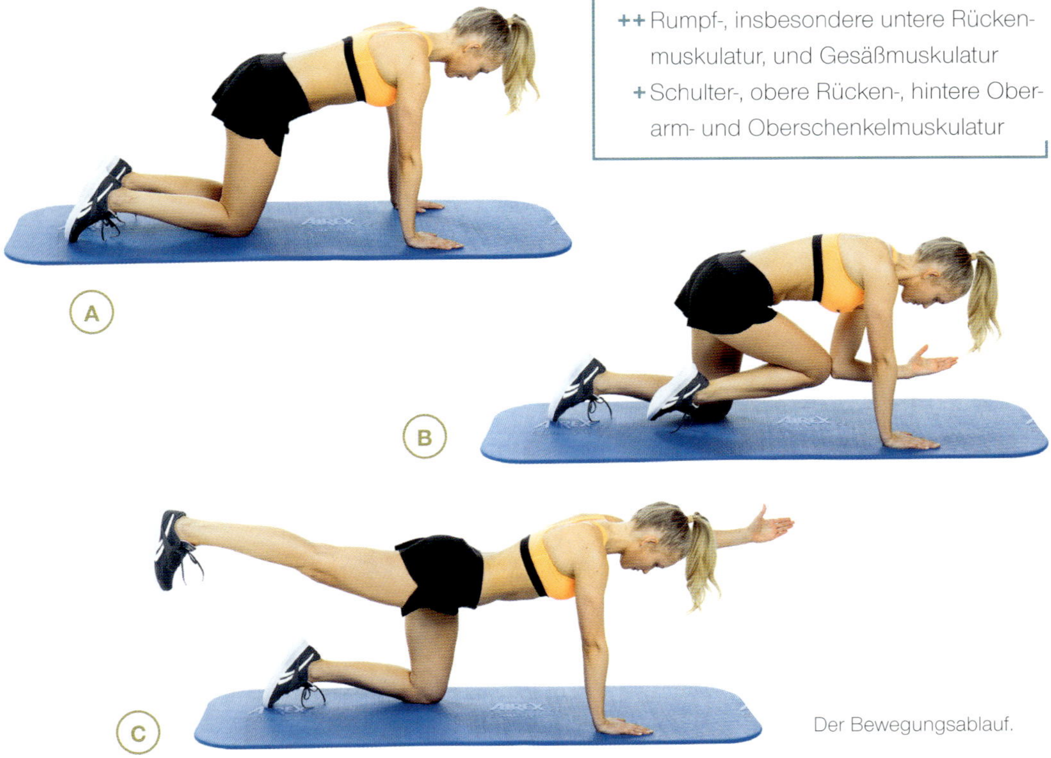

Der Bewegungsablauf.

SO GEHT'S

- Du bist in der Bankstellung auf dem Boden. Die Hände sind unter den Schultergelenken und die Knie unter den Hüften. Der Kopf ist in Verlängerung des Rückens (A).
- Spanne die Schulterblätter zusammen und in Richtung Gesäß und aktiviere die Bauch- und Gesäßmuskulatur. Hebe die linke Hand und das rechte Knie an. Führe den linken Ellbogen und das rechte Knie zusammen und atme ein (B).
- Strecke den linken Arm, mit dem Daumen hoch zeigend, und das rechte Bein (C). Dabei atmest du aus. Halte kurz die Position.
- Führe wieder den linken Ellbogen und das rechte Knie zusammen und atme ein. Dann wiederholst du die Streckung.
- Konzentriere dich auf die Aktivität der Rumpf- und Gesäßmuskulatur. Vermeide es den Kopf zu überstrecken und halte die Wirbelsäule und die Hüften möglichst gerade.
- Nach den Wiederholungen trainierst du die andere Körperseite.

VARIANTEN

Du kannst in der gebeugten Position die Hand an den Oberschenkel legen und kurz gegeneinander spannen, bevor du wieder die Streckung ausführst.

Fortgeschrittene können eine kleine Kurzhantel und ein Fußgewicht einsetzen. Alternativ können sie zur Intensivierung ein Fitnessband um Hand und Fußsohle der Übungsseite spannen.

K51 Körperanheben in Bauchlage »Superman«

KRÄFTIGUNG

++ untere Rückenmuskulatur

\+ Bauch-, Nacken-, obere Rücken-, Gesäß- und hintere Oberschenkelmuskulatur

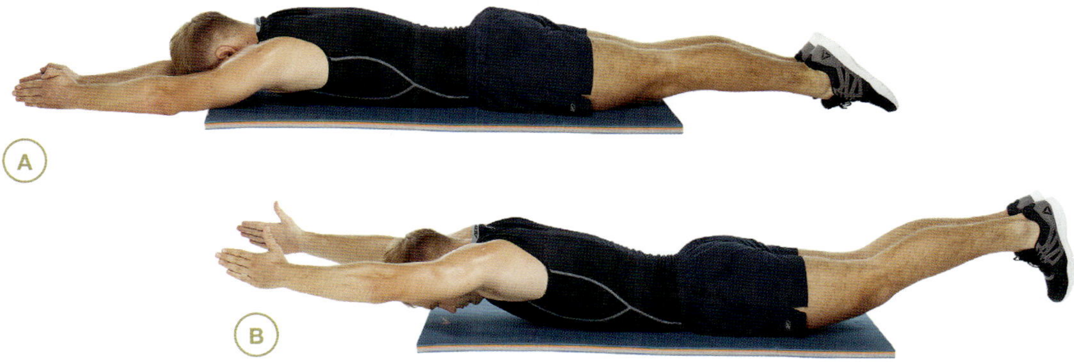

A

B

Die Anfangs- und die Endposition.

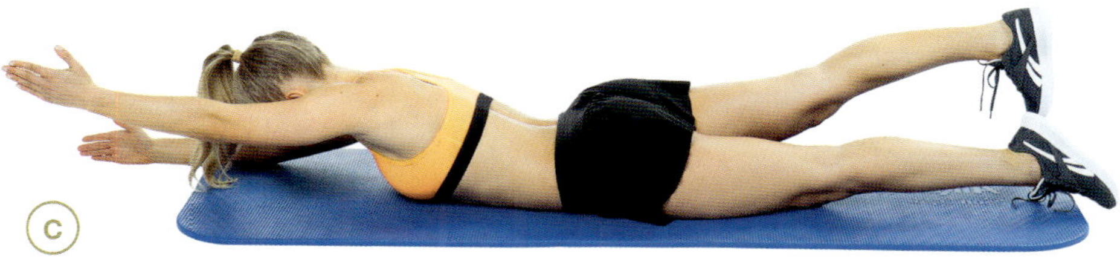

C

Die Einstiegsvariante.

SO GEHT'S

- Du liegst auf dem Bauch, der Körper und die Stirn sind abgelegt. Die Arme sind nach oben gestreckt und die Daumen zeigen hoch (A).
- Spanne die Bauchmuskulatur nach innen oben und die Gesäßmuskulatur an.
- Hebe gleichzeitig Kopf, Arme und Beine ab, die Stirn ist parallel zum Boden (B). Spanne die Gesäßmuskulatur nach.
- Halte diese Position abhängig vom Leistungsniveau für 40–60 Sekunden und atme dabei gleichmäßig.
- Spanne die Bauch- und die Gesäßmuskulatur immer wieder nach.

VARIANTEN

Alternativ kannst du kleine Schwünge mit den Armen und Beinen machen.

Einsteiger können Kopf, rechten Arm und linkes Bein anheben (C) und kurz die Position halten. Dann werden der linke Arm und das rechte Bein angehoben.

Du intensivierst, indem du Zusatzgewicht (z. B. Medizinball, gefüllte Flaschen oder leichte Kurzhanteln) nutzt.

Du kannst auch »Oberkörperanheben auf Gymball« ausführen.

K52 Oberkörperanheben mit Armrotation »Prone Cobra«

KRÄFTIGUNG

++ untere Rücken- und hintere Schultermuskulatur
+ Nacken-, obere Rücken-, Bauch- und Gesäßmuskulatur

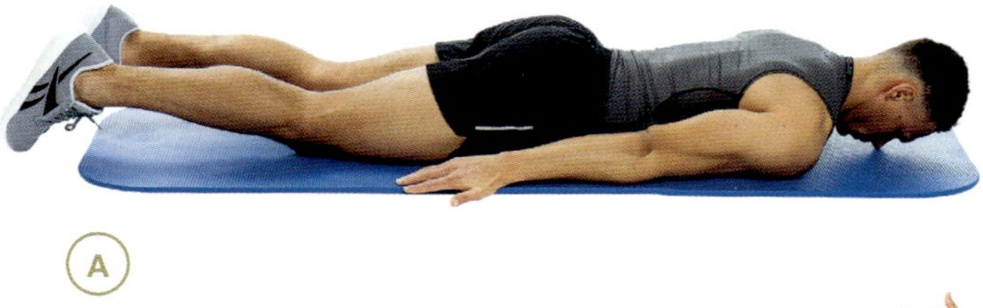

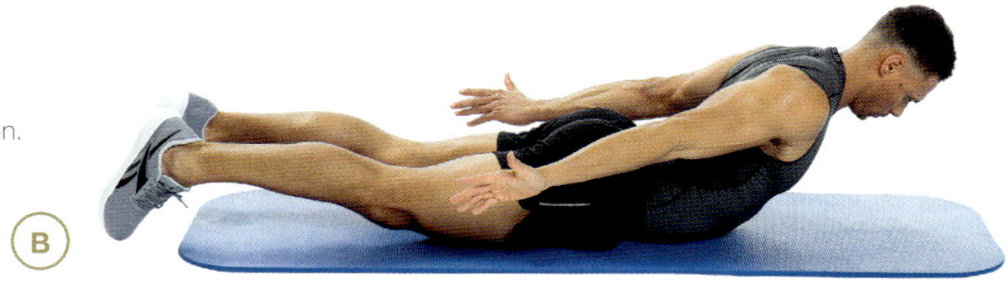

Die Anfangs- und die Endposition.

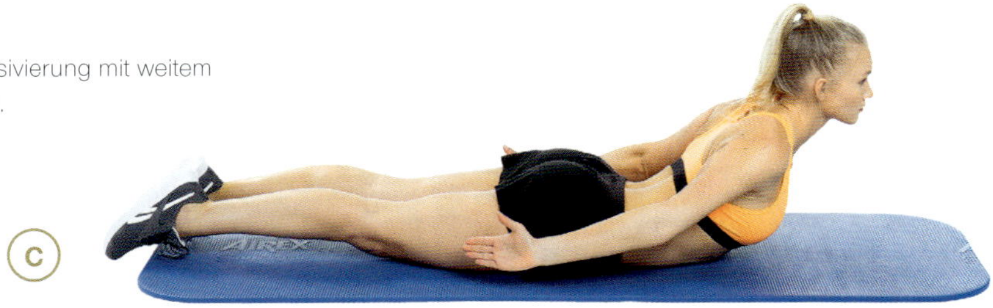

Die Intensivierung mit weitem Anheben.

SO GEHT'S

- Du liegst auf dem Bauch, der Kopf ist minimal angehoben. Die Arme sind nach unten gestreckt, mit den Handflächen auf dem Boden (A). Spanne die Gesäßmuskulatur fest an.
- Hebe den Oberkörper an – es muss nicht hoch sein. Das Kinn ist leicht zur Brust gezogen. Drehe die Daumen über außen nach oben und spanne dann deine Schulterblätter fest zusammen (B).
- Halte die Position abhängig vom Leistungsniveau für 15–30 Sekunden. Senke den Oberkörper, ohne ihn abzulegen, um ihn schließlich wieder anzuheben.
- Mache 2–4 Wiederholungen in einem Übungssatz.
- Achte auf gleichmäßige Atmung und spanne die Gesäßmuskulatur immer wieder nach. Vermeide es, den Kopf nach oben zu überstrecken, halte ihn neutral.

VARIANTEN

Zur Intensivierung kannst du die Haltedauer deutlich verlängern.
Fortgeschrittene können den Oberkörper weiter anheben (C), aber nur soweit es sich für dich gut anfühlt.

K53 Rückwärtiger Stütz

KRÄFTIGUNG

++ Rumpf-, insbesondere untere Rückenmuskulatur, hintere Oberschenkel- und hintere Oberarmmuskulatur
+ Schulter- und Gesäßmuskulatur

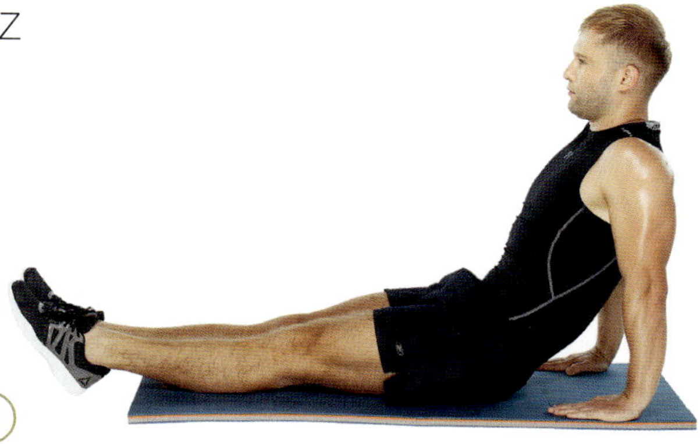

(A)

(B)

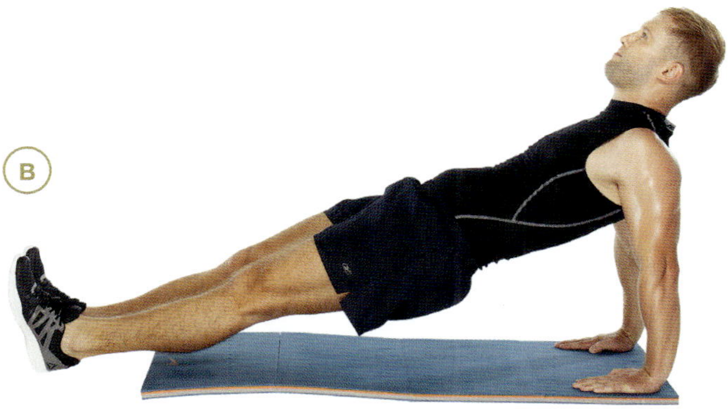

Der rückwärtige Handstütz.

SO GEHT'S

- Du sitzt auf dem Boden, die Fersen sind aufgestellt und die Beine sind fast gestreckt vorgerichtet. Du stützt dich mit den Händen auf den Boden, und zwar so, dass die Hände unter den Schultern sind (A). Die Richtung der Finger wählst du so, dass es für dich angenehm ist.
- Spanne die Gesäß- und die Bauchmuskulatur an und die Schulterblätter zusammen.
- Drücke die Fersen auf den Boden und das Gesäß nach oben, bis der Rücken gerade ist (B). Die Beine sind minimal gebeugt.
- Halte diese Position abhängig von deinem Leistungsniveau für 40–60 Sekunden. Atme dabei gleichmäßig. Diese statische Ausführung entspricht der Ausführung eines Satzes bei den dynamischen Übungen.
- Konzentriere dich auf die Muskelaktivität.

(C)

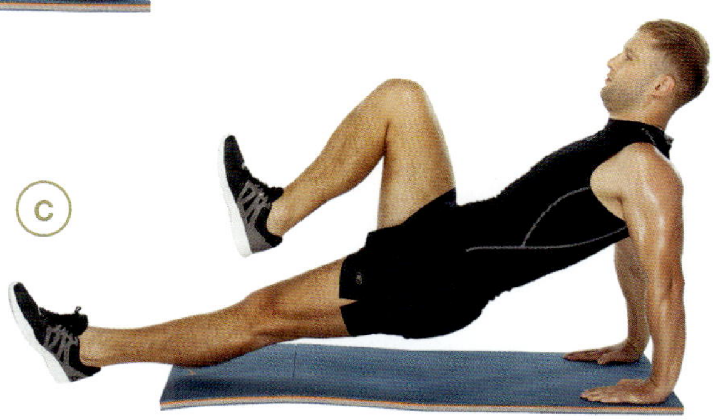

Der rückwärtige Handstütz mit Knieanziehen.

VARIANTEN

Einsteiger können sich mit den Unterarmen abstützen, wodurch die hinteren Oberarme weniger aktiviert werden, oder sie können die Fersen etwas näher in Richtung Gesäß stellen.
Du intensivierst die Übung, insbesondere für die hintere Oberschenkelmuskulatur, indem du ein Bein anhebst oder ein Knie zur Brust ziehst (C).

Trainingsplan zum Ausfüllen

Ich empfehle dir dein Training zu protokollieren (Seite 171). Grundlegend für das Trainingskonzept in diesem Buch ist, dass du mindestens 8 Übungen eintragen kannst und für diese die ansteigenden Trainingsleistungen notierst. Gehe bei deiner Planbestimmung wie folgt vor.

- Du musst sicherstellen, dass du Zugübungen ausführen kannst. Hast du eine Stange verfügbar, an die du dich hängen kannst? Oder musst du eine Klimmzugstange zum Eindrehen oder Anhängen kaufen? Oder planst du das Zugtraining an einem anderen Ort (z. B. Stange im Garten oder Klettergerüst) zu machen?
- Suche die für dich passenden Übungsvarianten aus den 8 Progressionen aus. Wärme dich auf und teste die Übungen. Wenn du die passenden Varianten gefunden hast, dann trage sie in deinem Plan ein (»Ausgewählte Variante«).
- Führe für jede gewählte Übung pro Bewegungsrichtung einen Satz mit maximalen Wiederholungen beziehungsweise maximaler Zeitdauer aus. Übe nur so lange, wie du die Bewegung ohne Ausweichbewegungen ausführen kannst, also technisch korrekt. Trage das Ergebnis als Startergebnis ein. Pausiere 1–2 Minuten, dann teste die nächste Übung (maximale Wiederholungen oder Intervalldauer).
- In den folgenden Trainingseinheiten übst du gemäß Trainingsplan, wobei es gilt, immer mindestens 1 Tag Abstand zwischen den Trainingseinheiten zu lassen.
- Regelmäßig kannst du Tests und deine Entwicklung festhalten. Mache die Tests aber nicht zu oft – alle 4 Wochen genügt.

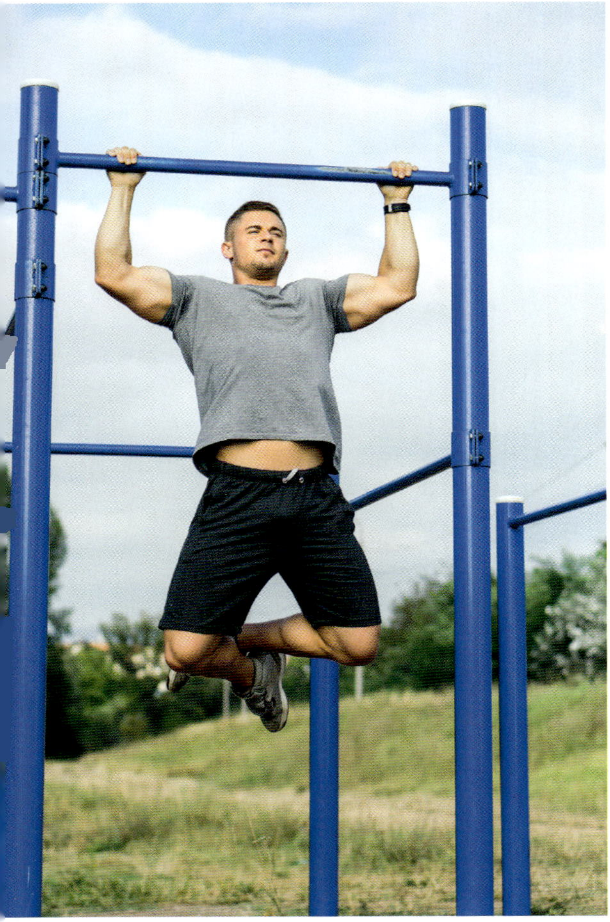

Lege dich fest, woran du die Zugübungen ausführen wirst.

Datum: Notiere das Startdatum und später die Testdaten.

Ausgewählte Variante: Wähle für jede der 8 Progressionen eine Übung und trage sie ein. Nutze die Übungen über die Trainingsperiode hinweg.

Start/Test: Notiere wie viele Wiederholungen du korrekt ausführen konntest, beziehungsweise wie lange du es geschafft hast.

	Start	Test 1	Test 2	Test 3	Test 4
Datum					
Beidbeinige Kniebeuge-Progression **Übung 1–5**, Seite 76–85					
Ausgewählte Variante:					
Schulterbrücke-Progression **Übung 6–10**, Seite 86–95					
Ausgewählte Variante:					
Handstand-Liegestütz-Progression **Übung 11–15**, Seite 96–105					
Ausgewählte Variante:					
Klimmzug-Progression **Übung 16–20**, Seite 106–115					
Ausgewählte Variante:					
Einbeinige Kniebeuge-Progression **Übung 21–25**, Seite 116–125					
Ausgewählte Variante:					
Standwaage-Progression **Übung 26–30**, Seite 126–135					
Ausgewählte Variante:					
Liegestütz-Progression **Übung 31–35**, Seite 136–145					
Ausgewählte Variante:					
Körpergewichts-Rudern-Progression **Übung 36–40**, Seite 146–155					
Ausgewählte Variante:					

Quellenverzeichnis

Bücher

Boyle, M.: Functional Training, 5. Aufl., München 2013.
Delp, C.: Kampfsport Solotraining, 3. Aufl., Stuttgart 2024.
Delp, C.: Kickboxen Basics, 4. Aufl., Stuttgart 2024.
Delp, C.: Perfektes Hanteltraining, 7. Aufl., Stuttgart 2024.
Delp, C.: Thai-Boxen Training, 4. Aufl., Stuttgart 2024.
Delp, C.: Krafttraining ab 40, Stuttgart 2023.
Delp, C.: Perfektes Training mit Fitnessbändern, Stuttgart 2023.
Delp, C.: Kraft Solotraining, Stuttgart 2022.
Delp, C.: Dehnen für Kampfsportler, 4. Aufl., Stuttgart 2021.
Delp, C.: Beweglichkeit durch Dehnen, Faszienmassage und Mobility-Training, Stuttgart 2020.
Delp, C.: Selbstverteidigung für Kerle, Stuttgart 2018.
Delp, C.: Thai-Boxen basics, 3. Aufl., Stuttgart 2018.
Delp, C.: Wehr Dich!: Wie du gefährliche Situationen erkennst und abwehrst, München 2017.
Delp, C.: Funktionelles Hanteltraining, München 2016.
Delp, C.: Krafttraining für Kampfsportler, Stuttgart 2016.
Delp, C.: Medizinball-Training, München 2015.
Lauren, M.: Fit ohne Geräte: Trainieren mit dem eigenen Körpergewicht, Riva, München 2011.
Gaddour BJ, Your Body is your Barbell, New Your (USA), 2014
Peterson, J. E.: Pushing Yourself to Power, Minneapolis (USA), 2003.
Verstegen, M.: Jeder Tag zählt., München 2014.

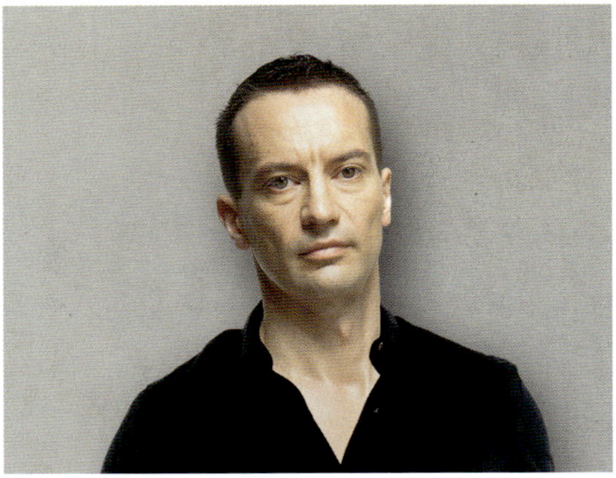

Christoph Delp

Personaltrainer für Fitness und Muay Thai, Sportautor,
Medienproduzent, Diplom-Betriebswirt

Zum Schluss

In diesem Buch findest du ein effektives Konzept zum Bodyweight-Training aus 8 Grundbewegungen, mit denen du deinen Körper ausgewogen trainierst. Du kannst die Übungen immer weiter steigern und zudem Rumpftraining ergänzen. Optimiere das Programm gemäß deinen individuellen Zielen.

Es gibt eine Vielzahl weiterer Konzepte und anderer Bodyweight-Übungen, die du mit fortlaufendem Training kennenlernen wirst. Es gibt kein »bestes Trainingsvorgehen«, denn die Anforderungen und Voraussetzungen variieren und mit unterschiedlichem Vorgehen kannst du deine Trainingsziele erreichen. Wichtig ist, dass du regelmäßig mit einem effektiven, ausgewogenen Programm trainierst, wie es hier gegeben ist, und immer weiter die Anforderungen steigerst.

Ich werde gefragt, welche meiner Bücher ergänzend für das Training eingesetzt werden können. Ich nenne hier einige Bücher und beschreibe, für welche Ziele sie sich am eignen. Die Auflistung bedeutet nicht, dass du sie für dein Training benötigst. Du kannst mit den in diesem Buch enthaltenen Informationen effektiv trainieren.

Alternative Kraftübungen findest du in den Büchern **Perfektes Hanteltraining** (2024), **Krafttraining ab 40** (2023), **Training mit Fitnessbändern** (2023), **Kraft Solotraining** (2022), **Funktionelles Hanteltraining** (2016) und **Medizinballtraining** (2015).

Willst du deine Beweglichkeit verbessern, dann kann das Buch **Beweglichkeit durch Dehnen, Faszienmassage und Mobility-Training** (2020) helfen.

Hintergründe und Techniken zur Selbstverteidigung findest du in den Büchern **Selbstverteidigung für Kerle** (2018) und **Wehr Dich!** (2017), sowie Techniken in **Kampfsport Solotraining** (2018).

Informationen zum Fitnesstraining von Kampfsportlern sind enthalten in den Büchern **Krafttraining für Kampfsportler** (2016) und **Fitness für Kampfsportler** (2013).

Interessierst du dich für Muay Thai, dann findest du Informationen in **Muay Thai: Die komplette Serie** als App (2020), Online-Training (2019) und DVDs (2022) verfügbar, sowie in den Büchern **Thai-Boxen basics** (2018) und **Thai-Boxen Training** (2024).

Ich freue mich und bin dankbar über Rückmeldungen von Lesern. Über den Newsletter auf meiner Homepage **www.christophdelp.de** kannst du dich über neue Projekte informieren lassen.

Gerne stehe ich für Personal Training in Deutschland zur Verfügung und biete auch Fitness-Urlaube an (z. B. Kroatien 2024).
Bei Interesse erreichst du mich über:
christophdelp@t-online.de
www.christophdelp.de
www.muaythai.de
www.instagram.com/Christophdelp.de

PERSONAL TRAINING

Du kannst Personal Training von mir erhalten. Das Programm wird ganz auf deine Wünsche ausgerichtet.

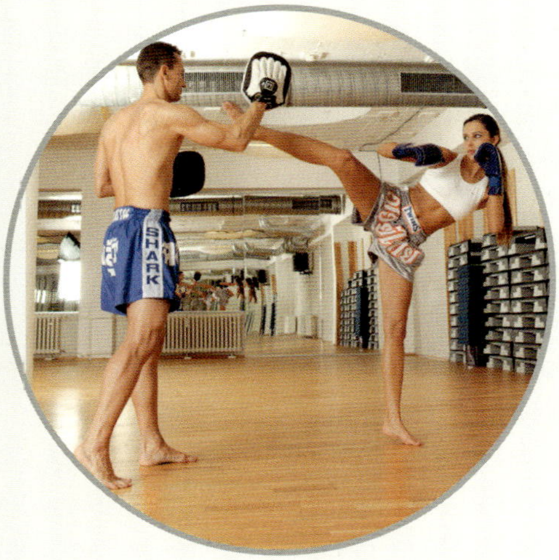

Für alle Leistungs- und Altersklassen.

Trainingsangebote:

Muay Thai & Fitness

CHRISTOPHDELP.DE
PERSONAL TRAINER
MUAY THAI & FITNESS

SPORT URLAUB

Ich biete Trainingsreisen für Muay Thai & Fitness an. Training & Urlaub in einer kleinen Gruppe. Auch eine Individualreise nach deinen Wünschen ist möglich.

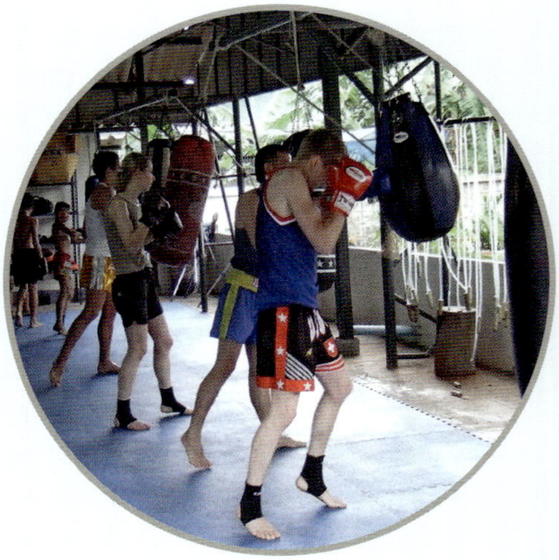

Für alle Leistungs- und Altersklassen.

Trainingsangebote:

Muay Thai & Fitness

Anfragen zu Trainingsort, Verfügbarkeit und Trainingsreisen:

christophdelp@t-online.de